MACONHA

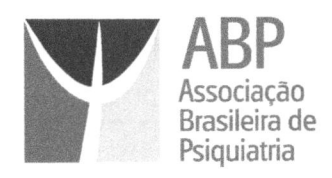

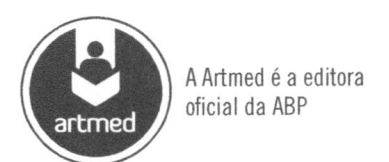

ABP
Associação Brasileira de Psiquiatria

artmed

A Artmed é a editora oficial da ABP

Nota: A Medicina é uma ciência em constante evolução. À medida que novas pesquisas e a própria experiência clínica ampliam o nosso conhecimento, são necessárias modificações na terapêutica, onde também se insere o uso de medicamentos. Os autores desta obra consultaram as fontes consideradas confiáveis, num esforço para oferecer informações completas e, geralmente, de acordo com os padrões aceitos à época da publicação. Entretanto, tendo em vista a possibilidade de falha humana ou de alterações nas ciências médicas, os leitores devem confirmar estas informações com outras fontes. Por exemplo, e em particular, os leitores são aconselhados a conferir a bula completa de todo medicamento que pretendam administrar, para se certificar de que a informação contida neste livro está correta e de que não houve alteração na dose recomendada nem nas precauções e contraindicações para o seu uso. Essa recomendação é particularmente importante em relação a medicamentos introduzidos recentemente no mercado farmacêutico ou raramente utilizados.

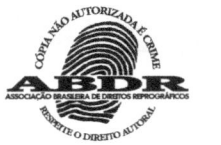

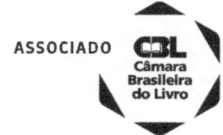

M171   Maconha : prevenção, tratamento e políticas públicas
/ Organizadoras, Alessandra Diehl, Sandra Cristina
Pillon. – Porto Alegre : Artmed, 2021.
xix, 217 p.: il. ; 25 cm.

ISBN 978-65-81335-22-9

1. Maconha. 2. Psiquiatria – Dependência química. 3. Saúde mental. I. Diehl, Alessandra. II. Pillon, Sandra Cristina.

CDU 616.89

Catalogação na publicação: Karin Lorien Menoncin – CRB 10/2147

Alessandra Diehl
Sandra Cristina Pillon
(orgs.)

MACONHA
PREVENÇÃO, TRATAMENTO E POLÍTICAS PÚBLICAS

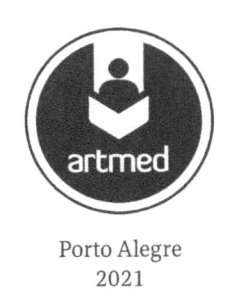

artmed

Porto Alegre
2021

© Grupo A Educação S.A., 2021.

Gerente editorial
Letícia Bispo de Lima

Colaboraram nesta edição:
Coordenadora editorial
Cláudia Bittencourt

Capa
Paola Manica | Brand&Book

Preparação de originais
Lisandra Cássia Pedruzzi Picon e Marcos Viola Cardoso

Leitura final
Paola Araújo de Oliveira

Projeto gráfico e editoração
Ledur Serviços Editoriais Ltda.

Reservados todos os direitos de publicação ao GRUPO A EDUCAÇÃO S.A.
(Artmed é um selo editorial do GRUPO A EDUCAÇÃO S.A.)
Av. Jerônimo de Ornelas, 670 – Santana
90040-340 – Porto Alegre – RS
Fone: (51) 3027-7000 Fax: (51) 3027-7070

SÃO PAULO
Rua Doutor Cesário Mota Jr., 63 – Vila Buarque
01221-020 – São Paulo – SP
Fone: (11) 3221-9033

SAC 0800 703-3444 – www.grupoa.com.br

É proibida a duplicação ou reprodução deste volume, no todo ou em parte, sob quaisquer formas ou por quaisquer meios (eletrônico, mecânico, gravação, fotocópia, distribuição na Web e outros), sem permissão expressa da Editora.

IMPRESSO NO BRASIL
PRINTED IN BRAZIL

AUTORES

Alessandra Diehl (org.)
Psiquiatra e educadora sexual. Especialista em Dependência Química pela Universidade Federal de São Paulo (Unifesp) e em Sexualidade Humana pela Universidade de São Paulo (USP). Mestra e Doutora pela Unifesp. Pós-doutorado em andamento na Escola de Enfermagem de Ribeirão Preto (EERP) da USP. Colaboradora do Grupo de Estudo sobre Prevenção do Uso Nocivo do Álcool e ou Drogas (GRUPAD) da EERP, USP de Ribeirão Preto, Centro Colaborador da Organização Pan-Americana da Saúde (OPAS) /Organização Mundial da Saúde (OMS) para o Desenvolvimento da Pesquisa em Enfermagem. Vice-presidente da Associação Brasileira de Estudos do Álcool e outras Drogas (ABEAD) (gestões 2017-2019 e 2019-2021).

Sandra Cristina Pillon (org.)
Enfermeira. Professora titular do Departamento de Enfermagem Psiquiátrica e Ciências Humanas (DEPCH) da EERP/USP. Professora visitante da University of Birmingham, Inglaterra (CAPES/PRINT). Especialista em Dependência Química pela Unidade de Pesquisa em Álcool e Drogas (Uniad/Unifesp). Mestra e Doutora em Ciências pela Unifesp. Pós-doutorado na Faculty of Nursing, University of Alberta, Canadá. Bolsista produtividade em pesquisa do CNPq.

Adaene Alves Machado de Moura
Enfermeira. Especialista em Prevenção do Uso Indevido de Drogas pela Unifesp. Mestra em Ciências pela Universidade Federal de São Carlos (UFSCar). Doutoranda do Programa de Pós-graduação em Enfermagem Psiquiátrica da EERP/USP.

Alexandre Kieslich da Silva
Psiquiatra. Docente do Curso de Medicina na Universidade do Vale do Taquari (Univates). Residência em Psiquiatria Geral pelo Hospital São Pedro de Porto Alegre e em Psiquiatria da Adição no Hospital de Clínicas de Porto Alegre (HCPA). Especialista em Terapia Dialética pelo Behavioral Tech. Mestre em Ciências da Saúde pela Universidade Federal do Rio Grande do Sul (UFRGS).

Aline Cristina de Faria
Enfermeira da Atenção Básica. Professora de Ética e Legislação em Enfermagem da Prefeitura Municipal de Araraquara e Universidade de Araraquara (Uniara). Especialista em Saúde da Família e Gestão dos Serviços de Saúde pela Unifesp/Ministério da Saúde/Sírio-Libanês. Mestra em Ciências pelo Programa de Pós-graduação em Enfermagem Psiquiátrica da EERP/USP.

Amanda Heloisa Santana da Silva
Enfermeira. Mestra em Ciências pela EERP/USP. Doutoranda em Ciências no Programa de Pós-graduação em Enfermagem Psiquiátrica na EERP/USP.

Ana Beatriz Rizzo Zanardo
Enfermeira. Mestranda no Programa de Enfermagem Psiquiátrica da EERP/USP.

Ana Carolina Guidorizzi Zanetti
Enfermeira. Professora doutora do DEPCH/EERP/USP.

Ana Cecilia Petta Roselli Marques
Psiquiatra. Especialista em Saúde Pública e Mental pela Universidade Estadual Paulista (Unesp). Doutora em Ciências pela Unifesp. Membro do Conselho Consultivo da ABEAD.

Belisa Vieira da Silveira
Enfermeira. Mestra em Enfermagem pela Escola de Enfermagem da Universidade Federal de Minas Gerais (UFMG). Doutoranda no Programa de Pós-graduação em Enfermagem Psiquiátrica da EERP/USP.

Carla Aparecida Arena Ventura
Professora titular do Departamento de Enfermagem Psiquiátrica da EERP/USP. Diretora do Centro Colaborador da Organização Pan-americana da Saúde/Organização Mundial da Saúde (OPAS/OMS) para o Desenvolvimento da Pesquisa em Enfermagem-Brasil.

Carla Dalbosco
Psicóloga. Assessora de direção e coordenadora adjunta do Mestrado Profissional em Saúde Mental e Transtornos Aditivos no HCPA. Especialista em Atendimento Clínico: Terapia Familiar Sistêmica pela UFRGS. Mestra em Psicologia Clínica pela Universidade de Brasília (UnB). Doutora em Psicologia Clínica e Cultura pela UnB.

Christopher Wagstaff
Enfermeiro. Professor sênior da University of Birmingham, Inglaterra. Especialista em Saúde Mental, Mestre e Doutor em Filosofia pela University of Birmingham, Inglaterra.

Clarissa Mendonça Corradi-Webster
Psicóloga. Professora doutora do Departamento de Psicologia da USP. Mestre em Ciências pelo Programa de Pós-graduação em Saúde na Comunidade da Faculdade de Medicina de Ribeirão Preto (FMRP/USP). Doutora em Psicologia pela Faculdade de Filosofia, Ciências e Letras de Ribeirão Preto (FFCLRP/USP).

Fabio Scorsolini-Comin
Psicólogo. Professor doutor do DEPCH/EERP/USP. Mestre e Doutor em Psicologia pela USP. Pós-doutorado em Tratamento e Prevenção Psicológica na USP.

Felipe Ornell
Psicólogo clínico. Professor titular do Curso de Psicologia da Faculdade Instituto Brasileiro de Gestão de Negócios (IBGEN), Grupo UniFtec. Pesquisador do Centro de Pesquisa em Álcool e Drogas do HCPA/UFRGS. Especialista em Dependência Química pela Faculdade de Administração, Ciências, Educação e Letras (Facel). Mestre em Psiquiatria e Ciências do Comportamento pela UFRGS. Doutorando em Psiquiatria e Ciências do Comportamento na UFRGS. Editor da *Revista Brasileira de Psicoterapia*.

José Manoel Bertolote
Psiquiatra. Médico perito em Psiquiatria da Unesp. Professor voluntário da Faculdade de Medicina de Botucatu/Unesp. Especialista em Psiquiatria pela Associação Brasileira de Psiquiatria (ABP). Master of Science em Transcultural (Social) Psychiatry pela McGill University, Canadá. Doutor em Medicina: Clínica Médica pela UFRGS. Membro do Conselho Consultivo da ABEAD.

Jacqueline de Souza
Enfermeira. Professora doutora do DEPCH/EERP/USP. Especialista em Gestão em Enfermagem pela Unifesp e em Análise de Redes Sociais pela ARSChile. Mestra e Doutora em Ciências pela EERP/USP. Pós-doutorado pelo Programa de Pós-graduação em Enfermagem Psiquiátrica da EERP/USP e Centre for Addiction and Mental Health de Toronto, Canadá.

João Mazzoncini de Azevedo Marques
Psiquiatra. Professor doutor do Departamento de Medicina Social da FMRP/USP. Especialista em Estratégia de Saúde da Família pela FMRP/USP. Doutor em Saúde Mental pela FMRP/USP.

Larissa Horta Esper
Professora universitária. Professora doutora, Mestra e Doutora em Ciências pelo Programa de Pós-graduação em Saúde Mental da FMRP/USP.

Leonardo Afonso dos Santos
Psiquiatra assistente do Instituto Bairral de Psiquiatria (IBP). Psiquiatra do Projeto de Epilepsia e Psiquiatria (PROJEPSI) e do Departamento de Eletrofisiologia do Instituto de Psiquiatria do Hospital das Clínicas da Faculdade de Medicina da Universidade de São Paulo (IPq-HCFMUSP). Colaborador do Programa de Doenças Afetivas (PRODAF) da Unifesp pelo IBP/IPq-HCFMUSP/Unifesp.

Leonardo Ricco Medeiros
Bacharel e licenciado em Filosofia. Especialista em Filosofia Clínica pelo Instituto Packter. Mestrando em Ciências na EERP/USP.

Letícia Yamawaka de Almeida
Enfermeira. Doutora em Ciências pelo Programa de Pós-graduação em Enfermagem Psiquiátrica da EERP/USP.

Lisia von Diemen
Psiquiatra. Professora adjunta de Psiquiatria da UFRGS. Mestra e Doutora em Psiquiatria pela UFRGS.

Lucilene Cardoso
Enfermeira e advogada. Professora associada do DEPCH da EERP/USP. Especialista em Saúde Mental pela EERP/USP e em Enfermagem Forense pela Sociedade Brasileira de Enfermagem Forense (Sobef). Mestra e Doutora em Ciências pelo Programa de Pós-graduação em Enfermagem Psiquiátrica da EERP/USP. Doutora em Ciências pela EERP/USP. Pós-doutorado na Faculty of Nursing, University of Alberta, Canadá.

Ludmila Gonçalves Perruci
Terapeuta ocupacional. Especialista em Prevenção do Uso Indevido de Drogas pela Unifesp. Mestra em Ciências pelo Programa de Pós-graduação em Enfermagem Psiquiátrica da EERP/USP. Doutoranda no Programa de Pós-graduação em Enfermagem Psiquiátrica da EESP/USP.

Manoel Antônio dos Santos
Psicólogo. Professor titular da FFCLRP/USP. Especialista em Psicologia Clínica e Psicologia Hospitalar pela USP. Mestre e Doutor em Psicologia Clínica pela USP. Livre-docente em Psicoterapia Psicanalítica pela USP.

Maycon Rogério Seleghim
Enfermeiro. Pesquisador em Saúde Mental da EERP/USP. Mestre em Enfermagem pela Universidade Estadual de Maringá (UEM). Doutor em Ciências pelo Programa de Pós-graduação em Enfermagem Psiquiátrica da EERP/USP.

Nathália Janovik
Psiquiatra com atuação em dependência química pelo HCPA/UFRGS. Psicoterapeuta

de orientação analítica pelo Centro de Estudos Luís Guedes (CELG)/HCPA. Formação em Terapia Comportamental Dialética pelo Behavioral Tech/Linehan Institute. Doutora em Psiquiatria e Ciências do Comportamento pela UFRGS.

Nicole L. Henderson
Antropóloga. Mestra em Antropologia pela University of Alabama, Estados Unidos. Doutoranda (dupla titulação) no Programa de Pós-graduação em Antropologia (UA) e Enfermagem Psiquiátrica da EERP/USP.

Patricia Leila dos Santos
Psicóloga. Professora doutora do Departamento de Neurociências e Ciências do Comportamento da FMRP/USP. Especialista em Psicologia Clínica pelo HCFMRP/USP. Mestra em Educação pela UFSCar. Doutora em Psicologia pela FFCLRP/USP.

Paula Becker
Terapeuta ocupacional com formação em Entrevista Motivacional. Especialista em Reabilitação pela Universidade Estadual de Campinas (Unicamp). Mestra em Saúde, Interdisciplinaridade e Reabilitação pela Unicamp. Doutora em Psiquiatria e Psicologia Médica pelo Centro de Economia em Saúde Mental (CESM) da Unifesp.

Renata Brasil Araujo
Psicóloga. Coordenadora e supervisora dos Programas de Dependência Química e Terapia Cognitivo-comportamental do Hospital Psiquiátrico São Pedro/RS. Presidente da ABEAD (gestão 2019-2021). Diretora do Modus Cognitivo – Núcleo de Terapia Cognitivo-Comportamental. Aperfeiçoamento Especializado em Dependência Química pela Cruz Vermelha Brasileira. Mestra em Psicologia Clínica pela Pontifícia Universidade Católica do Rio Grande do Sul (PUCRS). Doutora em Psicologia pela PUCRS.

Richard Salkeld
Enfermeiro do Birmingham and Solihull Mental Health Foundation Trust, National Health System (NHS). Especialista em Saúde Mental e Mestre em Ciências Sociais pela University of Birmingham, Inglaterra.

Ronaldo Laranjeira
Psiquiatra. Professor titular do Departamento de Psiquiatria da Unifesp. Coordenador do Instituto Nacional de Ciência e Tecnologia para Políticas Públicas do Álcool e Outras Drogas (INPAD). PhD em Psiquiatria pela University of London, Inglaterra.

Ronaldo Rodrigues de Oliveira
Médico. Residente em Psiquiatria da Rede de Saúde Divina Providência/Hospital São José. Mestrando em Biotecnologia na Univates.

Ronildo A. Santos
Professor de Filosofia/Ética da USP. Professor doutor do Departamento de Enfermagem Psiquiátrica da EERP/USP. Especialista, Mestre e Doutor em Filosofia pela Unicamp.

Sabrina Presman
Psicóloga. Diretora da Clínica Espaço CLIF. Especialista em Dependência Química pela Uniad/Unifesp. Especialista em Psicoterapia Breve pela Santa Casa de Misericórdia do Rio de Janeiro. Segunda vice-presidente da ABEAD (gestão 2019-2021).

Sonia Regina Zerbetto
Enfermeira psiquiátrica. Professora associada do Departamento de Enfermagem da UFSCar. Especialista em Dependência Química pela Unifesp. Mestra e Doutora em Ciências pelo Programa de Enfermagem Psiquiátrica da EERP/USP. Pós-doutorado na EERP/USP.

Sueli Aparecida Frari Galera
Enfermeira. Professora associada do Departamento de Enfermagem Psiquiátrica e Ciências Humanas da EERP/USP. Especialista pelo Programme Conjoint da Doctorat En Sciences Infirmi, Université de Montreal, Canadá. Pós-doutorado na Faculty of Nursing, University of Alberta, Canadá. Bolsista produtividade em pesquisa do CNPq.

AGRADECIMENTOS

Agradecemos imensamente aos autores que participaram desta obra! Pessoas amigas que aceitaram prontamente nosso convite e dedicaram seu tempo para escrever capítulos com preciosismo e empenho.

Nossos estimados e sinceros agradecimentos também aos diretores da Escola de Enfermagem de Ribeirão Preto (EERP) e às chefes do Departamento de Enfermagem Psiquiátrica e Ciências Humanas (DEPCH), da Universidade de São Paulo (USP), bem como a todos os docentes e pós-graduandos pela colaboração e participação na presente obra, bem como por sua constante busca pela inovação, pelo aprimoramento do conhecimento e pelo desenvolvimento tecnológico do cuidar.

À University of Birmingham, na Inglaterra, em especial ao professor Christopher Wagstaff, por contribuir com espaço de crescimento científico e parcerias construtivas enquanto escrevíamos e revisávamos os capítulos deste livro.

Ainda, não podemos deixar de agradecer à Artmed, selo editorial do Grupo A Educação, pela oportunidade de escrever uma obra sobre um tema tão atual e urgente para o contexto mundial. Nossos sinceros agradecimentos a sua equipe de produção editorial, pela dedicação e pelo profissionalismo na condução da presente obra.

Finalmente, aos colegas e associados da Associação Brasileira de Estudos do Álcool e outras Drogas (ABEAD), em especial à sua atual presidente, Renata Brasil Araujo, a Sabrina Presman e a toda sua diretoria. A ABEAD tem se destacado como uma associação independente que integra questões científicas, de saúde, políticas e sociais, empenhando-se na missão de divulgar e motivar o debate informado em relação às políticas e às tendências relativas às questões que envolvem o uso de drogas, bem como na identificação de desafios no campo da dependência química em nosso país.

Alessandra Diehl
Sandra Cristina Pillon

APRESENTAÇÃO

Não tivesse havido a pandemia por covid-19, provavelmente o País estaria agora discutindo a legalização da maconha. Alguns países já a implantaram, assim como cerca da metade dos estados norte-americanos. O debate tem sido grande, com sólidos argumentos de parte a parte. Os que são favoráveis à legalização prognosticam alívio no sistema carcerário e enfraquecimento do tráfico. Os que lhe são contrários mostram números emanados dos locais onde houve a legalização, evidenciando o aumento do consumo e dos problemas dele decorrentes, além da não redução da criminalidade. Nesse debate, é importante considerar os aspectos socioculturais do nosso país, onde sempre foi marcante nossa deficiência em fiscalizar o cumprimento das leis. Desse modo, aqui, tanto o sucesso quanto o fracasso de eventual legalização alhures não pode ser açodadamente sinalizado como um resultado óbvio. Há a necessidade de estudos sérios nacionais, com levantamentos epidemiológicos recentes para balizar a discussão e a tomada de decisão. E é aí que se insere a grande contribuição deste livro organizado pelas doutoras Alessandra Diehl e Sandra Cristina Pillon.

A doutora Diehl é, sem favor algum, a mais qualificada editora relativa a assuntos sobre dependência química na atualidade entre nós e reúne nesta obra uma plêiade de autores que conseguem, no conjunto, perpassar todo o tema com profundidade e atualidade. Para tanto, contribuiu a sábia mescla de autores consagrados na área com jovens talentos, que produziram um livro rico, denso e escrito de modo leve e de fácil assimilação. Seu conteúdo inclui desde os aspectos históricos da *Cannabis*, passando pelos tópicos socioculturais, farmacológicos, bem como o possível percurso que vai da experimentação à dependência, os efeitos em distintos grupos etários, em gestantes e pessoas que se encontram em situação de rua. Ademais, examina as diferentes legislações sobre a maconha e as experiências de legalização/descriminalização que podem contribuir para o debate, ficando ao largo de reducionismos mais ditados pelas diferentes ideologias, estando alicerçada em dados coletados dentro do rigor científico.

Tenho certeza de que o(a) prezado(a) leitor(a) gostará desta obra, como eu gostei, e que se enriquecerá com ela.

Boa leitura!

Sérgio de Paula Ramos
Psiquiatra, psicanalista.
Doutor em Medicina. Membro titular da Academia Sul-Rio-Grandense de Medicina.
Membro do Conselho Consultivo da ABEAD

PREFÁCIO

O número de pessoas que usam maconha diariamente e que a consomem em quantidades crescentes vem aumentando em vários lugares do mundo. Nos Estados Unidos, por exemplo, em 2006, cerca de 3 milhões de pessoas relataram usar algum produto com a substância pelo menos 300 vezes por ano. Em 2017, esse número já havia passado para 8 milhões. Esse imenso contingente de usuários está consumindo uma maconha muito mais potente do que a que se tinha tempos atrás. Na década de 1970, a maior parte da maconha continha menos de 2% de tetraidrocanabinol (THC), o princípio ativo da planta. Nos dias atuais, graças ao impacto do desenvolvimento tecnológico na agricultura, à clonagem e à demanda dos usuários por uma substância com uma "brisa" mais potente, contém de 20 a 25% de THC.[1]

Hoje, já há alguma evidência de que o uso crônico de *Cannabis* está associado a diferenças estruturais tanto na substância branca como na substâncias cinzenta do cérebro, sendo mais proeminentes nas áreas do pré-cúneo e na substância branca associada. Regiões com alta expressão de lipase de monoacilglicerol, e, portanto, com sinalização de canabinoide endógeno potencialmente restrita em âmbito fisiológico, podem ser mais vulneráveis aos efeitos do uso crônico de *Cannabis* na espessura cortical.[2]

Nesse cenário, têm surgido especial interesse e muitas preocupações em relação, principalmente, ao uso de maconha entre adolescentes e gestantes, bem como a outros impactos para a saúde pública, sobretudo no tocante à saúde mental.

Entre adolescentes, por exemplo, o uso de maconha é um problema significativo devido aos efeitos prejudiciais já bem-conhecidos da substância no cérebro ainda em desenvolvimento. O consumo de maconha na adolescência ou em idade precoce afeta a memória, o desempenho escolar, a atenção e o aprendizado, bem como aumenta o risco de desencadeamento de transtornos psicóticos, depressão e ansiedade, envolvendo alterações no sistema de recompensa, prejuízos cognitivos e potencial de mudanças estruturais no cérebro. Além disso, fumar maconha tem impacto negativo no sistema pulmonar, porque se trata de um componente irritante

---

[1] Berenson A. Marijuana is more dangerous than you think. Mo Med. 2019;116(2):88-9.

[2] Manza P, Yuan K, Shokri-Kojori E, Tomasi D, Volkow ND. Brain structural changes in cannabis dependence: association with MAGL. Mol Psychiatry. 2019 Nov 6. [Epub ahead of print].

ao trato respiratório. Os adolescentes estão cada vez mais usando cigarros eletrônicos, ou *vaping*, para administrar *Cannabis*, o que gera maior concentração de suas propriedades psicoativas. E não reconhecem os riscos para sua saúde e sua integridade física associados ao consumo de maconha (p. ex., expor-se a acidentes de trânsito ao dirigir sob efeito da substância).[3,4]

Em relação às gestantes, estudos transversais indicam uma prevalência elevada de uso pré-natal de maconha em mulheres com náusea e vômito na gravidez.[5,6] A maconha também já é uma das substâncias ilícitas mais amplamente usadas por mulheres que amamentam, havendo, no entanto, poucos estudos sobre os efeitos, em lactentes, de sua presença no leite materno. No contexto jurídico atual, que vem sofrendo alterações em vários países, com mudança de crenças culturais e ausência de diretrizes claras, os profissionais da saúde são confrontados com questões éticas sobre a melhor forma de apoiar gestantes e mães que amamentam seus bebês quando o uso da maconha é um fator presente.[7]

O consumo diário de maconha por pessoas com problemas psicológicos graves mostra-se significativamente mais comum, sendo crescente nesse grupo. Considerando esse aumento e a alta prevalência do uso de *Cannabis* em indivíduos com diagnóstico de quadros psiquiátricos graves, é importante atentar para as possíveis consequências desse consumo para aqueles em maior vulnerabilidade relativa à saúde mental.[8] As complicações psiquiátricas do uso de *Cannabis* estão relacionadas a idade de início, duração da exposição e fatores de risco relativos à saúde mental, bem como ao contexto psicossocial no qual o indivíduo está inserido. As associações mais importantes são observadas quando há combinação de fatores individuais constitucionais e potenciais efeitos da substância. Uma relação de dose e efeito do uso de *Cannabis* tem sido considerada para sintomas psicóticos, sendo identificada maior vulnerabilidade em indivíduos que fazem uso da droga durante a adolescência, bem como naqueles com sintomas psicóticos prévios e em pessoas com risco genético elevado para esquizofrenia.[9]

Os canabinoides sintéticos também têm sido responsáveis por um grande número dos pacientes que chegam às salas de emergência dos hospitais apresentando intoxicação, com eventos cardiovasculares adversos, incluindo numerosas mortes, particularmente para os análogos mais potentes que atuam no receptor canabinoide tipo 1 (CB1).[10] Nesse cenário, há preocupações específicas em relação à população pediátrica e a ingestão de alimentos contendo a substância, pois esses casos seguem aumentando.[11]

O uso do canabidiol também está se popularizando em vários locais do mundo. Alguns canabinoides da planta maconha podem ter

---

3 Ta M, Greto L, Bolt K. Trends and characteristics in marijuana use among public school students - King County, Washington, 2004-2016. MMWR Morb Mortal Wkly Rep. 2019;68(39):845-50.

4 Worley J. Teenagers and cannabis use: why it's a problem and what can be done about it. J Psychosoc Nurs Ment Health Serv. 2019;57(3):11-5.

5 Alshaarawy O, Anthony JC. Cannabis use among women of reproductive age in the United States: 2002-2017. Addict Behav. 2019;99:106082.

6 Young-Wolff KC, Sarovar V, Tucker LY, Avalos LA, Alexeeff S, Conway A, et al. Trends in marijuana use among pregnant women with and without nausea and vomiting in pregnancy, 2009-2016. Drug Alcohol Depend. 2019;196:66-70.

7 Miller J. Ethical issues arising from marijuana use by nursing mothers in a changing legal and cultural context. HEC Forum. 2019;31(1):11-27.

8 Weinberger AH, Pacek LR, Sheffer CE, Budney AJ, Lee J, Goodwin RD. Serious psychological distress and daily Cannabis use, 2008 to 2016: potential implications for mental health? Drug Alcohol Depend. 2019;197:134-40.

9 Semple DM, McIntosh AM, Lawrie SM. Cannabis as a risk factor for psychosis: systematic review. J Psychopharmacol. 2005;19(2):187-94.

10 Drummer OH, Gerostamoulos D, Woodford NW. Cannabis as a cause of death: a review. Forensic Sci Int. 2019;298:298-306.

11 Wang GS, Banerji S, Contreras AE, Hall KE. Marijuana exposures in Colorado, reported to regional poison centre, 2000-2018. Inj Prev. 2019. pii: injuryprev-2019-043360.

efeitos terapêuticos em certos pacientes, mas são necessárias mais pesquisas sobre a segurança e a eficácia de determinados canabinoides como tratamento médico de diversas outras condições para as quais tem sido apregoada, uma vez que há muitos problemas relacionados ao uso dessa substância.[12]

Em todos esses contextos, percebe-se que, nos últimos 30 anos, uma campanha de *lobby* pró-maconha – bastante astuta e envolvendo muito dinheiro – tem transformado a visão cultural da população, tornando muitos países mais tolerantes ao seu uso.[1] Por isso, é importante que a opinião pública e os profissionais da saúde sejam devidamente informados, por meio de um debate técnico e científico de literatura didática e de boa qualidade, conduzido por profissionais que não têm conflito de interesse comercial em relação à substância, sobre os vários aspectos dessa droga.

As organizadoras

---

[12] Capriotti T. Medical marijuana. Home Healthc Now. 2016;34(1):10-5.

SUMÁRIO

	Apresentação *Sérgio de Paula Ramos*	xi
	Prefácio *Alessandra Diehl* *Sandra Cristina Pillon*	xiii
1	Aspectos históricos e sociais do uso de maconha no Brasil e no mundo *José Manoel Bertolote*	1
2	Epidemiologia do uso de maconha no Brasil e no mundo *Carla Dalbosco* *Felipe Ornell* *Lisia von Diemen*	13
3	Neurobiologia, farmacologia, efeitos agudos, crônicos e neuropsicológicos do uso de maconha *Leonardo Afonso dos Santos*	25
4	Da experimentação ao uso recreativo e à dependência *Amanda Heloisa Santana da Silva* *João Mazzoncini de Azevedo Marques* *Ana Carolina Guidorizzi Zanetti*	37
5	Maconha, saúde mental e transtornos psiquiátricos *Alessandra Diehl* *Sandra Cristina Pillon* *Manoel Antônio dos Santos*	49

6 Maconha e adolescentes 59
Patricia Leila dos Santos
Belisa Vieira da Silveira
Fabio Scorsolini-Comin

7 Uso de maconha em idosos: um velho novo problema 71
Christopher Wagstaff
Richard Salkeld
Manoel Antônio dos Santos
Sandra Cristina Pillon

8 Consumo de maconha durante a gestação e o puerpério 81
Adaene Alves Machado de Moura
Ludmila Gonçalves Perruci
Larissa Horta Esper
Sandra Cristina Pillon

9 Uso de maconha por pessoas em situação de rua e população carcerária 89
Sandra Cristina Pillon
Adaene Alves Machado de Moura
Alessandra Diehl

10 Canabidiol e seus efeitos terapêuticos 101
Alexandre Kieslich da Silva
Nathália Janovik
Ronaldo Rodrigues de Oliveira

11 Experiências nacionais e internacionais da descriminalização e legalização do consumo de maconha 113
Carla Aparecida Arena Ventura
Ana Beatriz Rizzo Zanardo
Nicole L. Henderson
Lucilene Cardoso

12 Maconha sintética: a "maconha" que não é *Cannabis* 125
Sandra Cristina Pillon
Richard Salkeld
Christopher Wagstaff

13 Economia, "novos mercados" e maconha 137
Paula Becker

14 Tratamentos farmacológicos e psicossociais para a síndrome de dependência de maconha 153
Renata Brasil Araujo
Sabrina Presman
Alessandra Diehl

15 Uso de maconha e abordagem familiar 159
   Sueli Aparecida Frari Galera
   Sonia Regina Zerbetto
   Maycon Rogério Seleghim

16 A interface da ética e dos direitos humanos com o uso da *Cannabis* e seus derivados canabinoides 169
   Ronildo A. Santos
   Aline Cristina de Faria
   Leonardo Ricco Medeiros

17 Maconha e saúde sexual 183
   Manoel Antônio dos Santos
   Sandra Cristina Pillon
   Ronaldo Laranjeira
   Alessandra Diehl

18 Prevenção do uso de maconha: melhores práticas 197
   Ana Cecilia Petta Roselli Marques

19 Políticas públicas voltadas para o consumo de maconha 205
   Jacqueline de Souza
   Letícia Yamawaka de Almeida
   Clarissa Mendonça Corradi-Webster

Índice 213

ASPECTOS HISTÓRICOS E SOCIAIS DO USO DE MACONHA NO BRASIL E NO MUNDO

José Manoel Bertolote

ORIGENS

Origem da palavra

A planta *Cannabis sativa* e seus derivados estão registrados na língua portuguesa há séculos, seja como **cânhamo** (desde o século XV), seja como **maconha** (desde o século XVII). A primeira versão surgiu como um derivado do latim *cannăbis* (linho ou cânhamo), e a segunda, como um dos resultados do tráfico negreiro, entrou para o português com a chegada dos africanos de língua quimbundo, sendo oriunda de *ma'kaña*.[1]

Apesar da origem distinta dessas duas palavras, ligadas conceitualmente, Carlini observou que, de modo curioso, a palavra *maconha* é um anagrama de *cânhamo*.[2]

Diante da origem gramatical e da diferenciação semântica que cânhamo e maconha adquiriram ao longo dos últimos três séculos, proponho aqui o uso de cânabis para designar a planta em seu uso psicoativo, exclusivamente. Certamente alguém continuará a produzir cânhamo como fibra têxtil, e usuários, traficantes e a polícia continuarão correndo atrás da maconha. Todavia, para evitar imprecisões e usos léxicos indevidos, e como derivação por via erudita, **cânabis** serve melhor para o uso científico e acadêmico, ao menos na área das ciências da saúde.

Origem da planta

Cannabis designa um gênero de plantas angiospermas com três subespécies (ou variedades): *C. sativa*, *C. indica* e *C. ruderalis*[3] (esta originária da Ásia Central),[4] que contêm mais de cem canabinoides já identificados.

O cânhamo chegou à América em 1492, com Cristóvão Colombo, uma vez que as velas e o cordame de suas naus eram feitos desse material. Da mesma forma, chegou ao Brasil em 1500, com a frota de Pedro Álvares Cabral. Todavia, sementes para serem cultivadas alegadamente como fonte de fibra, segundo documentos históricos, foram levadas ao Chile pelos espanhóis em 1545[5] e trazidas para o Brasil pelos escravos africanos no século XVII.[6]

Origem dos usos

De acordo com registros arqueológicos e históricos, o uso da planta *Cannabis sativa* e seus derivados está bem-documentado como **fonte de fibra têxtil para a confecção sobretudo de cordas, cabos navais e tecidos** há cerca de 12 mil anos.[7] Em comparação, há documentação do uso do álcool há cerca de 8 mil anos,[8] do ópio, há cerca de 6 mil anos,[9] e da coca e de alucinógenos há cerca de 3 mil anos.[10,11]

Note-se que o álcool e o ópio são processados e manufaturados, ao passo que a cânabis, a coca e as plantas alucinógenas são consumidas *in natura* (ingeridas, fumadas ou mascadas).

Uso medicinal

A cânabis é usada como medicamento, para diversas afecções e diferentes problemas de saúde, há mais de 10 mil anos.[12] Um tratado chinês de plantas medicinais de 2.800 a.C., atribuído a Shen Nong,[13] incluía a cânabis entre outros 365 medicamentos de origem vegetal, e o famoso *Papiro de Ebers* (1550 a.C.)[14] recomendava o uso de emplastros de cânabis para combater inflamações. **Todavia, atualmente, sua eficácia é contestada de forma vigorosa e quase generalizada.**

Uma das dificuldades para se determinar a real dimensão de sua eficácia decorre da proibição, inclusive, de pesquisa clínica sobre sua eficácia e segurança, a qual, quando não impedida totalmente, é tão desencorajada, malvista e dificultada pela maioria dos órgãos financiadores de pesquisa, que raros são os pesquisadores que se dispõem a enfrentar essas barreiras. Outra dificuldade é que, tendo a cânabis uma composição tão complexa, as avaliações de sua eficácia, em geral, mesclam estudos dos efeitos da planta integral (ora fumada, ora ingerida ou, ainda, vaporizada e inalada ou em adesivos transdérmicos) com estudos dos efeitos de alguns de seus derivados isolados ou em combinações diversas (particularmente o tetraidrocanabinol [THC] e o canabidiol [CBD]). Os proponentes e os defensores da "cânabis medicinal" insistem que esse rótulo designa apenas o uso da planta integral, ingerida ou vaporizada e aspirada, uma vez que suas virtudes terapêuticas decorrem do equilíbrio natural de sua composição e não de um ou outro de seus componentes.

Historicamente, as indicações médicas mais comuns da cânabis incluíam dores e convulsões, tendo sua indicação como analgésico sido suplantada pela do ácido acetilsalicílico após sua síntese química em 1899, apesar da recente evidência de que a cânabis é até 30 vezes mais analgésica do que a Aspirina.[15]

Hoje, apesar de variada resistência, **órgãos reguladores de diversos países, com base em evidências científicas, reconhecem o uso da cânabis para o tratamento de náusea e vômitos (sobretudo no curso de quimioterapia), anorexia (particularmente em portadores do vírus da imunodeficiência humana [HIV]/da síndrome da imunodeficiência adquirida [aids]), dores crônicas e neuropáticas, espasmos musculares (na esclerose múltipla), formas graves de epilepsia e glaucoma.**[16]

Uso recreativo

Não se sabe com precisão quando a *Cannabis sativa* passou a ser empregada especificamente como substância psicoativa (uso religioso, medicinal ou recreativo), mas **há registros da alteração emocional e comportamental causada pela queima tradicional dessa planta pelos citas (povo nômade iraniano das estepes pôntico-cáspias), feita por Heródoto em 440 a.C.**[17]

Apesar do registro do uso milenar da cânabis, o conhecimento de sua composição surpreendentemente só ocorreu há bem pouco tempo. **O THC, por exemplo, só foi isolado e identificado em 1964, por Gaoni e Mechoulam,**[18] em Israel. Hoje, são conhecidos mais de 450 componentes da cânabis, entre os quais nada menos que 113 canabinoides, dos quais três incluídos na Convenção sobre Substâncias Psicotrópicas da Organização das Nações Unidas (ONU),[19] a saber: o delta-9-tetraidrocanabinol (delta-9-THC ou apenas THC e seus isômeros), o dimetiletilpirano e a para-hexila.

Padrões de uso

A (des)informação – voluntária ou involuntária – a respeito da cânabis ainda é extraordinária. Contudo, a maioria das informações disponíveis em fontes razoavelmente confiáveis inclui apenas a cânabis fumada, e, mesmo assim, pode surpreender pessoas que se consideram bem-informadas e atualizadas. Por exemplo, de acordo com o Escritório das Nações Unidas sobre Drogas e Crime

(UNODC),[20] 188 milhões de pessoas usaram essa substância em 2016 (a droga ilícita na legislação internacional mais usada em todo o mundo), e a lista dos 20 países com as maiores proporções de fumantes regulares, indicados na Tabela 1.1, pode causar espanto em muita gente.

Na tabela completa do relatório do UNODC, o Brasil figura com uma porcentagem de usuários de 2,5%, abaixo da centésima colocação.

Ainda de acordo com o UNODC, entre 2004 e 2017, embora o número de usuários em todo o mundo tenha aumentado cerca de 10%,

TABELA 1.1 | Prevalência (%) de usuários (de 15 a 64 anos de idade) de cânabis em alguns países (dados de 2016)

POSIÇÃO	PAÍS	PORCENTAGEM
1ª	Israel	27
2ª	Jamaica	18
3ª	Estados Unidos	17
4ª	Chile	15,1
5ª	Canadá	14,7
6ª	Nova Zelândia	14
7ª	Espanha	11
8ª	França	11
9ª	Nigéria	10,7
10ª	Austrália	10,4
11ª	Itália	10,2
12ª	República Checa	9,5
13ª	Uruguai (2014)	9,2
14ª	Suíça	9,1
15ª	Holanda	8,4
16ª	Argentina	8,3
17ª	Irlanda (2015)	7,7
18ª	Finlândia	6,8
19ª	Dinamarca	6,4
20ª	Alemanha	6,1

Fonte: Dados de United Nations.[21]

a produção mundial de cânabis (erva e resina) apresentou uma redução de 24%, o que implica uma menor quantidade por usuário.

Todavia, no contexto mundial, esses percentuais podem ser enganosos, pois, devido ao tamanho de sua população, os países da África e da Ásia, juntos, consomem pouco mais de 70% de toda a cânabis produzida no mundo.

Ademais, apesar do predomínio, no Ocidente, da cânabis fumada sobre a ingerida, até a recente descriminalização dessa substância nos Estados Unidos, há séculos existe, nesses países da África e da Ásia, um importante consumo sob a forma de alimentos (manteiga de Marrakech, *majoun*, caramelo de haxixe) e de bebidas (*bhang, lassi, chaas*). Apesar de ancorado em tradições seculares, esse uso apresenta uma curiosa relação farmacocinética e farmacodinâmica com a cânabis ingerida, conforme indica a Figura 1.1.[22]

A cânabis fumada passa, pelo sangue, diretamente dos pulmões para o cérebro e começa a fazer efeito entre 15 e 30 minutos após ser inalada; o efeito de uma única dose de cerca de 5 mg de THC fumada pode durar até quatro horas, dependendo da técnica de inalação.

Já a cânabis ingerida, antes de atingir o cérebro, sofre um importante passo metabólico no fígado, o que faz seus efeitos demorarem de 30 a 180 minutos para se manifestarem, podendo persistir por até 12 horas.

Essas características farmacocinéticas e farmacodinâmicas certamente têm relação com o crescente mercado de produtos comestíveis à base de cânabis (*Cannabis, hemp* ou *edible marijuana*) nos estados norte-americanos que recentemente liberaram a substância.

A CÂNABIS NA LEGISLAÇÃO

Legislação internacional

A cânabis entrou para a legislação internacional por meio da Convenção Internacional do Ópio, assinada em Haia, em 1912, e incorporada ao Tratado de Versalhes, em 1919 (ao final da Primeira Guerra Mundial), porém foi registrada apenas em 1923. A Convenção Internacional do Ópio foi assinada por 12 países (Alemanha, China, Estados Unidos, França, Itália, Japão, Países Baixos, Pérsia, Portugal, Reino Unido, Rússia e Sião).[23]

Apesar de diversas referências nacionais elogiosas sobre o papel do doutor Bittencourt como representante do Brasil em Haia, não há registros nos originais da Convenção relativos à participação de uma delegação brasileira. Todavia, o nome do doutor Bittencourt

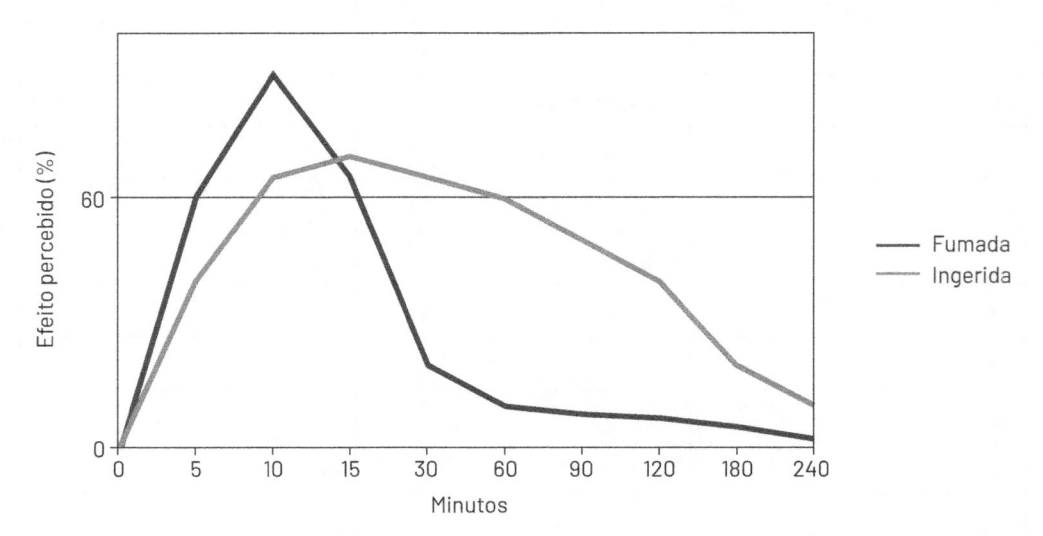

FIGURA 1.1 | Efeito percebido da cânabis fumada (15 mg de THC) ou ingerida (20 mg de THC).
Fonte: Elaborada com base em Hollister e colaboradores.[22]

consta como representante do Brasil, signatário dessa convenção, nos arquivos das reuniões que resultaram na Convenção Única sobre Narcóticos.

A Convenção Internacional do Ópio dispunha sobre o controle da "produção, importação, venda, distribuição e exportação de morfina, cocaína e seus respectivos sais, bem como sobre as edificações nas quais pessoas desenvolvem tal indústria ou comércio". Ou seja, ela introduzia restrições e se concentrava na exportação do produto, sem impor proibições ou criminalizar o uso do produto ou o cultivo da planta.

Embora os Estados Unidos tivessem assinado a Convenção, decidiram posteriormente que nela fosse incluída a cânabis e que seu uso fosse criminalizado, o que gerou forte resistência de diversos países, sobretudo da Índia, devido a tradições sociais e religiosas. Como compromisso político, em 1925, foi assinada uma revisão denominada Convenção Internacional Relativa a Drogas Perigosas, que proibia a exportação da cânabis para países nos quais ela fosse proibida, permitindo-a, para os demais, "exclusivamente para fins medicinais ou científicos".[24] Diante da controvérsia, essa convenção nunca atingiu o nível de tratado, documento internacional de maior peso.

Dessa forma, a cânabis entrou para a legislação internacional, embora pela porta dos fundos, sendo proibida apenas sua exportação, sem afetar a plantação, a produção, a circulação nacional e seu uso para fins recreacionais.

Ela voltaria a aparecer novamente na legislação internacional em 1961, na Convenção Única sobre Narcóticos (CUN),[25] a qual consolidou documentos internacionais anteriores (Convenção Internacional do Ópio, de 1925, e Convenção de Paris, de 1931). Essa convenção proibiu a produção e o fornecimento de determinadas substâncias (chamadas de narcóticos), classificadas em quatro categorias, com base na utilidade clínica e nos riscos associados de cada uma delas. A legislação internacional anterior tratava fundamentalmente apenas do ópio e seus derivados (morfina e heroína) e de forma marginal da coca e da cânabis, porém, a CUN incluiu com destaque a cânabis e seus derivados.

Os "narcóticos" foram classificados pela CUN da seguinte forma:

- **Lista I:** substâncias que podem causar dependência e efeitos danosos, cuja posse é limitada exclusivamente para fins médicos e de pesquisa, em toda a sua cadeia produtiva e comercial. **Substâncias incluídas:** folhas de coca e seus derivados naturais e sintéticos e similares (cocaína e ecgonina), e ópio e alguns de seus derivados sintéticos (diversos opioides, morfina e heroína, inclusive).
- **Lista II:** substâncias que podem causar dependência e efeitos danosos, porém que não dependem de prescrição médica especial. **Substâncias incluídas:** alguns opioides naturais, sintéticos e semissintéticos (codeína e seus derivados).
- **Lista III:** idêntica à Lista II, porém em menores concentrações.
- **Lista IV:** substâncias particularmente perigosas (em comparação com outras, como o álcool, mencionado, mas não incluído nas quatro classes), que podem causar dependência e cujos efeitos nocivos não superam possíveis vantagens terapêuticas. **Substâncias incluídas:** cânabis (inflorescências, frutos e resina) e opioides semissintéticos (heroína) e sintéticos (fentanil e seus derivados).[25]

É possível observar que há uma regressão da periculosidade da Lista I para a Lista III e que a Lista IV é a mais perigosa de todas, justamente a que inclui a cânabis ao lado da heroína e do fentanil. É digno de nota que o álcool, mencionado em comparação com outras "substâncias particularmente perigosas", assim como o tabaco, não tenha sido incluído em nenhuma das listas da CUN.

Com o avanço do desenvolvimento de substâncias psicoativas, muitas das quais utilizadas como medicamento,* em 1971, em Viena, sob a égide da ONU, foi assinada nova

---

* O diazepam começou a ser comercializado pela Hoffman-La Roche em 1963.

convenção sobre "substâncias psicotrópicas", com o objetivo declarado de controlar drogas psicoativas, anfetaminas, barbituratos, benzodiazepínicos e psicodélicos (drogas com efeitos similares aos da coca, do ópio e da cânabis) e baseada na preocupação expressa por diversos países com o rebaixamento de padrões morais causados por essas substâncias.

As discussões que precederam a assinatura da Convenção de Viena foram marcadas por acentuada cisão entre seus signatários: de um lado, os países ricos, com uma forte indústria química e farmacêutica, interessada em promover seus produtos sintéticos em detrimento de produtos naturais e, de outro, países com indústria química e farmacêutica pobre, desejosa de manter o uso tradicional de seus produtos naturais. Como regra, os países ricos conseguiram impor seu ponto de vista e, dessa forma, a Convenção das Nações Unidas sobre Substâncias Psicotrópicas (CSP)[19] estabeleceu a seguinte classificação:

- **Lista I:** drogas que representam sério risco para a saúde pública, sem valor terapêutico. Por exemplo, isômeros do THC, dietilamida do ácido lisérgico (LSD), catinona, *ecstasy* e metilenodioxianfetamina (MDA).
- **Lista II:** drogas com uso terapêutico. Por exemplo, delta-9-THC (natural e sintético), anfetamina, metilfenidato.
- **Lista III:** barbituratos, flunitrazepam, buprenorfina, catina.
- **Lista IV:** barbituratos mais fracos, hipnóticos, ansiolíticos, benzodiazepínicos (exceto o flunitrazepam) e estimulantes mais fracos (modafinil, armodafinil e fentermina).[19]

Diante das críticas a não inclusão do álcool nem do tabaco na CUN, a CSP tratou de "justificar" que ambos não figuraram nas listas de substâncias psicoativas porque não eram adequados "para o tipo de controles previstos pela Convenção de Viena, e que, se fossem aplicados, não teriam nenhum impacto útil". Não obstante o fato de que o álcool era considerado a substância-padrão de comparação para o que seria uma "droga perigosa".

A despeito de diversas manifestações e solicitações da Organização Mundial da Saúde (OMS – o organismo técnico da ONU para a avaliação de substâncias psicoativas) emitidas desde 2003 para a transferência da cânabis e de todos os seus derivados (naturais e sintéticos) da Lista I para a Lista II da CSP, com base em argumentos sanitários (utilidade terapêutica e riscos), isso tem sido sistematicamente ignorado pelas demais agências da ONU, com base em argumentos de segurança.

Legislação brasileira

Apesar de inúmeras publicações indicarem que a primeira proibição da cânabis no Brasil se deu graças ao Decreto nº 4.294/21,[26] que estabelecia "penalidades para os contraventores na venda de cocaína, opio, morfina e seus derivados", criando um "estabelecimento especial para internação dos intoxicados pelo álcool ou substancias venenosas", estas últimas entendidas como "álcool; o ópio e seus derivados; cocaína e seus derivados",[26] a primeira referência legal específica encontrada que remete à cânabis é o Decreto-lei nº 891/36,[27] assinado pelo presidente Getúlio Vargas, em pleno Estado Novo, que incluía os seguintes artigos:

> **Artigo 2º** São proibidos no território nacional o plantio, a cultura, a colheita e a exploração, por particulares, da Dormideira "Papaver somniferum" e a sua variedade "Aibum" (Papaveraceae), da coca "Erytroxylum coca" e suas variedades (Erytroxilaceae), do cânhamo "Cannibis sativa" e sua variedade "indica" (Moraceae) (Cânhamo da Índia, Maconha, Meconha, Diamba, Liamba e outras denominações vulgares) e demais plantas de que se possam extrair as substâncias entorpecentes mencionadas no art. 1º desta lei e seus parágrafos.

> **Artigo 3º** Para extrair, produzir, fabricar, transformar, preparar, possuir, importar, exportar, reexportar, expedir, transportar, expor, oferecer, vender, comprar, trocar, ceder ou ter para um desses fins,

sob qualquer feras, alguma das substâncias discriminadas no artigo primeiro, é indispensável licença da autoridade sanitária, com o visto da autoridade policial competente, em conformidade com os dispositivos desta lei.[27]

Esse Decreto-lei vigorou até 1976, quando foi revogado pela Lei nº 6.368/76, assinada pelo presidente Ernesto Geisel, sobre medidas de prevenção e repressão ao tráfico ilícito e uso indevido de substâncias entorpecentes ou que causem dependência física ou psíquica. Essa lei não mencionava nenhuma substância especificamente, delegando ao então Serviço Nacional de Fiscalização da Medicina e Farmácia a competência para identificar tais substâncias.

Em 2006, a Lei nº 11.343[28] revogou a Lei nº 6.368/76 com uma redação cujo artigo primeiro, em seu parágrafo único, diz: "Para fins desta Lei, consideram-se como drogas as substâncias ou os produtos capazes de causar dependência, assim especificados em lei ou relacionados em listas atualizadas periodicamente pelo Poder Executivo da União". E cujo artigo 66 dispõe que: "Para fins do disposto no parágrafo único do art. 1º desta Lei, até que seja atualizada a terminologia da lista mencionada no preceito, denominam-se drogas substâncias entorpecentes, psicotrópicas, precursoras e outras sob controle especial, da Portaria SVS/MS nº 344, de 12 de maio de 1998".

A referida portaria da Agência Nacional de Vigilância Sanitária (Anvisa) explicita:[29]

LISTA DE PLANTAS QUE PODEM
ORIGINAR SUBSTÂNCIAS
ENTORPECENTES
E/OU PSICOTRÓPICAS
1. CANNABIS SATIVUM [sic]
[...]
1) ficam também sob controle, todos os sais e isômeros das substâncias obtidas a partir das plantas elencadas acima.
[...]
LISTA DAS SUBSTÂNCIAS DE
USO PROSCRITO NO BRASIL
[...]
28. THC (TETRAIDROCANABINOL)

Todavia, em janeiro de 2017, nova portaria da Anvisa aprovou o registro do primeiro medicamento contendo especificamente THC e CBD, ambos obtidos da *Cannabis sativa* (Mevatyl®)[30] e, **em maio de 2017, essa mesma agência governamental atualizou a lista das Denominações Comuns Brasileiras (DCB), com a inclusão da *Cannabis sativa* L., sob número 11.543.**[31]

Por fim, a Lei nº 13.840/2019,[32] atualmente em vigor, altera diversas leis anteriores para dispor sobre o Sistema Nacional de Políticas Públicas sobre Drogas, sem, todavia, mencionar substâncias específicas, permanecendo, então, em vigor as duas portarias da Anvisa mencionadas anteriormente.

Legislação norte-americana

Devido ao impacto global que a posição do governo norte-americano teve com relação às políticas e às legislações internacional e nacional sobre a cânabis em diversos países, sobretudo por meio da declaração da "guerra às drogas" pelo presidente Richard Nixon, é útil conhecer a mirabolante evolução da história da cânabis nos Estados Unidos.

Apesar do papel do governo norte-americano na inclusão *in extremis* da cânabis na Convenção Internacional do Ópio, ela tardou muito a ser formalmente proibida nos Estados Unidos, tendo sua utilização, no entanto, mesmo para fins terapêuticos, sido praticamente banida pela Lei de Transferência do Imposto sobre a Marijuana, de 1937 (MTA, do inglês Marihuana Tax Act).

A MTA aumentou em quase cem vezes o imposto sobre as transações comerciais do cânhamo (até então usado por suas fibras, para a produção de tecidos e de papel), o que, na prática, decretou o fim de seu cultivo, levando inúmeros agricultores à falência.[33]

Uma das versões mais aceitas para a criação desse imposto, aparentemente absurdo e sem sentido, é relacionada à ligação do ministro do Tesouro do Governo Hoover, Andrew Mellon, então um dos homens mais ricos dos Estados Unidos, com a família Du Pont,[34] com William Randolph Hearst e com seu sobrinho Henry J. Anslinger, chefe do Escritório de Entorpecentes dessa mesma administração.

Nesse período, a invenção do decorticador fez do cânhamo uma fonte muito barata de celulose, contrariando poderosos interesses econômicos de madeireiros, cuja produção era a principal fonte de polpa para a confecção de papel de jornais, dos quais Hearst era o maior utilizador. Ainda nessa época, o *nylon* foi descoberto pelas indústrias Du Pont, uma fibra considerada inferior ao cânhamo.

O pormenor curioso é que a lei que praticamente baniu a cânabis nos Estados Unidos alegava que era necessário eliminar as extensas plantações de cânhamo para fins industriais, porque em seu meio havia o cultivo de alguns arbustos que eram utilizados para fumo, o que levava a alterações comportamentais e criminalidade. O relatório que "demonstrava" os efeitos criminosos da cânabis estava baseado no relato de 37 casos, 35 de negros e dois de brancos – a maioria desses casos era de estupro, em uma época em que relações sexuais entre um homem negro e uma mulher branca eram invariavelmente consideradas estupro, mas não as relações sexuais entre um homem branco e uma mulher negra.[35]

A American Medical Association desenvolveu uma intensa campanha contra a introdução desse novo imposto, uma vez que a cânabis tinha amplo uso médico.[36]

Não obstante, há quem contradiga essas interpretações e sustente a teoria de que a proibição da cânabis se deu devido a puro racismo e ocorreu inicialmente em países onde havia governo de minoria branca oprimindo a maioria negra ou aborígene:[37] em 1911, na África do Sul, em 1913, na Jamaica (então, colônia britânica), em 1920, no Reino Unido e na Nova Zelândia, e, em 1925, no Canadá, antes mesmo de qualquer relatório sobre a existência de cânabis no país.[38]

O fato é que a intensificação das ações da Segunda Guerra Mundial exigiu uma grande produção de mochilas e de encordoamento de paraquedas, para os quais as fibras de cânhamo eram superiores às de *nylon*. A lei foi suspensa, "por necessidades de guerra", em 1940 e reinstaurada em 1945, depois do fim do conflito.[39]

Em suma, com base em relatórios comportamentais de validade duvidosa, o possível valor terapêutico da cânabis foi desprezado em favor de interesses econômicos e políticos. A MTA foi revogada e substituída, em 1970, pela Lei Ampla sobre a Prevenção e o Controle do Abuso de Substâncias (Comprehensive Drug Abuse Prevention and Control Act).

Em 1971, após a adoção dessa lei pelo congresso, o presidente Richard Nixon declarou sua famosa e fracassada campanha "Guerra às Drogas", considerando as drogas como o "inimigo público número um" dos Estados Unidos, que acabou influenciando as políticas sobre drogas em todo o continente americano e em grande parte do resto do mundo por mais de duas décadas.

> Em 1994, John Erlichman, o principal conselheiro de Nixon para assuntos domésticos, em uma hoje famosa entrevista ao jornalista e historiador Dan Baum, revelou que o verdadeiro alvo da "Guerra às Drogas" não era nenhuma substância ilícita, mas determinados grupos sociais: "A campanha de Nixon em 1968 e a subsequente Casa Branca de Nixon tinham dois inimigos: a esquerda antibélica e as pessoas negras".[40]

Em 1990, o presidente Bill Clinton deslocou o foco da política norte-americana sobre drogas da segurança pública para a saúde pública e, em 2009, o governo do presidente Barack Obama declarou o fim da "Guerra às Drogas", considerando o termo "contraproducente" e o problema como "uma doença que pode ser prevenida e tratada com sucesso".[41]

Doravante...

Nota-se, no cenário internacional, uma crescente tendência a uma postura mais liberalizante em relação à cânabis, que, aos poucos, passou do domínio da segurança para o da saúde pública, embora o Brasil, desde 2019, esteja na contramão dessa tendência. Para isso, contribuíram grandemente a conduta do governo norte-americano desde as eras Clinton (1990) e Obama (2009), mas, também, de outras agências internacionais, como a OMS, e o parlamento europeu, que, já em 2003, recomendava a revogação da Convenção Contra o Tráfico Ilícito de Drogas e Substâncias Psicotrópicas, da ONU, alegando que:

> Apesar dos substanciais recursos policiais e de outra natureza empregados na implementação das convenções da ONU, a produção, o consumo e o tráfico de substâncias proibidas cresceram exponencialmente nos últimos 30 anos, representando o que pode ser descrito como um fracasso, o que também é reconhecido por autoridades policiais e judiciárias. [...] A política de proibição de drogas, baseada nas Convenções da ONU de 1961, 1971 e 1988, é a causa real do dano que a crescente da produção, do tráfico, da venda e do uso de substâncias ilícitas está a infligir em amplos setores da sociedade, na economia e em instituições públicas, erodindo a saúde, a liberdade e a vida de indivíduos.[42]

Em 2011, a Comissão Global de Políticas sobre Drogas, uma organização não governamental composta por cerca de 40 líderes e intelectuais de renome mundial, com sede em Genebra, publicou um relatório intitulado "A Guerra às Drogas" no qual declarava que: "A guerra às drogas fracassou, com consequências devastadoras para indivíduos e sociedades ao redor do mundo".[43]

Recentemente, Portugal (2001) descriminalizou o uso de todas as substâncias consideradas drogas, o Uruguai (2013) legalizou plenamente a cânabis, diversos países e estados norte-americanos descriminalizaram o uso recreativo e, em setembro de 2019, a Comissão de Finanças da Casa dos Representantes dos Estados Unidos aprovou um projeto de lei que legaliza as operações financeiras das empresas relacionadas à cânabis, nos estados em que já foi descriminalizada, removendo, assim, importante barreira à legalização dessa substância. Em novembro de 2019, outra comissão, também da Casa dos Representantes dos Estados Unidos, aprovou, no chamado "voto histórico", o Projeto de Lei de Reinvestimento e Expansão da Oportunidade de Maconha (Marijuana Opportunity Reinvestment and Expungement Act), que legaliza a cânabis e anula condenações anteriores relacionadas a essa substância.[44]

Alvin Toffler, escritor e empresário norte-americano, autor de *O choque do futuro* (1970) e de *A terceira onda*, vaticinou, nesta obra de 1980,[45] que os países industrializados passariam da "Idade Industrial" (a segunda onda de desenvolvimento, após a "Idade Agrária") para a chamada "Idade da Informação". Segundo Toffler, uma das características da Idade da Informação seria a organização dos produtores de drogas até então ilícitas em cartéis, conglomerados empresariais e organizações não governamentais em uma crescente rede de organizações e afiliações supranacionais, como a União Europeia, o Acordo de Livre Comércio da América do Norte (NAFTA, do inglês North American Free Trade Agreement), o Mercado Comum do Sul (Mercosul) e similares, podendo até mesmo entrar em relações com agências internacionais, como a ONU e a Organização dos Estados Americanos (OEA).

O futuro da cânabis ainda se encontra envolto em espessa cortina de fumaça e quem viver, verá em que praia se quebra a terceira onda.

REFERÊNCIAS

1. Houaiss A, Villa MS. Dicionário Houaiss da língua portuguesa. Rio de Janeiro: Objetiva; 2001.
2. Carlini EA. A história da maconha no Brasil. J Bras Psiquiatr. 2006;55(4):314-17.
3. U.S. National Plat Germplasm System. Cannabis sativa L. [Internet]. Maryland: USDA; 2019 [capturado em 18 jan. 2020]. Disponível em: https://npgsweb.ars-grin.gov/gringlobal/taxonomydetail.aspx?id=8862.
4. Lambert DM (editor). Cannabinoids in nature and medicine. Weinheim: Wiley; 2009.
5. Conrad C. HEMP, lifeline to the future. 2nd ed. El Sobrante: Creative Xpressions; 1994.
6. Ministério das Relações Exteriores. Comissão Nacional de Fiscalização de Entorpecentes. Canabis brasileira (pequenas anotações). Rio de Janeiro: Batista de Souza & Cia; 1959. v. 1.
7. Abel A. Marijuana: the first 12,000 years. New York: Plenum Press; 1980.

8. Cavalieri D, McGovern PE, Hartl DL, Mortimer R, Polsinelli M. Evidence for S. cerevisiae fermentation in ancient wine. J Mol Evol. 2003;57 Suppl 1: S226-32.
9. Askitopoulou H, Ramoutsaki IA, Konsolaki E. Archaeological evidence on the use of opium in the Minoan world. Int Congress Series. 2002; 1242:23-9.
10. Rivera MA, Aufderheide AC, Cartmell LW, Torres CM, Langsjoen O. Antiquity of coca-leaf chewing in the South Central Andes: a 3,000 year archaeological record of coca-leaf chewing from Northern Chile. J Psychoactive Drugs. 2005;37(4):455-8.
11. Fitzpatrick SM, Kaye Q, Feathers J, Pavia JA, Marsaglia KM. Evidence for inter-island transport of heirlooms: luminescence dating and petrographic analysis of ceramic inhaling bowls from Carriacou, West Indies. J Archeol Scie. 2009;36: 596-606.
12. Ben Amar M. Cannabinoids in medicine: a review of their therapeutic potential. J Ethnopharmacol. 2006;105(1-2):1-25.
13. Christie A. Chinese mythology. London: Hamlyn; 1975.
14. Avanquest. Encyclopædia Britannica: ultimate 2008. Chicago: Encyclopædia Britannica; 2008.
15. Rea KA, Casaretto JA, Al-Abdul-Wahid MS, Sukumaran A, Geddes-McAlister J, Rothstein SJ, et al. Biosynthesis of cannflavins A and B from Cannabis sativa L. Phytochemistry. 2019;164:162-71.
16. EMCDDA. Medical use of cannabis and cannabinoids: questions and answers for policymaking. Lisbon: EMCDDA; 2018.
17. Herodotus. The history of Herodotus [Internet]. c2009 [capturado em 18 jan. 2020]. Disponível em: http://classics.mit.edu/Herodotus/history.html.
18. Gaoni Y, Mechoulam R. Isolation, structure, and partial synthesis of an active constituent of hashish. J Am Chem Soc. 1964,86(8):1646-7.
19. United Nations. Convention on psychotropic substances [Internet]. Vienna: United Nations; 1971 [capturado em 18 jan. 2020]. Disponível em: https://www.unodc.org/pdf/convention_1971_en.pdf.
20. United Nations. World drug report 2019 [Internet]. Viena: UNODC; 2019 [capturado em 20 jan. 2020]. Disponível em: https://wdr.unodc.org/wdr2019/
21. United Nations. Annual prevalence of drug use. [Internet]. Viena: UNODC; 2017 [capturado em 20 jan. 2020. Disponível em: https://dataunodc.un.org/drugs/prevalence_table-2017
22. Hollister LE, Gillespie HK, Ohlsson A, Lindgren JE, Wahlen A, Agurell S. Do plasma concentrations of delta 9-tetrahydrocannabinol reflect the degree of intoxication? J Clin Pharmacol. 1981; 21(S1):171S-7S.
23. United of Nations. League of Nations. League of Nations Treaty Series. 1919;8:188-239.
24. United of Nations. League of Nations. League of Nations Treaty Series. 1928;81:318-58.
25. United Nations. Single convention on narcotic drugs, 1961 [Internet]. New York: United Nations; 1973 [capturado 18 jan. 2020]. Disponível em: https://www.incb.org/documents/Narcotic-Drugs/1961-Convention/convention_1961_en.pdf.
26. Brasil. Decreto nº 4.294, de 6 de julho de 1921 [Internet]. Brasília: Câmara dos Deputados; 1921 [capturado em 18 jan. 2020]. Disponível em: https://www2.camara.leg.br/legin/fed/decret/1920-1929/decreto-4294-6-julho-1921-569300-republicacao--92584-pl.html.
27. Brasil. Decreto-Lei nº 891, de 15 de Novembro de 1938 [Internet]. Brasília: Presidência da República; 1938 [capturado em 18 jan. 2020]. Disponível em: http://www.planalto.gov.br/ccivil_03/decreto-lei/1937-1946/del0891.htm.
28. Brasil. Lei nº 11.343, de 23 de agosto de 2006 [Internet]. Braspilia: Presidência da República; 2006 [capturado em 18 jan. 2020]. Disponível em: http://www.planalto.gov.br/ccivil_03/_Ato2004-2006/2006/Lei/L11343.htm.
29. Brasil. Ministério da Saúde. Portaria nº 344, de 12 de Maio de 1998 [Internet]. Brasília: MS; 1998 [capturado em 18 jan. 2020]. Disponível em: http://bvsms.saude.gov.br/bvs/saudelegis/svs/1998/prt0344_12_05_1998_rep.html.
30. Agência Nacional de Vigilância Sanitária. Nota Técnica nº 01/2017/GMESP/GGMED/ANVISA [Internet]. Brasília: ANVISA; 2017 [capturado em 18 jan. 2020]. Disponível em: http://portal.anvisa.gov.br/documents/33836/351923/NT++01+--+2017+-+Mevatyl.pdf/4e02e67a-34b6-48d6-9c-34-d0aa4a5dd1fd.
31. Agência Nacional de Vigilância Sanitária. Resolução da Diretoria Colegiada RDC nº 156, de 5 de Maio de 2017 [Internet]. Brasília: ANVISA; 2017 [capturado em 18 jan. 2020]. Disponível em: http://portal.anvisa.gov.br/documents/10181/2718376/

RDC_156_2017_.pdf/8513f1a8-8f85-436a-a48c-1ae3e4c6556b.

32. Brasil. Lei nº 13.840, de 05 de junho de 2019 [Internet]. Brasília: Presidência da República [capturado em 18 nov. 2020]. Disponível em: http://www.planalto.gov.br/ccivil_03/_Ato2019-2022/2019/Lei/L13840.htm.

33. Peet P. Under the influence: the disinformation guide to drugs. New York: The Disinformation Company; 2004.

34. French L, Manzanárez M. NAFTA & neocolonialism: comparative criminal, human and social justice. Lanham: University Press of America; 2004.

35. Mitchell E. Understanding marijuana: a new look at the scientific evidence. Oxford: Oxford University Press; 2005.

36. Gardner F. Senate debates marijuana prohibition (July 12, 1937) [Internet]. O'Saughnessy's Online; 2013 [capturado em 18 jan. 2020]. Disponível em: https://beyondthc.com/senate-debates-marijuana-prohibition-july-12-1937/.

37. Wishnia S. The cannabis companion. Philadelphia: The Running Press; 2008.

38. Canada. Acts of the Parliament of Canada (14th Parliament, 2nd Session, Chapter 1-73) [Internet]. Ottawa: F. A. Acland; 1923 [capturado em 18 jan. 2020]. Disponível em: https://archive.org/stream/actsofparl1923v01cana#page/134/mode/2up.

39. Herer J. The emperor wears no clothes. Van Nuys: AhHa Publishing; 1985.

40. Baum D. Legalize it all [Internet]. Harpers Magazine. 2016 [capturado em 18 jan. 2020]. Disponível em: https://harpers.org/archive/2016/04/legalize-it-all/.

41. Office of National Drug Control Policy. National drug control strategy [Internet]. Washington, DC: Office of National Drug Control Policy, 2010 [capturado em 18 jan. 2020]. Disponível em: https://obamawhitehouse.archives.gov/ondcp/policy-and-research/ndcs.

42. European Parliament. Reccommendation on the reform of the conventions on drugs. European Parliament; 2002.

43. Global Commission on Drug Policy. War on drugs. Geneva: Global Commission on Drug Policy; 2001.

44. Angell T. Marijuana legalization bill approved: congressional committee historic vote. Boston: Boston Globe; 2019.

45. Toffler A. A terceira onda. São Paulo: Record; 1981.

EPIDEMIOLOGIA DO USO DE MACONHA NO BRASIL E NO MUNDO

Carla Dalbosco | Felipe Ornell | Lisia von Diemen

A maconha é a droga ilícita mais usada no mundo.[1] O mais recente Relatório Mundial sobre Drogas evidenciou que o índice de consumo se mantém estável na Europa e diminuiu na Oceania.[1] **Entretanto, houve um aumento do consumo na América do Norte, na América do Sul, na África e na Ásia.**[1] No Brasil, os últimos levantamentos nacionais de larga escala permitem observar que a prevalência do consumo de maconha no ano entre a população geral permaneceu estável na linha do tempo, mas **essa substância destaca-se como a droga ilícita mais consumida no País e a causa de dependência mais frequente, com exceção do álcool e do tabaco.**[2-4]

Observa-se que a grande variação na prevalência de consumo registrada entre os países pode decorrer da dificuldade na coleta de dados em determinadas regiões. A maioria dos relatórios é de países de alta renda. **Ainda, alguns países não desenvolvem pesquisas sobre drogas e naqueles que a realizam, a frequência e a metodologia são heterogêneas, dificultando comparações.**[5]

Outro dado importante é a dificuldade de identificar os transtornos por uso de maconha, pois há pesquisas que usam a estimativa de uso diário ou quase diário como indicador de dependência, mas não há uma medida-padrão, o que também dificulta comparações mais específicas.[5]

A realização de estudos epidemiológicos é importante para a implementação de políticas públicas e programas baseados em evidências, os quais devem responder às necessidades reais das populações e do contexto local. O Brasil, como membro da Organização das Nações Unidas (ONU), é signatário de suas políticas e resoluções, seguindo a recomendação de destinar recursos específicos para o desenvolvimento de pesquisas e avaliações, visando, assim, contribuir para o enfrentamento da questão das drogas em âmbito mundial.[6]

Este capítulo apresenta o panorama epidemiológico mais recente a respeito do uso de maconha no Brasil e no mundo.

EPIDEMIOLOGIA MUNDIAL

A maconha é a droga ilícita mais cultivada, traficada e consumida em todo o mundo. Diferentemente de outras drogas que são endêmicas, o cultivo de maconha é disseminado em praticamente todos os países.[1] Além disso, destaca-se o avanço das tecnologias de manipulação genética e o desenvolvimento de novas plantas híbridas, alcançado com o cruzamento de espécies. Essas modificações possibilitaram a obtenção de versões com maior concentração e potência do tetraidrocanabinol (THC) e redução do canabidiol (CBD).[1,7,8] Ainda, sobretudo nas últimas duas décadas, observa-se a qualificação das técnicas de cultivo.[1,9]

De acordo com a Organização Mundial da Saúde (OMS), a maconha representa metade das apreensões de drogas que ocorrem no mundo.[5] Todavia, seu mercado econômico é muito menor do que o de opiáceos ou da cocaína, por exemplo, drogas que têm número de usuários bastante inferior, mas que são comercializadas a um preço mais elevado.[1] Aqui, o panorama mundial é abordado especificamente em relação ao consumo de maconha, e os dados norte-americanos serão analisados de forma mais aprofundada em virtude de o país ter levantamentos epidemiológicos sistemáticos e comparáveis, além de permitir a avaliação de alguns efeitos da legalização do uso medicinal e recreativo da substância.

O relatório do Escritório das Nações Unidas sobre Drogas e Crime (UNODC) de 2020 estimou que aproximadamente 3,9% da população mundial de 15 a 65 anos consumiu maconha pelo menos uma vez em 2018, ou seja, 192 milhões de pessoas.[1] Um estudo sobre coortes relacionadas ao uso de *Cannabis* na França, na Alemanha e nos Estados Unidos suporta a hipótese de que, a despeito das diferenças no *status* legal, exista uma epidemia de maconha com características semelhantes à epidemia do tabaco. O uso ocorre em grupos de escolaridade mais alta e com maior prevalência inicial em homens, todavia, tende a migrar para idades mais precoces e aumentar entre as mulheres.[11]

Os principais mercados consumidores são a América do Norte, a América do Sul e a Ásia.[1] Ressalta-se que a prevalência de consumo apresenta variações importantes entre regiões e países e entre sub-regiões ou subgrupos específicos dentro dos países.[1,10]

No continente africano, por exemplo, a prevalência anual de consumo de maconha em 2017 foi verificada em 6,4% da população com idade entre 15 e 64 anos, o que equivale a cerca de 45 milhões de pessoas. Na África Central, essa estimativa chega a 10% da população (27 milhões de pessoas) na mesma faixa etária. Tal percentual é superior ao evidenciado na Ásia, onde se estima que 2% da população tenham feito uso de maconha no último ano. Porém, tendo em vista o tamanho populacional da Ásia, é nesse continente que se concentra um terço dos usuários de todo o mundo (cerca de 54 milhões). De forma geral, observa-se que tanto na África quanto na Ásia a prevalência de consumo aumentou entre 2007 e 2017.[1]

Na América do Norte, o aumento do percentual de consumidores de maconha também foi evidenciado entre 2007 e 2017, passando de 7 (42 milhões) para 8% (64 milhões) da população de 15 a 64 anos.[1] Nos Estados Unidos e no Canadá, a legalização vem se estabelecendo em vários estados nos últimos anos, inicialmente para uso medicinal e, depois, para uso recreativo.

Nos Estados Unidos, o aumento no consumo foi mais pronunciado: passando de 9,9%, em 2007, para 15,3%, em 2017.[1] Isso ocorreu em meio a um cenário político de liberação da droga em vários estados e de uma redução na percepção de risco, possivelmente relacionada à generalização dos efeitos terapêuticos de componentes isolados da *Cannabis*.[1]

Uma investigação prévia, realizada com estudantes do ensino médio, verificou que 10% relataram intenção de usar caso fosse legalizada e 18% dos usuários referiram a intenção de aumentar a frequência em caso de legalização.[12] Outro estudo recente realizado nos Estados Unidos salientou que, nos estados onde o uso medicinal foi liberado, as pessoas apresentaram opiniões mais favoráveis sobre a legalização do uso recreativo.[13] Ressalta-se que a precocidade do consumo é preditora da dependência: em geral o consumo começa leve, durante a adolescência, e se intensifica por volta dos 20 anos. Cerca de 10% dos usuários se tornam dependentes e 20 a 30% fazem uso semanal.[5]

Na mesma linha, uma pesquisa sobre opiniões a respeito da legalização verificou que o aumento da receita tributária e a redução da superlotação das prisões foram os principais argumentos pró-legalização.[14] Isso corrobora outra investigação que verificou que, além dos elementos anteriormente apresentados, a percepção da maconha como menos nociva do que outras drogas e os possíveis efeitos medicinais de alguns de seus componentes estavam relacionados à opinião favorável à legalização.[15] De forma geral, nos Estados Unidos, homens jovens residentes nos estados com políticas mais liberais em relação à *Cannabis* apresentavam maiores índices de consumo de maconha com altas concentrações de THC.[16]

Anterior ao relatório de 2019, um estudo comparativo entre duas amostras nacionalmente representativas de adultos nos Estados Unidos, a National Epidemiologic Survey on Alcohol and Related Conditions (NESARC; dados coletados entre abril de 2001 e abril de 2002 – N = 43.093) e a National Epidemiologic Survey on Alcohol and Related Conditions-III (NESARC-III; dados coletados entre abril de 2012 e junho de 2013 – N = 36.309), evidenciou o aumento no consumo e na dependência de maconha em ambos os sexos. A prevalência do uso de maconha mais do que dobrou no comparativo entre 2001 e 2002 e entre 2012 e 2013. Nesse período, a prevalência de consumo foi de 4,1 para 9,5%. Além disso, também houve um grande aumento nos transtornos por uso de maconha, que passaram de 1,5 para 2,9%. Embora nem todos os usuários tenham problemas, quase três dos dez usuários de maconha manifestaram transtorno por uso da substância entre 2012 e 2013. Estima-se que esse crescimento se deva ao aumento na prevalência de usuários na população adulta dos Estados Unidos.[17]

Além do acréscimo no número de usuários, observa-se a intensificação na frequência e na quantidade de maconha consumida.[1] O Relatório Mundial sobre Drogas 2019 apontou que, enquanto o consumo de maconha na vida aumentou 10% durante o período de 2002 a 2017, o uso no ano anterior e no mês anterior aumentaram 50 e 65%, respectivamente. Além disso, metade dos usuários relatou consumo diário (ou quase diário).[1]

Mesmo nos Estados Unidos, são observadas variações no consumo de maconha entre os estados. **No Colorado, por exemplo, onde o uso não medicinal de *Cannabis* foi legalizado, 80% da maconha consumida em 2017 foi utilizada por usuários frequentes (diários ou quase diários).** Ainda no Colorado, foi evidenciado o aumento de casos anuais de intoxicação não intencional por maconha na população pediátrica, cujo incremento entre 2009 e 2015 foi de cinco vezes.[18] Uma realidade semelhante foi verificada em Massachusetts, onde, após a legalização da maconha medicinal em 2012, houve 140% de aumento de intoxicação em crianças, o que sugere que a legalização afetou a incidência de exposição à maconha nessa população.[19]

Outro fato que chama atenção é que o consumo entre adolescentes (na faixa dos 12 anos) e estudantes do ensino médio também cresceu significativamente nos Estados Unidos. O consumo entre universitários foi menor que o evidenciado entre pessoas que não frequentavam a faculdade (38 *versus* 41%). A taxa de uso diário de *Cannabis* foi três vezes maior no grupo de jovens que não estavam na faculdade em comparação ao grupo de universitários (13,2 *versus* 4,4%).[1]

O Canadá apresenta uma realidade semelhante à dos Estados Unidos. No ano de 2011, estimava-se que 9% da população consumiram maconha e, em 2017, esse número aumentou para 14,7%, o que equivale a 4,4 milhões de pessoas. Essa população é constituída em sua maioria por homens, dos quais 37% relataram uso medicinal. Além disso, um quarto dos usuários (cerca de 1 milhão de pessoas) fazia uso diário (ou quase diário) em 2017.[1]

Diferenças regionais e etárias também são observadas no Canadá. Em British Columbia, Nova Escócia e Manitoba, a prevalência de consumo foi superior à média nacional.[1] As taxas de consumo entre adolescentes canadenses também são especialmente preocupantes. Em jovens de 15 a 19 anos, foi registrada uma prevalência anual de 19%. Apesar dessa estimativa assustadora, essa taxa tem caído desde 2013. Em contraponto, depois de um período de redução na prevalência de consumo da maconha entre jovens, foi possível notar um aumento gradual do consumo nessa população após o início do discurso sobre a legalização.[20] Em adultos jovens com idades entre 20 e 24 anos, a prevalência de uso foi ainda maior, de 33%.[1]

Um fato interessante é que no *site* oficial do governo do Canadá é disponibilizado um material indicando as legislações de cada província, informações sobre os usos medicinal e recreativo, e riscos em curto e longo prazos na saúde física e mental. Ainda, salienta-se a periculosidade do consumo precoce e do uso de altas concentrações de THC. Também há informações sobre a rede de tratamento e a redução de danos.

Na contramão dos Estados Unidos e do Canadá, observa-se redução da prevalência de usuários de maconha na Oceania. Na década de 1990, a Austrália, por exemplo, apresentava taxas de consumo superiores às evidenciadas na América do Norte, chegando a 18% na população maior de 14 anos (em 1998). Já em 2013, nota-se uma redução substancial, caindo para cerca de 10%.[1]

O índice de consumo de maconha nos 12 meses anteriores à pesquisa na Europa flutuou entre 6 e 7% da população com 15 a 64 anos na última década. Em toda a União Europeia, estima-se que 7,4% da população entre 15 e 64 anos tenham consumido maconha no último ano e, entre os jovens (18 a 24 anos), essa prevalência é de 20%.[1] Ao se analisar o uso na vida, as estimativas ficam em torno de 27%, sendo a maconha considerada a droga mais "enraizada" na Europa. Dos consumidores de maconha que iniciam tratamento, 17% são mulheres e 83%, homens. A idade média de início do consumo é 17 anos e a de busca por tratamento é 25 anos. Entre os que recorrem a tratamento, a frequência média de consumo no último mês é de 5,3 dias por semana.[9]

Os países com maior índice de consumo são França (11,1% em 2016), Itália (10,2% em 2017), Espanha (9,5% em 2015), República Tcheca (9,5% em 2016), Holanda (9,2% em 2017) e Suíça (9,1% em 2016). O uso no último mês é estimado em 3,1% da população ocidental e central, e cerca de 1% é usuário diário.[1] Outro fato interessante é que, além do aumento das apreensões de resina e de *Cannabis* herbácea na Europa, verificado entre 2007 e 2017, também se observa um crescimento espantoso da potência do THC apreendido nas duas formas. Ainda, três quartos das infrações por consumo ou posse de drogas registradas naquele continente envolviam *Cannabis*.[9]

Na América Latina, Equador, Panamá, Paraguai e República Dominicana têm a menor prevalência de uso de maconha, abaixo de 1%, nos 12 meses anteriores à pesquisa da região. Em contraste, a Jamaica registra 15,5%, e o Chile vem se destacando com uma das maiores taxas de consumo na América do Sul, tendo aumentado a prevalência de uso no ano entre a população geral de 6 para 14,5%, sendo que, entre estudantes, esse índice chega a 30,6%.[21] Tendência semelhante é encontrada no Uruguai, onde, em 10 anos (2001 a 2011), o consumo de *Cannabis* na população em geral aumentou de 1,4 para 8,3%,[5] chegando a 9,3% em 2014. Entre os estudantes, a taxa fica acima de 15%, o que coloca o país em segundo lugar em consumo de maconha na América do Sul.[21]

O contexto uruguaio tem despertado atenção no cenário internacional devido à mudança legislativa ocorrida em 2013, que regulamentou o consumo da *Cannabis* para fins recreativos naquele país.* A maconha é a quarta droga de maior prevalência no Uruguai, ficando atrás do álcool, do tabaco e dos tranquilizantes. **Os dados epidemiológicos mais recentes referem-se ao sexto levantamento domiciliar, publicado em 2016, cujos resultados apontaram que 23,3% dos uruguaios entre 15 e 65 anos já usaram maconha alguma vez na vida, indicando um aumento de três pontos percentuais em relação à medição anterior, realizada em 2011. Destes, 6,5% usaram nos últimos 30 dias, e a concentração do consumo foi

---

* A Lei nº 19.172/2013 instituiu, no Uruguai, o marco regulatório para o mercado formal da *Cannabis*. O objetivo pretendido é a redução de riscos e danos entre as pessoas que fazem uso de maconha com fins recreativos ou medicinais, diminuindo a exposição delas à violência associada ao narcotráfico e ao mercado de outras drogas potencialmente mais perigosas.[22]

duas vezes maior em Montevidéu em relação ao interior do país. O estudo indica também que 16,7% dos que consumiram a droga nos últimos 12 meses apresentaram sinais de uso problemático, representando 1,6% do total da população do estudo.[22]

Esses dados foram coletados em 2014, cerca de um ano após a mudança legislativa, ficando o alerta de que talvez ainda não reflitam na totalidade a influência da nova lei, mas tendências já existentes.[22] Todavia, observa-se que quase 60% da população considera ser muito fácil obter maconha e menos de um terço dos uruguaios considera que fazer uso ocasional dessa droga implica riscos para a saúde.[22] Tal cenário coloca o Uruguai, com os Estados Unidos e o Chile, entre os países americanos com menor percepção de risco para o consumo de maconha,[21] o que aponta para a necessidade de interpretar os dados com cautela e observar a sua evolução epidemiológica futura. Nesse sentido, avaliações preliminares já alertam para a necessidade de estimar o aumento do "turismo de drogas" no país e acompanhar a existência de um mercado paralelo não regulamentado (oferta de flores de Cannabis). Além disso, a principal crítica é que o governo não estabeleceu uma política pública de avaliação e monitoramento da eficácia dos modelos de produção, tampouco criou dispositivos visando a redução de riscos e danos, ou ações de treinamento de profissionais da saúde.[23]

Um comparativo geral da prevalência anual do consumo de maconha na população mundial pode ser observado na Figura 2.1.

EPIDEMIOLOGIA NO BRASIL

De modo geral, os dados epidemiológicos referentes ao consumo de drogas no Brasil ainda são insuficientes para que se conheça em profundidade as diferenças regionais e a heterogeneidade do País, sobretudo ao considerar a extensão geográfica do território e o desafio de realizar estudos que representem a totalidade da população.[3] Todavia, destaca-se que é a partir desses dados que são construídos indicadores epidemiológicos, essenciais para a formulação e a avaliação de políticas públicas. Da mesma forma, visando o monitoramento permanente de tendências, é de extrema importância entender como o fenômeno do consumo se desenvolve na linha do tempo, sobretudo no tocante a substâncias ilícitas como a maconha, que têm uma dinâmica de mercado peculiar.[24]

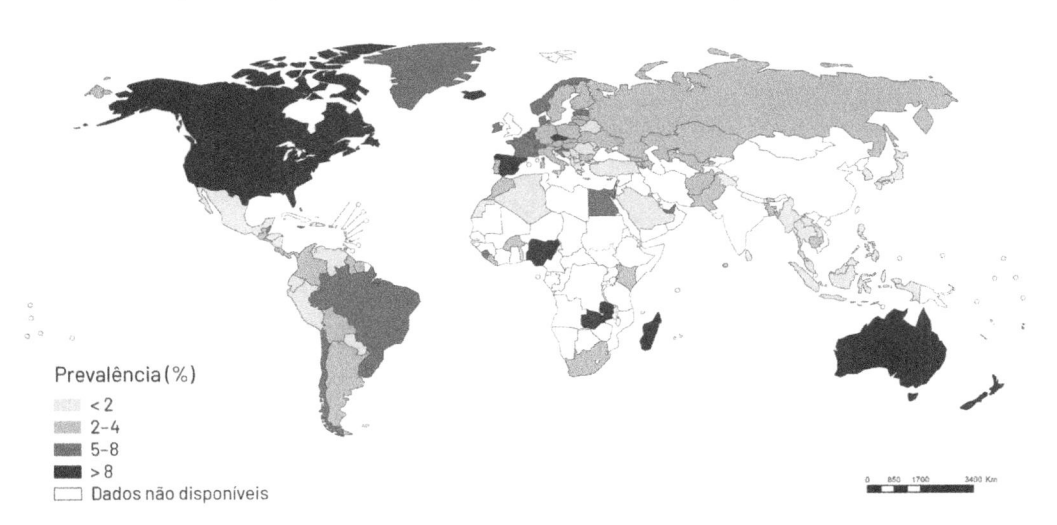

FIGURA 2.1 | Prevalência anual de consumo de Cannabis na população mundial entre 15 e 64 anos.
Fonte: World Health Organization.[5]

População geral

Historicamente, as primeiras pesquisas epidemiológicas no Brasil tiveram início em 1986, a partir dos levantamentos realizados pelo Centro Brasileiro de Informações sobre Drogas Psicotrópicas, da Universidade Federal de São Paulo (Cebrid/Unifesp), com estudantes dos ensinos fundamental e médio.[25]

Posteriormente, foram executados outros levantamentos com populações específicas e cinco estudos domiciliares sobre o consumo de drogas na população geral, realizados entre 2001 e 2015, entre os quais destacam-se o I e o II Levantamento Nacional sobre Álcool e Drogas (Lenad I e II)[4] e o II e o III Levantamento Nacional sobre o Uso de Drogas (Lenad II e III).[3] Os Lenads I e II, realizados respectivamente em 2006 e 2012 pelo Instituto Nacional de Ciência e Tecnologia para Políticas Públicas de Álcool e Outras Drogas (Inpad/Unifesp), são importantes levantamentos sobre drogas no País, que trazem ampla riqueza de dados, incluindo problemas associados ao consumo (sociais, legais, familiares, etc.), sendo que o primeiro focou exclusivamente o álcool. O Lenud III, realizado pela Fundação Oswaldo Cruz do Ministério da Saúde (Fiocruz/MS), trata-se do levantamento mais recente e destaca-se pela vasta cobertura e pelo tamanho da amostra (N = 16.273).

A partir dos dados obtidos em todos eles, observa-se que a maconha é a substância ilícita com maior prevalência na população geral brasileira, seguindo a mesma tendência de indicadores internacionais. **Ao se comparar os quatro estudos de maior abrangência na Figura 2.2, observa-se que, em três deles, as taxas de uso de maconha no último ano são muito semelhantes entre si (2,5 a 2,6%).**[2]

Na pesquisa mais recente, o percentual de 2,5% (95% intervalo de confiança [IC] = 2,1-2,9%) dos indivíduos que relataram ter consumido a substância nos 12 meses que antecederam a pesquisa **representa cerca de 4 milhões de pessoas**. Quando se observa o recorte de consumo nos 30 dias anteriores à entrevista, a maconha foi cinco vezes mais utilizada do que qualquer outra substância ilícita, sendo consumida por 2,2 milhões de brasileiros.[3] Nas capitais, por macrorregião,

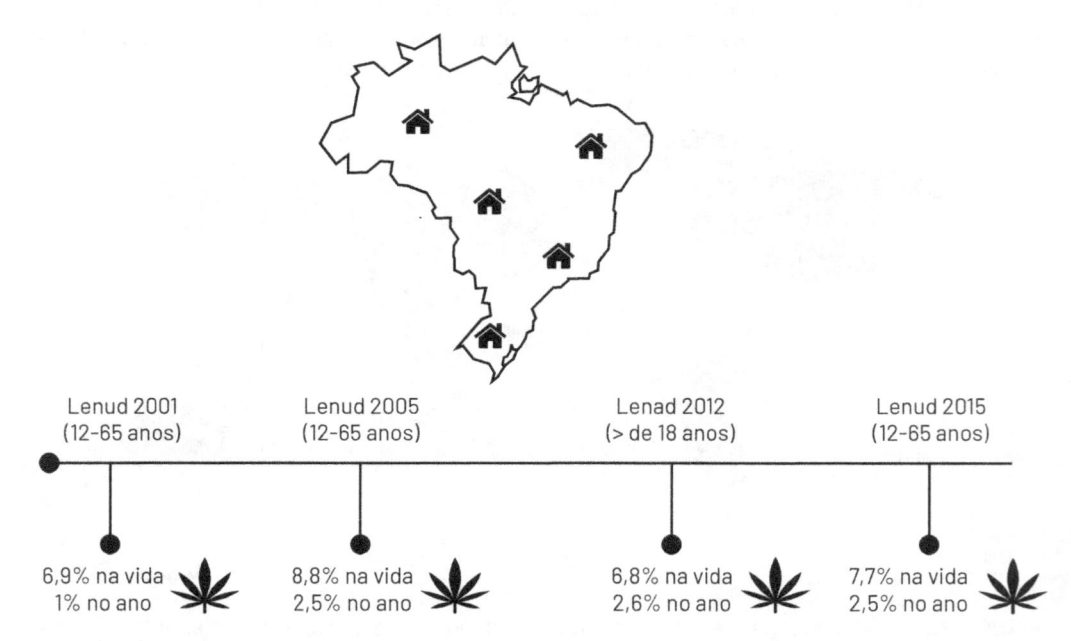

Lenud 2001 (12-65 anos)	Lenud 2005 (12-65 anos)	Lenad 2012 (> de 18 anos)	Lenud 2015 (12-65 anos)
6,9% na vida 1% no ano	8,8% na vida 2,5% no ano	6,8% na vida 2,6% no ano	7,7% na vida 2,5% no ano

FIGURA 2.2 | Prevalência do uso de maconha na população geral em quatro levantamentos nacionais brasileiros.

a prevalência de usuários de maconha é de 3,1%, o que representa mais de 1 milhão e 90 mil usuários regulares. Essa prevalência é superior ao uso do conjunto das demais drogas ilícitas (1,9% – 670 mil) e de *crack* e/ou similares (1,1% – 380 mil). A região Sudeste destaca-se com a maior prevalência (3,5%), seguida por Sul (3,2%), Nordeste (2,9%), Norte (2,8%) e Centro-Oeste (2,7%).[3]

As prevalências de uso de maconha em conjunto com outras substâncias ilícitas (últimos 12 meses), como cocaína, *crack* e similares, são baixas, ficando em torno de 0,2%. Porém, os autores do estudo alertam que é preciso lembrar que a amostra representa uma população que tem moradia regular, diferentemente de usuários com transtornos pelo uso de diversas substâncias inseridos em cenários de alta vulnerabilidade, entre os quais, provavelmente, essa prevalência seria maior.[3]

Em relação à dependência de maconha, no último levantamento, a substância aparece em 0,29% dos casos e a busca por tratamento pelo uso em 0,19%.[3] Pelos critérios adotados no Lenad II,[4] com foco em aspectos comportamentais e não apenas na quantidade/frequência de uso, mais de um terço dos usuários de maconha no Brasil apresenta dependência da substância, sendo que, na adolescência, esse índice chega a 10%. Tal levantamento também apontou que um terço dos adultos usuários já fez tentativas de interromper o uso sem sucesso e que 27% apresentaram sintomas de abstinência na tentativa de parar.

Percepção de risco

- Da população do País, 74,2% consideram que o consumo de maconha 1 ou 2 vezes por semana representa um risco grave à saúde. No recorte por faixa etária, essa estimativa é similar em todos os grupos, sendo a mais baixa na faixa de 18 a 24 anos (67,4%).[3]
- Aproximadamente 3% dos homens e quase 4% dos jovens (de 18 a 24 anos) consideram que não há risco para a saúde no uso frequente de maconha (1 ou 2 vezes por semana).[3]
- Uso espaçado (uma vez no mês) é percebido como um risco grave por 57,2% da população, porém 31,7% consideram os riscos desse padrão de uso como "leves a moderados" e 5% acreditam que o consumo esporádico "não implica riscos". Quanto à faixa etária, os jovens de 18 a 24 anos (8,8%) são os que menos percebem algum risco decorrente desse padrão de uso.[3]
- No contexto do uso esporádico, há, entre as mulheres (60,7%) e entre indivíduos de 45 a 54 anos (61,3%) e de 55 a 65 anos (65,3%), uma maior propensão a opinar que existe risco grave no consumo de maconha.[3]

Apesar de alguns índices baixos na percepção de risco, a dependência de maconha é comum e já está bem-documentada na literatura, tanto que motivou a inclusão de intervenções específicas para a droga no programa para ações de saúde mental (transtornos mentais, neurológicos e de uso de substâncias) em contextos de saúde não especializados da OMS, o Mental Health Gap Action Programme (mhGAP) Intervention Guide.[26]

Disponibilidade de acesso

- Em relação à percepção de possibilidade de obtenção de substâncias ilícitas, a maconha destaca-se como sendo de acesso "muito fácil" (37,4%).
- No recorte por faixa etária, 18 a 24 anos (41,5%) e 25 a 34 anos (44,1%) são as idades que mais acreditam nessa facilidade de acesso.[3]

Esses dados são importantes ao se avaliar a relevância de ações conjuntas de redução da demanda e da oferta de drogas, já que não há soluções simplistas para o enfrentamento de uma questão tão complexa que envolve intervenções em diferentes níveis.

Populações específicas

A fim de conhecer o fenômeno do consumo de drogas no País, sobretudo ao considerar a importância de ações preventivas ou programas interventivos articulados à realidade local, é imprescindível um recorte que leve em conta grupos específicos. Em geral, as minorias têm poucas oportunidades de acesso a dispositivos de saúde e recursos que atendam suas necessidades básicas.

Entre os grupos particularmente afetados pelos transtornos por uso de substâncias, encontram-se comunidades indígenas, moradores de rua, população carcerária, adolescentes em conflito com a lei, populações de lésbicas, *gays*, bissexuais, travestis, transexuais e intersexos (LGBTIQA+), entre outras.[27] Nesse contexto, a realização de estudos epidemiológicos sistemáticos com populações específicas permite avaliar tendências de consumo ao longo do tempo. De modo especial, é preciso pensar em grupos em condição de maior vulnerabilidade, como é o caso de crianças e adolescentes, por exemplo.

A série histórica relativa ao consumo de maconha entre crianças e adolescentes está bem documentada no Brasil, por meio dos cinco levantamentos de consumo entre estudantes realizados nos anos de 1987 a 2010.[25] Apesar do aumento identificado nos anos 2000 na prevalência do uso de nove drogas na vida, incluindo a maconha (6,8 para 8,8%), e do aumento do consumo de maconha nas 10 capitais pesquisadas entre 1986 e 2005,[28] o último levantamento entre escolares apontou uma redução no número de estudantes que relataram uso de maconha na vida entre os anos de 2004 e 2010 (7,6 para 5,7%) e uso no ano (4,6 para 3,7%).[25]

Já o Lenad II[4] apontou que, no Brasil, a prevalência de maconha é de 3,5% entre a população adolescente. O uso na vida é relatado por 4,3% dos adolescentes (597 mil), sendo a taxa de uso no último ano de 3,4%, o que equivale a 478 mil adolescentes. Esse estudo identificou também que houve um aumento no número de usuários adolescentes entre os anos de 2006 e 2012. Em 2006, havia menos de um adolescente para cada adulto usuário de maconha; já em 2012, esse número subiu para 1,4 adolescente para cada adulto. Outro ponto que merece destaque é que a idade de experimentação é um indicador associado ao desenvolvimento de dependência e ao abuso de outras substâncias. Nesse sentido, fica o alerta de que 60% dos usuários de maconha do estudo experimentaram a droga pela primeira vez antes dos 18 anos de idade.

Os dados são ainda mais preocupantes ao se observar a população de crianças e adolescentes em situação de rua, entre os quais o uso de maconha na vida chega a 40,4%, com consumo regular diário em 16% desses jovens.[29]

O País conta, ainda, com um levantamento do consumo de drogas em universitários, sendo que 36% já relataram ter usado alguma droga ilícita, sendo a maconha a mais frequentemente consumida (14% referiram o uso no último mês).[30] A Tabela 2.1 apresenta dados sobre a especificidade de uso de maconha na vida em três populações diferentes.

Esses comparativos são essenciais não apenas para traçar um diagnóstico sobre o consumo de substâncias no País, mas para o desenho de ações e políticas com embasamento em dados empíricos e evidências científicas. Infelizmente, o Brasil ainda enfrenta muitas restrições orçamentárias que limitam

TABELA 2.1 | Comparação do uso de maconha na vida em três populações pesquisadas

PESQUISA	USO NA VIDA
Estudantes dos ensinos fundamental e médio (2010)	5,7%
Estudantes universitários (2010)	26,1%
Crianças e adolescentes em situação de rua (2003)	40,4%

a realização de estudos para monitorar as tendências de consumo. A continuidade desses estudos é fundamental, sobretudo em um momento no qual o debate sobre a legalização está posto no País como uma possível solução para a diminuição do encarceramento e da violência, o enfrentamento ao mercado ilícito e um maior controle sobre o consumo, em especial na população mais jovem. Todavia, ao se analisar a questão do ponto de vista de saúde pública, esses benefícios se diluem, já que a legalização pode vir acompanhada por um aumento da busca por tratamento, sem que o Brasil conte com uma rede estruturada para tal.[31]

CONSIDERAÇÕES FINAIS

Esses dados são observados em meio a discussões sobre a legalização dos canabinoides para uso medicinal e da maconha para uso recreativo, já regulamentados em diversos territórios/países.[1] O foco nos benefícios terapêuticos potenciais dos canabinoides, em particular do CBD, pode ser um dos aspectos relacionados à redução na percepção de risco e ao apoio à legalização. Não está claro, sobretudo para a população leiga, que compostos com concentração alta de CBD e baixa de THC em nada se assemelham à maconha fumada. Hoje, o uso de compostos à base de CBDs tem indicação comprovada para poucas condições clínicas, em geral doenças graves refratárias a outros tratamentos. Entretanto, essa confusão entre as potenciais indicações terapêuticas e o uso recreativo da maconha pode ter contribuído para o aumento das taxas de consumo em diversas regiões.[32]

A despeito de as propostas de legalização/descriminalização das drogas, sobretudo a maconha, estarem cada vez mais na pauta de discussões políticas internacionais, qualquer decisão nesse sentido precisa ser avaliada com cautela. O Brasil apresenta uma situação particular em relação à legalização dessa substância. Observa-se que a prevalência de consumo é baixa, se comparada à de outros países, e que a percepção de risco ainda é alta. **Entretanto, são poucos os mecanismos de controle e fiscalização da venda de substâncias para menores, a exemplo do que ocorre com substâncias já lícitas como o álcool e o tabaco. Além disso, o sistema brasileiro de saúde é pouco organizado para abordar problemas de forma preventiva e apresenta grande dificuldade de prestar assistência aos pacientes já existentes.**

Dessa forma, as propostas de legalização da maconha devem levar em conta as particularidades epidemiológicas, estruturais, políticas e legislativas do País. **Essas características colocam o Brasil na situação de mercado potencial para o crescimento do consumo de maconha, bem como para o aumento de suas consequências negativas, de uma forma provavelmente mais nociva do que o observado em outros países.**

REFERÊNCIAS

1. United Nations Office on Drugs and Crime. World Drug Report 2020. Vienna: UNODC; 2020 [capturado em 14 jul. 2020]. Disponível em: https://wdr.unodc.org/wdr2020/
2. Caetano R. Comparação seletiva de índices epidemiológicos em cinco levantamentos nacionais brasileiros sobre o uso do álcool, tabaco e outras drogas. Porto Alegre: ABEAD; 2019.
3. Bastos FIPM, Vasconcellos MTL, De Boni RB, Reis NB, Coutinho CFS, organizadores. III Levantamento nacional sobre o uso de drogas pela população brasileira. Rio de Janeiro: FIOCRUZ; 2017.
4. Laranjeira R, Madruga CS, organizadores. II Levantamento Nacional de Álcool e Drogas: LENAD 2012. São Paulo: UNIFESP; 2012.
5. World Health Organization. Management of substance abuse: the health and social effects of nonmedical cannabis use. Geneva: WHO; 2016.
6. UNODC. Outcome document of the 2016 united nations general assembly special session on the world drug problem [Internet]. New York: United Nations; 2016 [capturado em 21 jan. 2020]. Disponível em: https://www.unodc.org/documents/postungass2016/outcome/V1603301-E.pdf.

7. ElSohly MA, Mehmedic Z, Foster S, Gon C, Chandra S, Church JC. Changes in cannabis potency over the last 2 decades (1995-2014): analysis of current data in the United States. Biol Psychiatry. 2016;79(7):613-9.
8. Gloss D. An overview of products and bias in research. Neurotherapeutics. 2015;12(4):731-4.
9. European Monitoring Centre for Drugs and Drug Addiction. European Drug Report 2019: trends and developments. Luxembourg: Office of the European Union; 2019.
10. Anthony JC, Lopez-Quintero C, Alshaarawy O. Cannabis epidemiology: a selective review. Curr Pharm Des. 2017;22(42):6340-52.
11. Legleye S, Piontek D, Pampel F, Goffette C, Khlat M, Kraus L. Is there a cannabis epidemic model? Evidence from France, Germany and USA. Int J Drug Policy. 2014;25(6):1103-12.
12. Palamar JJ, Ompad DC, Petkova E. Correlates of intentions to use cannabis among US high school seniors in the case of cannabis legalization. Int J Drug Policy. 2014;25(3):424-35.
13. Zvonarev V, Fatuki TA, Tregubenko P. The public health concerns of marijuana legalization: an overview of current trends. Cureus. 2019;11(9):e5806.
14. McGinty EE, Niederdeppe J, Heley K, Barry CL. Public perceptions of arguments supporting and opposing recreational marijuana legalization. Prev Med. 2017;99:80-6.
15. Resko S, Ellis J, Early TJ, Szechy KA, Rodriguez B, Agius E. Understanding public attitudes toward cannabis legalization: qualitative findings from a statewide survey. Subst Use Misuse. 2019; 54(8):1247-59.
16. Daniulaityte R, Lamy FR, Barratt M, Nahhas RW, Martins SS, Boyer EW, et al. Characterizing marijuana concentrate users: A web-based survey. Drug Alcohol Depend. 2017;178:399-407.
17. Hasin DS, Saha TD, Kerridge BT, Goldstein RB, Chou SP, Zhang H, et al. Prevalence of marijuana use disorders in the united states between 2001-2002 and 2012-2013. JAMA Psychiatry. 2015;72(12):1235-42.
18. Wang GS, Hoyte C, Roosevelt G, Heard K. The continued impact of marijuana legalization on unintentional pediatric exposures in Colorado. Clin Pediatr. 2019;58(1):114-6.
19. Whitehill JM, Harrington C, Lang CJ, Chary M, Bhutta WA, Burns MM. Incidence of pediatric cannabis exposure among children and teenagers aged 0 to 19 years before and after medical marijuana legalization in Massachusetts. JAMA Netw Open. 2019;2(8):e199456.
20. Zuckermann AME, Battista K, Groh M, Jiang Y, Leatherdale ST. Prelegalisation patterns and trends of cannabis use among Canadian youth: results from the COMPASS prospective cohort study. BMJ Open. 2019;9(3):e026515.
21. CICAD/OEA. Informe sobre el consumo de drogas en las Américas 2019. Washington, DC: CICAD; 2019.
22. OUD. VI Encuesta nacional en hogares sobre consumo de drogas [Internet]. Montevidéo: JND; 2016 [capturado em 21 jan. 2020]. Disponível em: https://www.gub.uy/junta-nacional-drogas/sites/junta-nacional-drogas/files/documentos/publicaciones/201609_VI_encuesta_hogares_OUD_ultima_rev.pdf.
23. Garat, G. Cuatro años de marihuana regulada en Uruguay. Montevideo: Friedrich-Ebert-Stiftung; 2017.
24. Bastos FI, Reis, NB. Pesquisas sobre o consumo de drogas no brasil: eixo políticas e fundamentos. Florianópolis: SEAD; 2016.
25. Carlini EA, Noto AR, Sanchez ZDVM, Carlini CMA, Locatelli DP, Abeid LR, et al. VI Levantamento nacional sobre o consumo de drogas psicotrópicas entre estudantes do ensino fundamental e médio das redes pública e privada de ensino nas 27 capitais brasileiras. Brasília: SENAD; 2010.
26. Keynejad RC, Dua T, Barbui C, Thornicroft G. WHO Mental Health Gap Action Programme (mhGAP) intervention guide: a systematic review of evidence from low and middle-income countries. Evid Based Ment Health. 2018;21(1):30-4.
27. Diehl A, Cordeiro DC. Outras populações. In: Diehl A, Cordeiro DC, Laranjeira R, organizadores. Dependência química: prevenção, tratamento e políticas públicas. 2. ed. Porto Alegre: Artmed; 2019.
28. Galduróz JCF, Noto AR, Fonseca AM, Carlini EA. V Levantamento nacional sobre o consumo de drogas psicotrópicas entre estudantes do ensino fundamental e médio da rede pública de ensino

nas 27 capitais brasileiras. São Paulo: CEBRID; 2005.
29. Noto AR, Fonseca AM, Carlini CMA, Mastroiani FC, Galduróz JC, Battisti MC, et al. Levantamento nacional sobre o uso de drogas entre crianças e adolescentes em situação de rua nas 27 capitais brasileiras. São Paulo: CBRID; 2003.
30. Andrade AG, Duarte PCAV, Oliveira LG, organizadores. I Levantamento nacional sobre o uso de alcool, tabaco e outras drogas entre universitários das 27 capitais brasileiras. Brasília: SNAD; 2010.
31. Diehl A, Ribeiro HL. Legalizar ou não legalizar as drogas no Brasil? Comunicação Breve. Rev Debates Psiquiatria. 2014;1:36-40.
32. Sznitman SR, Bretteville-Jensen AL. Public opinion and medical cannabis policies: examining the role of underlying beliefs and national medical cannabis policies. Harm Reduct J. 2015;12:

3

NEUROBIOLOGIA, FARMACOLOGIA, EFEITOS AGUDOS, CRÔNICOS E NEUROPSICOLÓGICOS DO USO DE MACONHA

Leonardo Afonso dos Santos

NEUROBIOLOGIA DA MACONHA

Pode-se dizer que os reais efeitos neurobiológicos da *Cannabis* começaram a ser desvendados apenas nos últimos 30 anos, com as primeiras pesquisas que culminaram na descoberta do receptor canabinoide do tipo 1 (CB1), em 1988, e a posterior formulação do chamado sistema endocanabinoide.[1,2] Até então, havia muita especulação, e muitos atribuíam os efeitos orgânicos da maconha à difusão passiva e à alteração das características das membranas neuronais. Após tais pesquisas, aceitou-se, pois, o paradigma de um mecanismo mediado por receptores.[3]

Essa descoberta gerou uma nova classificação e redefinição dos chamados **canabinoides**, os quais passaram a se referir aos diferentes ligantes dos receptores canabinoides, sejam eles **endógenos (endocanabinoides), derivados da *Cannabis* (fitocanabinoides), ou sintéticos** (Quadro 3.1).[3]

QUADRO 3.1 | Situação especial: os canabinoides sintéticos

Desde os anos 2000, o uso recreativo de canabinoides sintéticos tem crescido no mundo. Esses canabinoides são comercializados sob diversos nomes, como Spice, K2, incenso de ervas, Cloud 9, Mojo e muitos outros. Os canabinoides sintéticos não são testados rotineiramente em exames toxicológicos habituais, podendo, então, passar despercebidos mesmo em ambientes de tratamento intensivo para dependência.

Eles podem se associar muito mais drasticamente a efeitos indesejáveis diversos, como psicose. Isso porque o fitocanabinoide THC é apenas um agonista parcial dos receptores CB1, de baixa afinidade se comparado a determinados canabinoides sintéticos agonistas plenos desses mesmos receptores, de alta afinidade. Mais detalhes sobre os canabinoides sintéticos são fornecidos no Capítulo 12 (Maconha sintética: a "maconha" que não é *Cannabis*).

Fonte: Mills e colaboradores.[7]

Hoje, sabe-se que a *Cannabis sativa* contém em torno de 120 fitocanabinoides.[4] No entanto, apenas um deles, o delta-9-tetraidrocanabinol (delta-9-THC, ou simplesmente THC) é o grande responsável pelos efeitos psicoativos da planta, embora outros, como o canabidiol (CBD), tenham efeitos biológicos bem-documentados de potencial interesse terapêutico.[5,6]

O sistema endocanabinoide

O sistema endocanabinoide consiste em dois tipos principais de receptores canabinoides endógenos acoplados à proteína G: CB1 e CB2.[8] Os receptores CB1 e CB2 se expressam de forma bastante distinta no sistema nervoso central (SNC): os receptores CB1 estão presentes em níveis muito altos em várias regiões do SNC, como neocórtex, hipocampo, gânglios da base, amígdala, estriado, cerebelo e hipotálamo. Esses receptores medeiam muitos dos efeitos psicoativos dos canabinoides. Os receptores CB2 têm uma distribuição mais restrita, sendo encontrados em várias células imunológicas e em alguns neurônios, sobretudo fora do SNC.[9] Há pouca expressão de receptores canabinoides nas regiões do tronco encefálico responsáveis pelo centro respiratório, o que explica a baixa possibilidade de ocorrência de depressão respiratória ou complicações fatais com o uso de maconha.[10]

A descoberta dos receptores canabinoides logo levou à descoberta de agonistas endógenos desses receptores, os endocanabinoides. Hoje, são conhecidos pelo menos cinco: a anandamida (AEA), o 2-araquidonoilglicerol (2-AG), o éter noladin, a virodamina e a N-araquidonoildopamina (NADA).[11] A AEA (N-araquido-noiletanolamina) é o primeiro e mais estudado endocanabinoide, seguida pelo 2-AG.[12,13] Esses endocanabinoides são os principais ativadores fisiológicos dos receptores CB1 e CB2, mas não são neurotransmissores-padrão (p. ex., o ácido gama-aminobutírico [GABA] ou o glutamato), devido às características lipídicas que os tornam pouco adequados ao ambiente aquoso interneuronal. Em geral, eles são sintetizados e liberados pelas células pós-sinápticas "viajando para trás", para se ligar aos receptores, contribuindo para uma função de *downregulation*.[14] **O sistema endocanabinoide, portanto, está associado a inúmeras funções nervosas centrais e periféricas, estabelecendo um complexo sistema homeostático neuronal.** A ativação de CB1, em específico, está diretamente ligada às funções de aprendizado, memória, função executiva, respostas sensorial e motora, reações emocionais, apetite, entre outras.[9] Além disso, os receptores CB1 e CB2 estão envolvidos na homeostase de diversas funções periféricas, associadas aos sistemas cardiovascular, hepático, imune e até mesmo musculoesquelético.[15]

Da planta ao cérebro humano

A maconha é uma droga preparada a partir da ***Cannabis sativa L.*** e suas variantes (família: *Cannabaceae*; Fig. 3.1A), uma planta dicotiledônea (com duas folhas em germinação), herbácea (não lenhosa, da qual as partes aéreas morrem após a frutificação), dioica (as plantas masculinas são distintas das femininas), apétala (a flor não tem corola) e de cultura anual.[16] As folhas do terço superior das plantas femininas da *Cannabis sativa* e principalmente suas flores são recobertas por "pelos secretores" chamados **tricomas** (Fig. 3.1B). O rompimento dos tricomas libera uma resina rica em canabinoides ativos da planta.[17] Além dos canabinoides, essa resina também é rica dos chamados terpenos, responsáveis pelo odor característico.[18]

A extração dessa resina praticamente pura forma o chamado **haxixe**. Por conta disso, o haxixe é uma droga com formulação mais potente do que a maconha tradicional, ainda que a potência desta tenha aumentado nas últimas décadas. Segundo dados norte-americanos, no início dos anos de 1990, o conteúdo médio de THC nas amostras confiscadas de *Cannabis* era de aproximadamente 3,7% para a maconha e 7,5% para a *sinsemilla*, ou *skunk* (uma maconha de maior potência de plantas femininas especialmente cultivadas).

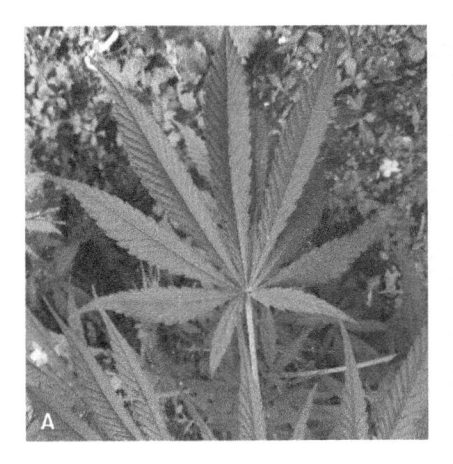

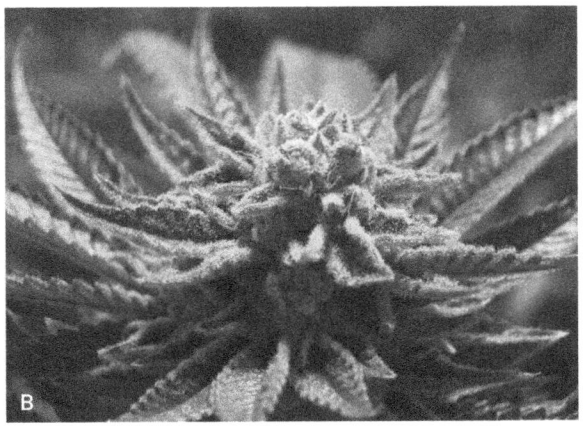

FIGURA 3.1 | (A) Uma amostra da *Cannabis sativa L.* em sua forma usual, na natureza. (B) Amostra feminina da planta com seus tricomas visíveis. Nos tricomas, fica armazenada a maior parte dos canabinoides da planta.
Fonte: Wikipédia.[19,20]

Em 2014, estava em torno de 6% para a maconha e 13,5% para a *sinsemilla*, com uma porcentagem bem maior desta última apreendida.[21] No haxixe, a porcentagem é de aproximadamente 18%.

A forma mais comum de consumo de maconha é o fumo das folhas desidratadas da *Cannabis*, geralmente comercializadas na forma de "prensados". No Brasil, por razões econômicas, a maior parte desses "prensados" vem do Paraguai, sendo proveniente de um processo de produção pouco cuidadoso, que origina a formação de fungos, insetos e até mesmo substâncias químicas como a amônia.

Após a maconha ser fumada, a ação dos canabinoides no SNC é praticamente imediata, atravessando de forma livre a barreira hematencefálica (os canabinoides são moléculas pequenas e altamente lipofílicas). A maconha pode ainda ser ingerida, com alimentos ou bebidas, o que reduz, no entanto, sua biodisponibilidade, quando comparada à forma fumada. Outras formas de consumo da maconha têm se popularizado sobretudo entre os jovens, como a vaporização, o "*dabbing*" (uma forma específica de se concentrar ainda mais e vaporizar a maconha) e a ingestão de *drinks*.[22]

Psicofarmacologia dos canabinoides

Como já mencionado, o THC é o grande responsável pelos efeitos psicoativos da maconha. Após sua absorção, é rapidamente distribuído nos tecidos e acumulado na gordura corporal. O THC é metabolizado de forma rápida e tem a capacidade de se ligar a receptores tanto CB1 quanto CB2. É metabolizado principalmente pelas enzimas CYP3A e CYP2C em mais de 80 metabólitos.[23,24] Devido ao sequestro no tecido gorduroso, sua meia-vida de eliminação tecidual é de cerca de sete dias, e a eliminação completa de uma dose única pode levar até 30 dias.[25]

Cerca de 50% do THC em uma junção de *Cannabis* herbal são inalados na fumaça principal – quase tudo isso é absorvido pelos pulmões, entrando rapidamente na corrente sanguínea e atravessando a barreira hematencefálica. Os efeitos são perceptíveis em segundos e totalmente aparentes em alguns minutos. A biodisponibilidade após ingestão oral é muito menor (25 a 30% da quantidade obtida fumando-se a mesma dose) sobretudo por causa do metabolismo de primeira passagem.[26]

O CBD é o segundo fitocanabinoide mais conhecido e estudado na maconha. Ele não interage significativamente com os receptores CB1 ou CB2, e suas ações têm sido atribuídas a inibição da degradação da AEA e suas propriedades antioxidantes.[5,26] Provavelmente é o maior responsável pelos possíveis benefícios terapêuticos que têm sido atribuídos à *Cannabis* (ver Cap. 10, Canabidiol e seus efeitos terapêuticos). Outros canabinoides importantes são: o ácido canabidiolico (CBDA), o ácido canabigerólico (CBGA), o canabigerol (CBG), a tetraidrocanabivarina (THCV), o canabinol (CBN), o delta-8-trans-tetraidrocanabinol (delta-8-THC), o canabiciclol (CBL), o canabicromeno (CBC) e o ácido delta-9-tetraidrocanabinólico-A (THCA-A). A Figura 3.2 apresenta as estruturas químicas do delta-9-THC e do CBD em comparação à AEA, o endocanabinoide mais importante e estudado.[27]

EFEITOS ASSOCIADOS AO USO DA MACONHA

Devido à grande distribuição dos receptores CB1 e CB2 no SNC e no sistema nervoso periférico, a maconha está associada a uma ampla gama de efeitos, que variam de acordo com a qualidade da amostra consumida, a relação entre os canabinoides da amostra, a forma e a via de consumo, o perfil farmacogenético do usuário, o estado emocional no momento do uso e o ambiente em que a droga está sendo consumida. Neste capítulo, são enfatizados os efeitos neuropsicológicos, ou seja, àqueles associados à *Cannabis* no SNC, deixando de lado os muitos estudos e debates recentes a respeito de efeitos específicos (medicinais ou não) de determinados canabinoides no organismo. **A Figura 3.3 resume e aponta as áreas do SNC que são diretamente afetadas pelo uso da maconha.**

Efeitos agudos

Efeitos psíquicos: a "viagem"

A experiência do uso agudo de maconha é muito variável, dependendo da dose consumida, do ambiente e das experiências e expectativas do usuário. Em geral, a intoxicação aguda é seguida inicialmente por um estágio transitório de formigamento no

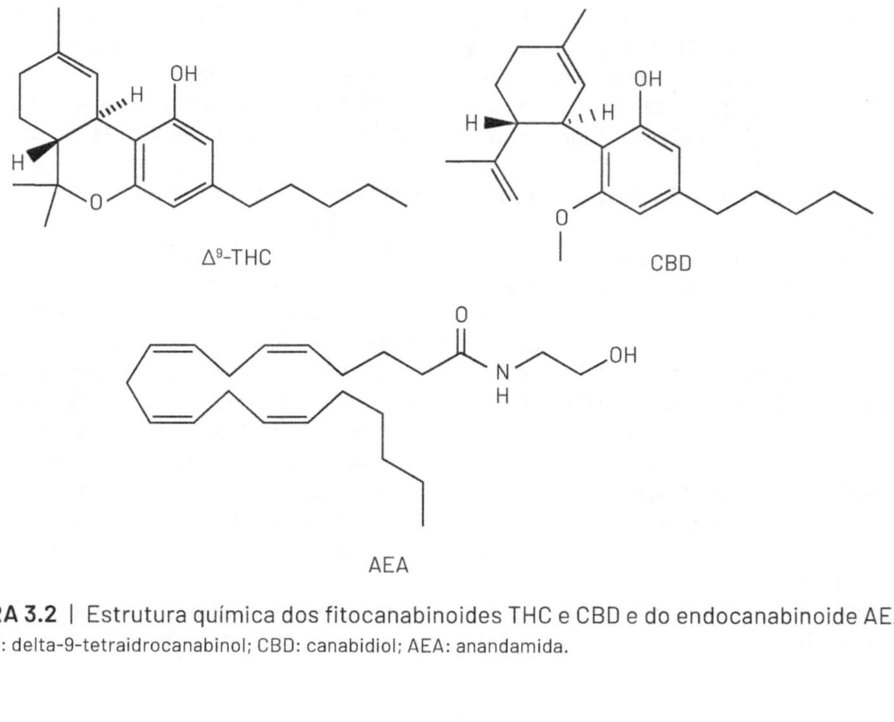

FIGURA 3.2 | Estrutura química dos fitocanabinoides THC e CBD e do endocanabinoide AEA.
Δ^9-THC: delta-9-tetraidrocanabinol; CBD: canabidiol; AEA: anandamida.

Ação da maconha no sistema nervoso central

HIPOTÁLAMO
Associado ao controle do apetite, dos níveis hormonais e do comportamento sexual

CORPO ESTRIADO VENTRAL
Envolvido na predição de medo e recompensa

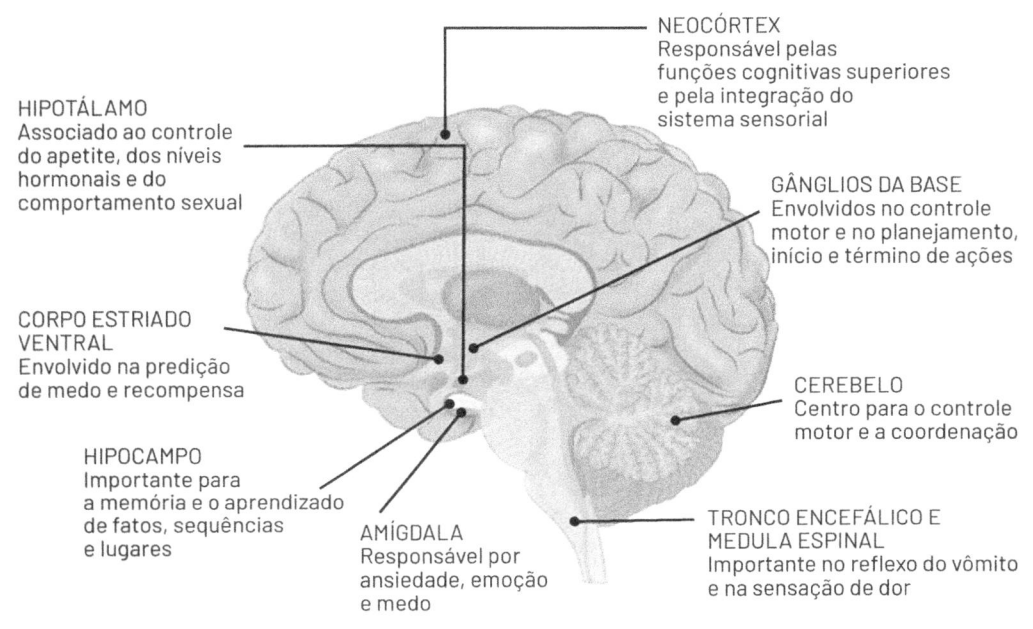

HIPOCAMPO
Importante para a memória e o aprendizado de fatos, sequências e lugares

AMÍGDALA
Responsável por ansiedade, emoção e medo

NEOCÓRTEX
Responsável pelas funções cognitivas superiores e pela integração do sistema sensorial

GÂNGLIOS DA BASE
Envolvidos no controle motor e no planejamento, início e término de ações

CEREBELO
Centro para o controle motor e a coordenação

TRONCO ENCEFÁLICO E MEDULA ESPINAL
Importante no reflexo do vômito e na sensação de dor

FIGURA 3.3 | Áreas do SNC em que ocorrem os efeitos psicoativos da *Cannabis*, os quais são basicamente modulados pelo canabinoide THC principalmente nos receptores CB1.
Fonte: Adaptada de InjuryMap.[28]

corpo e na cabeça, acompanhado por uma sensação de tontura. A "viagem" é uma experiência complexa e caracterizada por uma aceleração das associações mentais e um senso de humor aguçado, às vezes descrito como um estado de "euforia tola". Há uma sensação de relaxamento e desconexão com a realidade. O discurso tende a devaneios e fantasias. Pode haver sonolência. Esses efeitos são claramente mediados por receptores CB1.[29] Em contraste à sensação de relaxamento, alguns usuários podem experienciar reações disfóricas, incluindo ansiedade intensa e pânico, paranoia e psicose, sintomas denominados como "*bad trip*". Essas reações são mais comuns em usuários iniciantes, indivíduos ansiosos e psicologicamente vulneráveis.

Em comum com outras drogas, o THC ativa seletivamente os neurônios dopaminérgicos da via mesolímbica, da área tegmentar ventral (ATV) ao corpo estriado ventral, característica-chave na explicação dos efeitos dos canabinoides nos circuitos de recompensa cerebral.[30] Outrossim, há evidências pré-clínicas crescentes de que pelo menos alguns dos efeitos gratificantes do THC podem envolver uma sobreposição com os receptores opioides no cérebro.[29]

Efeitos fisiológicos

Os sinais físicos hiperemia conjuntival (causada por vasodilatação, sinal bastante característico do uso de maconha), aumento do apetite (chamado coloquialmente de "larica"), boca seca, aumento da pressão arterial, taquicardia e efeito broncodilatador são comumente relatados. Esses efeitos costumam durar até três horas, mas isso pode variar.[31] A diminuição da pressão intraocular também pode ser observada, gerando uma controversa indicação no tratamento de glaucoma. Pode ocorrer hipotensão postural e desmaio. Apesar disso, não há relatos de mortes diretamente associadas ao uso agudo de maconha.[25]

Efeitos cognitivos

Vários processos atencionais são prejudicados pelo uso agudo de *Cannabis*. Déficits na atenção sustentada (p. ex., em tarefas de desempenho contínuo), em tarefas de atenção seletiva, focada e dividida, bem como na memória sensorial pré-atencional, foram observados na administração aguda de *Cannabis* ou THC em humanos. A diminuição da precisão e o aumento das taxas de erro e do tempo de reação são evidenciados como dose-dependentes. A memória de trabalho torna-se prejudicada. Alguns usuários podem experienciar sintomas psicóticos agudos positivos e negativos que também prejudicam os mecanismos de memória verbal e operacional, a atenção e a fluência verbal.[32,33]

Efeitos sensoperceptivos

Acompanhando a "viagem", e muitas vezes contribuindo para ela, a *Cannabis* produz mudanças perceptivas. As cores podem parecer mais brilhantes, mais vivas; e as emoções, mais pungentes e significativas. A percepção espacial é distorcida, e a percepção do tempo torna-se prejudicada, fazendo com que o tempo percebido seja mais rápido do que o tempo cronológico. Alucinações podem ocorrer com doses elevadas.[25]

Efeitos crônicos

Síndrome de dependência

O consumo de *Cannabis* é percebido por muitos como relativamente inofensivo, mas os efeitos adversos do uso problemático da droga são significativos. Estima-se que 13 milhões de pessoas no mundo sejam portadoras de síndrome de dependência de *Cannabis*.[34] O risco de desenvolver dependência entre aqueles que já usaram *Cannabis* foi estimado em 9% nos Estados Unidos no início dos anos de 1990 em comparação a 32% para nicotina, 23% para heroína, 17% para cocaína, 15% para álcool e 11% para estimulantes. Ou seja, é menor do que para a maioria das outras drogas, o que não quer dizer que não seja muito significativo, especialmente pelo grande número de pessoas que apresentam um primeiro contato com essa substância.[35,36]

Evidências crescentes mostram que o uso regular de maconha está associado à neurobiologia anormal em regiões do sistema de recompensa, dos desejos/impulsos e do controle cognitivo – componentes-chave da adição.[37] Sabe-se que a estimulação repetida dos receptores CB1 por agonistas canabinoides tem papel fundamental, e a dependência parece envolver o sistema de segundo mensageiro da adenosina 3',5'-monofosfato cíclico (cAMP ou AMP cíclico).[38] Apesar de estudos demonstrarem aumento recente dos quadros de dependência de *Cannabis*, a questão sobre a existência de síndrome de abstinência permanece controversa. Em princípio, os sintomas de abstinência de maconha não são considerados clinicamente significativos, isso devido ao armazenamento do THC no tecido gorduroso e à meia-vida prolongada de seus metabólitos.[38]

Psicose e esquizofrenia

O uso de maconha tem sido associado a sintomas psicóticos variáveis, de gravidade e associação cronológica diferentes. Sabe-se que sintomas psicóticos podem estar presentes de forma aguda, na intoxicação; subaguda, na forma de um transtorno psicótico induzido por *Cannabis*; e crônica, na associação a transtornos do espectro esquizofrênico (Quadro 3.2). Esta última é provavelmente uma das maiores preocupações com relação ao uso de *Cannabis* (se não a maior), e acende um grande alerta em relação ao consumo de preparações cada vez mais ricas em THC. Apesar disso, a natureza dessa relação é complexa e envolve diversos fatores confundidores. Na literatura, há discussão sobre se o uso da *Cannabis* é um fator causal para esquizofrenia ou se a associação representa alguma vulnerabilidade associada entre ambos.[39]

QUADRO 3.2 | Psicose e *Cannabis*: intoxicação *versus* transtorno induzido *versus* esquizofrenia

- Sintomas psicóticos podem ser experienciados na intoxicação por *Cannabis*, estando, em geral, associados à "viagem" produzida pela substância após o consumo e geralmente perdurando não mais que 3 a 4 horas, apesar de, em alguns casos, dependendo da dose consumida e da tolerância do indivíduo, durar até 24 horas.[40] Em geral, não há procura, ou mesmo necessidade, de cuidados de saúde de urgência ou emergência.
- O diagnóstico de transtorno psicótico induzido por *Cannabis* é estabelecido quando alucinações e/ou delírios são desenvolvidos durante ou logo após a intoxicação por maconha, sendo que o transtorno não ocorre exclusivamente durante o período de intoxicação ou episódio de *delirium* e tais alterações são suficientes para causar sofrimento ou prejuízo clinicamente significativo em áreas sociais, ocupacionais ou outras áreas importantes de funcionamento. Segundo a 5ª edição do *Manual diagnóstico e estatístico de transtornos mentais* (DSM-5), se os sintomas durarem mais de um mês, outro diagnóstico deve ser considerado.[41] Um termo em desuso que pode representar essa mesma condição é "psicose canábica".
- A esquizofrenia é o protótipo do transtorno psicótico, sendo caracterizada por gravidade e cronicidade. Além de sua relação estabelecida e controversa com a *Cannabis*, há também uma associação com o transtorno psicótico induzido, podendo haver conversão tardia.

Fonte: Pearson e Berry.[39]

Acredita-se que a associação entre o uso de maconha e o desenvolvimento de psicose e esquizofrenia esteja relacionada à ocorrência de um desequilíbrio dopaminérgico, sobretudo em pessoas geneticamente vulneráveis. O gene que codifica a enzima catecol-O-metiltransferase (COMT) tem sido bastante associado à vulnerabilidade do indivíduo ao desenvolvimento de esquizofrenia após uso de *Cannabis*. O polimorfismo Val158Met é uma substituição de metionina por valina que causa uma alteração da atividade enzimática. Os homozigotos Val/Val têm maior atividade enzimática, os heterozigotos Val/Met exibem atividade intermediária e os homozigotos Met/Met apresentam a menor atividade. Dessa forma, os homozigotos Val/Val destroem a dopamina mais rapidamente, enquanto os homozigotos Met/Met, de forma mais lenta. Dados de 2005, da chamada coorte de Dunedin, em que cerca de 803 indivíduos foram acompanhados dos 3 aos 26 anos de idade, acharam uma razão de chance (*odds ratio* [OR]) para o diagnóstico de transtorno esquizofreniforme de 10,9 para os genótipos Val/Val, 2,5 para Val/Met e 1,1 para Met/Met. Isso demonstra de forma clara a existência de indivíduos geneticamente predispostos aos transtornos psicóticos induzidos por *Cannabis*, o que, no futuro, pode ser significativo para a formulação de políticas preventivas direcionadas a grupos específicos e mais vulneráveis.

Mais informações sobre a relação entre maconha e transtornos psicóticos são fornecidas no Capítulo 5 (Maconha, saúde mental e transtornos psiquiátricos).

Efeitos cognitivos

Conforme já mencionado, o uso de *Cannabis* produz um comprometimento agudo do aprendizado, da atenção e da memória de trabalho. Apesar de ser menos claro se o uso também está associado a um comprometimento neuropsicológico mais duradouro, alguns estudos demonstram que usuários de maconha em períodos de não intoxicação apresentam desempenho de até um terço de desvio-padrão menor que não usuários.[32,42] Uma metanálise, no entanto, demonstrou que, quando selecionados apenas estudos com período de pelo menos um mês de abstinência, as diferenças não são estatisticamente significativas, o que sugere que as funções neuropsicológicas podem ser recuperadas com a abstinência prolongada.

Hoje, a compreensão é que a magnitude do comprometimento neuropsicológico e a extensão que persiste após a abstinência dependem muito da frequência e da duração do uso da *Cannabis*, da duração da abstinência e da idade no início do uso. Sabe-se que os déficits cognitivos (e também psicóticos) associados à *Cannabis* são maiores quando o uso ocorre de maneira mais precoce, o que provavelmente está relacionado à sua interação no SNC no período de neurodesenvolvimento (Quadro 3.3).

Síndrome amotivacional

O termo "síndrome amotivacional" foi cunhado por Smith[45] para denotar o desejo diminuído de trabalhar ou competir entre jovens que consumiam maconha com frequência.[45,46] Tal "síndrome" caracteriza-se por apatia e capacidade diminuída de se concentrar, seguir rotinas ou dominar com sucesso material novo. Apesar de alguma controvérsia em torno da necessidade de definir um fenótipo tão distinto, existem evidências pré-clínicas e clínicas que suportam a ideia de que a *Cannabis* está associada a um estado amotivacional.[42]

Evidências também sugerem que a motivação reduzida contribui para o prejuízo na aprendizagem, uma vez que o THC pode atrapalhar a aprendizagem baseada em recompensas. Ao que parece, os usuários de maconha exibem capacidade reduzida de síntese de dopamina estriatal. Uma vez que a sinalização de dopamina sustenta a motivação, conclui-se que a síntese dopaminérgica prejudicada esteja subjacente ao estado de amotivação. Investigações por imagem corroboram essa teoria ao documentar que usuários abusivos de maconha apresentam respostas comportamentais, cardiovasculares e de reatividade no estriado dorsoventral atenuadas quando comparados a indivíduos-controle, o que é consistente com a menor reatividade cerebral à estimulação dopaminérgica.[47]

CONSIDERAÇÕES FINAIS

Muito se vem falando sobre a maconha nos últimos anos. Desde questões sociais, como os debates em prol da liberação ou não, até aspectos relacionados ao uso medicinal de

---

QUADRO 3.3 | Situação especial: consequências neurobiológicas do uso de *Cannabis* em adolescentes

A adolescência está associada à maturação das funções cognitivas, como memória de trabalho, tomada de decisão e controle de impulsividade. Esse é um período altamente vulnerável para o desenvolvimento do cérebro, pois representa uma fase crítica em que é estabelecida a conexão regulatória entre regiões de ordem superior do córtex e os circuitos de processamento emocional mais profundos, bem como a poda sináptica e o aumento da mielinização.[43] Além disso, o sistema endocanabinoide parece estar envolvido na regulação dos principais processos de desenvolvimento neurológico, sugerindo que a introdução de canabinoides exógenos durante a adolescência pode prejudicar o desenvolvimento normal do cérebro.[42]

Pesquisas demonstram que a exposição de adolescentes ao THC produz alterações no córtex pré-frontal e na via mesolímbica, que se assemelham muito às anormalidades observadas na esquizofrenia. Além disso, a exposição dessa população ao THC causa alterações afetivas e cognitivas, incluindo déficits nas interações sociais, no processamento da memória e na regulação da ansiedade.[44]

canabinoides. Independentemente de qual seja a discussão, compreender a fundo a neurobiologia da maconha e de seus derivados é um passo essencial para fundamentar as ações relacionadas tanto ao uso recreativo quanto ao uso medicinal dessa droga.

O conhecimento a respeito da neurobiologia da *Cannabis* é extremamente recente, apesar de o uso dessa substância pelos humanos ser milenar. Isso mostra que é preciso ter cautela e buscar conhecimento e evidências científicas antes de adotar lados ideológicos, repletos de radicalismo e conflitos de interesse.

REFERÊNCIAS

1. Russo EB. Beyond cannabis: plants and the endocannabinoid system. Trends Pharmacol Sci. 2016; 37(7):594-605.
2. Devane WA, Dysarz FA 3rd, Johnson MR, Melvin LS, Howlett AC. Determination and characterization of a cannabinoid receptor in rat brain. Mol Pharmacol. 1988;34(5):605-13.
3. Pinho-Costa L, Maia L, Orlandi-Mattos P, Villares J, Esteves M. Neurobiology of cannabis: from the endocannabinoid system to cannabis-related disorders. J Bras Psiquiatr. 2011;60(2):111-22.
4. Turner SE, Williams CM, Iversen L, Whalley BJ. Molecular pharmacology of phytocannabinoids. Prog Chem Org Nat Prod. 2017;103:61-101.
5. Pacher P, Batkai S, Kunos G. The endocannabinoid system as an emerging target of pharmacotherapy. Pharmacol Rev. 2006;58(3);389-462.
6. Maroon J, Bost J. Review of the neurological benefits of phytocannabinoids. Surg Neurol Int. 2018; 9:91.
7. Mills B, Yepes A, Nugent K. Synthetic cannabinoids. Am J Med Sci. 2015;350(1):59-62.
8. Pertwee RG. Pharmacology of cannabinoid CB1 and CB2 receptors. Pharmacol Ther. 1997;74(2): 129-80.
9. Alger BE. Getting high on the endocannabinoid system. Cerebrum; 2013;2013:14.
10. Mackie K. Cannabinoid receptors: where they are and what they do. J Neuroendocrinol. 2008;20 (Suppl 1):10-4.
11. Svizenska I, Dubovy P, Sulcova A. Cannabinoid receptors 1 and 2 (CB1 and CB2), their distribution, ligands and functional involvement in nervous system structures: a short review. Pharmacol Biochem Behav. 2008;90(4):501-11.
12. Devane WA, Hanus L, Breuer A, Pertwee RG, Stevenson LA, Griffin G, et al. Isolation and structure of a brain constituent that binds to the cannabinoid receptor. Science. 1992;258(5090): 1946-9.
13. Zou S, Kumar U. Cannabinoid receptors and the endocannabinoid system: signaling and function in the central nervous system. Int J Mol Sci. 2018;19(3):E833.
14. Wilson RI, Nicoll RA. Endogenous cannabinoids mediate retrograde signalling at hippocampal synapses. Nature. 2001;410(6828):588-92.
15. Maccarrone M, Bab I, Biro T, Cabral GA, Dey SK, Di Marzo V, et al. Endocannabinoid signaling at the periphery: 50 years after THC. Trends Pharmacol Sci. 2015;36(5):277-96.
16. Elsohly MA, Radwan MM, Gul W, Chandra S, Galal A. Phytochemistry of cannabis sativa L. Prog Chem Org Nat Prod. 2017;103:1-36.
17. Bonini SA, Premoli M, Tambaro S, Kumar A, Maccarinelli G, Memo M, et al. Cannabis sativa: a comprehensive ethnopharmacological review of a medicinal plant with a long history. J Ethnopharmacol. 2018;227:300-15.
18. Booth JK, Bohlmann J. Terpenes in cannabis sativa: from plant genome to humans. Plant Sci. 2019; 284:67-72.
19. Wikipédia. Cannabis Sativa [Internet]. 2019 [capturado em 19 jan. 2020]. Disponível em: https://commons.wikimedia.org/wiki/File:Cannabis_Sativa_1.jpg.
20. Wikipédia. Marijuana and its trichomes [Internet]. 2017 [capturado em 19 jan. 2020]. Disponível em: https://commons.wikimedia.org/wiki/File:Marijuana_and_its_trichomes.jpg
21. Elsohly MA, Mehmedic Z, Foster S, Gon C, Chandra S, Church JC. Changes in cannabis potency over the last 2 decades (1995-2014): analysis of current data in the United States. Biol Psychiatry. 2016;79(7):613-9.
22. Struble CA, Ellis JD, Lundahl LH. Beyond the bud: emerging methods of cannabis consumption

22. for youth. Pediatr Clin North Am. 2019;66(6): 1087-97.
23. Elkashef A, Vocci F, Huestis M, Haney M, Budney A, Gruber A, et al. Marijuana neurobiology and treatment. Subst abus. 2008;29(3):17-29.
24. Pertwee RG. The diverse CB1 and CB2 receptor pharmacology of three plant cannabinoids: delta-9-tetrahydrocannabinol, cannabidiol and delta-9-tetrahydrocannabivarin. Br J Pharmacol. 2008; 153(2):199-215.
25. Ashton CH. Pharmacology and effects of cannabis: a brief review. Br J Psychiatry. 2001;178; 101-6.
26. Mechoulam R, Parker LA, Gallily R. Cannabidiol: an overview of some pharmacological aspects. J Clin Pharmacol. 2002;42(S1):11s-9s.
27. Massi P, Solinas M, Cinquina V, Parolaro D. Cannabidiol as potential anticancer drug. Br J Clin Pharmacol. 2013;75(2):303-12.
28. InjuryMap. Free human anatomy images and pictures [Internet]. 2019 [capturado em 19 jan. 2020]. Disponível em: https://www.injurymap.com/free-human-anatomy-illustrations.
29. Iversen L. How cannabis works in the brain. In: Castle D, D'souza DC, editors. Marijuana and madness. 2nd ed. Cambridge: Cambridge University Press; 2011. p. 1-16.
30. Lupica CR, Riegel AC, Hoffman AF. Marijuana and cannabinoid regulation of brain reward circuits. Br J Pharmacol. 2004;143(2):227-34.
31. Karila L, Roux P, Rolland B, Benyamina A, Reynaud M, Aubin HJ, et al. Acute and long-term effects of cannabis use: a review. Curr Pharm Des. 2014;20(25):4112-8.
32. Solowij N, Pesa N. Cannabis and cognition: short- and long-term effects. In: Castle D, D'souza DC, editors. Marijuana and madness. 2nd ed. Cambridge: Cambridge University Press; 2011. p. 91-102.
33. Bhattacharyya S, Mcguire P. The neural basis for the acute effects of cannabis on learning and psychosis. In: Castle D, D'souza DC, editors. Marijuana and madness. 2nd ed. Cambridge: Cambridge University Press; 2011. p. 160-8.
34. Degenhardt L, Ferrari AJ, Calabria B, Hall WD, Norman RE, Mcgrath J, et al. The global epidemiology and contribution of cannabis use and dependence to the global burden of disease: results from the GBD 2010 study. PLoS One. 2013; 8(10):e76635.
35. Anthony JC. The epidemiology of cannabis dependence. In: Roffman RA, Stephens RS, editors. Cannabis dependence: its nature, consequences and treatment. Cambridge: Cambridge University Press; 2006. p. 58-105.
36. Anthony J, Warner L, Kessler R. Comparative epidemiology of dependence on tobacco, alcohol, controlled substances, and inhalants: basic findings from the national comorbidity survey. Exp Clin Psychopharmacol. 1994;2(3):244-68.
37. Lorenzetti V, Cousijn J, Solowij N, Garavan H, Suo C, Yücel M, et al. The neurobiology of cannabis use disorders: a call for evidence. Front Behav Neurosci. 2016;10:86.
38. Lichtman AH, Martin BR. Understanding the pharmacology and physiology of cannabis dependence. In: Roffman RA, Stephens RS, editors. Cannabis dependence: its nature, consequences and treatment. Cambridge: Cambridge University Press; 2006. p. 58-105.
39. Pearson NT, Berry JH. Cannabis and psychosis through the lens of DSM-5. Int J Environ Res Public Health. 2019;16(21):2019.
40. Grotenhermen F. Pharmacokinetics and pharmacodynamics of cannabinoids. Clin Pharmacokinet. 2003;42(4):327-60.
41. American Psychiatric Association. Manual diagnóstico e estatístico de transtornos mentais: DSM-5. 5. ed. Porto Alegre: Artmed; 2015.
42. Volkow ND, Swanson JM, Evins AE, Delisi LE, Meier MH, Gonzalez R, et al. Effects of cannabis use on human behavior, including cognition, motivation, and psychosis: a review. JAMA Psychiatry. 2016;73(3):292-7.
43. Lubman DI, Cheetham A, Yucel M. Cannabis and adolescent brain development. Pharmacol Ther. 2015;148:1-16.
44. Canadian Association for Neuroscience. Growing up high [Internet]: neurobiological consequences of adolescent cannabis use: Canadian neuroscientists offer insights into the long-term effects of adolescent cannabis use. Science Daily; 2019 [capturado em 19 jan. 2020]. Disponível em: https://www.sciencedaily.com/releases/2019/05/190526135747.htm.
45. Smith DE. Acute and chronic toxicity of marijuana. J Psychedelic Drugs. 1968;2(1):37-48.
46. Lac A, Luk JW. Testing the amotivational syndrome: marijuana use longitudinally predicts lower self-efficacy even after controlling for

demographics, personality, and alcohol and cigarette use. Prev Sci. 2018;19(2):117-26.

47. Volkow ND, Wang GJ, Telang F, Fowler JS, Alexoff D, Logan J, et al. Decreased dopamine brain reactivity in marijuana abusers is associated with negative emotionality and addiction severity. Proc Natl Acad Sci U S A. 2004;111(30):E3149-56.

DA EXPERIMENTAÇÃO AO USO RECREATIVO E À DEPENDÊNCIA

Amanda Heloisa Santana da Silva | João Mazzoncini de Azevedo Marques
Ana Carolina Guidorizzi Zanetti

Na sociedade atual, o aumento dos transtornos relacionados ao uso de maconha pode ser consequência da facilidade de acesso e da falta de entendimento da população sobre os prejuízos associados a seu uso.

Assim, este capítulo objetiva apresentar as motivações para o uso de maconha, os aspectos envolvidos na transição do uso recreativo para a dependência, os avanços nas classificações nosológicas, os aspectos relacionados a remissão e recaídas, as consequências de seu consumo e os caminhos para o cuidado de saúde voltado aos usuários.

DEFINIÇÃO DOS PADRÕES DE USO DE CANNABIS

O uso de *Cannabis* pode ser definido de acordo com o padrão de consumo dessa substância, variando do uso experimental até a dependência. A Figura 4.1 apresenta a caracterização do seu uso.

O uso da maconha tem como efeitos estado eufórico leve, redução da ansiedade, melhora do humor e aumento do apetite.[3] Entretanto, seu consumo também induz a prejuízo do julgamento, da capacidade de solucionar problemas e do aprendizado, bem como aumenta as percepções visuais e auditivas do indivíduo.[3] Ademais, em alguns casos, o consumo de maconha com altos níveis de delta-9-tetraidrocanabinol (delta-9-THC), principal componente psicoativo da *Cannabis*, pode levar a disforia e ansiedade.[3]

MOTIVOS PARA O CONSUMO E IMPLICAÇÕES PARA O DESENVOLVIMENTO DE PROBLEMAS RELACIONADOS A *CANNABIS*

A experimentação da maconha geralmente ocorre na adolescência e no início da vida adulta, sobretudo entre universitários. Um estudo realizado nos Estados Unidos com 2.123 estudantes que concluíram o ensino médio e estavam começando a vida universitária encontrou que 30% dos participantes utilizaram maconha alguma vez na vida e 26% fizeram uso no último ano.[2] Um estudo transversal realizado no contexto brasileiro com 275 estudantes de graduação das áreas da saúde e de ciências humanas, cujo objetivo era investigar o uso de substâncias por meio do Questionário para Triagem do Uso de Álcool, Tabaco e outras Substâncias, desenvolvido pela Organização Mundial da Saúde (ASSIST/OMS), evidenciou que 24,4% dos partici-

> **Experimentação de maconha**
>
> - Refere-se aos primeiros contatos do indivíduo com a maconha, podendo ter como motivação a curiosidade, a pressão dos pares, a necessidade de experimentar uma nova sensação, entre outras.

> **Uso recreativo de maconha**
>
> - Refere-se ao uso da maconha com maior frequência e tem como principais finalidades: obter prazer, alterar as percepções e servir como modo de socialização.

> **Dependência de maconha**
>
> - Caracteriza-se pelo uso problemático de maconha com sérias implicações no curso de vida da pessoa e manifestação de sofrimento significativo.

FIGURA 4.1 | Padrões de uso da *Cannabis*: experimental, recreativo e dependência.
Fonte: Elaborada com base em American Psychiatric Association[1] e Lee e colaboradores.[2]

pantes utilizaram maconha alguma vez na vida e 18,2% fizeram uso nos últimos três meses. Esse estudo também encontrou que 54% dos participantes que utilizaram *Cannabis* consumiram essa substância de forma abusiva.[4]

Estudos identificaram que os principais motivos para o uso de *Cannabis* entre os estudantes foram obter prazer/diversão, encaixar-se em um grupo, experimentar uma nova sensação/curiosidade, socializar, sair do tédio, relaxar, lidar com problemas e situações estressantes, entre outros.[2,5] Ainda, essas pesquisas sugeriram diferenças nas consequências relacionadas ao padrão de uso da *Cannabis*. Em um estudo norte-americano, a análise de regressão logística sugere que estudantes que relataram fazer uso de *Cannabis* por motivos de experimentação (ou seja, para experimentar uma nova sensação ou por curiosidade) apresentaram menores níveis de uso da substância e menos problemas relacionados ao seu uso. Todavia, as razões relacionadas ao uso recreativo (ou seja, para obtenção de prazer, por hábito, para tornar as atividades diárias mais interessantes e para alteração da percepção) foram preditoras de maiores níveis de uso e maior ocorrência de problemas relacionados.[2] Outra investigação norte-americana revelou resultados semelhantes, apontando maior risco para a ocorrência de problemas associados ao uso de *Cannabis* entre pessoas jovens adultas que a utilizavam como forma de lidar com os problemas/as dificuldades existentes na vida, ficar "chapado" e relaxar, enquanto razões de experimentação apresentaram menores riscos para a ocorrência de problemas relacionado ao uso da substância.[5]

Compreender as implicações dos motivos para o consumo de *Cannabis* é importante para identificar pessoas com maior risco para a transição do uso recreativo para um uso mais prejudicial e para a dependência.

TRANSIÇÃO DE USO PARA DEPENDÊNCIA DE *CANNABIS*

Em torno de 9% dos indivíduos que fizeram o primeiro uso ou abuso de *Cannabis* apresentaram probabilidade de se tornarem dependentes em algum momento da vida.[6-8] Embora essa probabilidade tenha sido menor do que a de transição para dependência em algum momento da vida entre usuários de nicotina, álcool e cocaína (67,5, 22,7 e 20,9%, respectivamente),[6] o transtorno por uso de *Cannabis* interfere significativamente na vida do indivíduo. Além disso, os estudos sugerem que o desenvolvimento de dependência de *Cannabis* ou de cocaína pode ocorrer mais rápido em comparação ao desenvolvimento de dependência de nicotina e álcool.[6,7]

Um estudo epidemiológico realizado com indivíduos que utilizavam substâncias encontrou que metade dos casos de dependência de *Cannabis* ocorreu após cinco anos do início do uso, enquanto a dependência de nicotina, álcool e cocaína deu-se em 27, 13 e 4 anos após o início do uso, respectivamente.[6] Outro estudo mostrou que metade das transições para dependência de álcool ocorreu em 3,16 anos após o início do abuso, enquanto, para dependência de maconha e cocaína, ocorreu aproximadamente em 1,83 e 1,42 ano, respectivamente.[7]

Diversos fatores podem aumentar a vulnerabilidade para a dependência da *Cannabis*. A literatura científica aponta que **fatores como ser jovem adulto, ter um início precoce de exposição à *Cannabis*, ser do sexo masculino, ter baixo *status* econômico, residir em região urbana, utilizar outras substâncias e apresentar outros transtornos psiquiátricos são preditores de transição para dependência de maconha**.[6,7,9]

É importante salientar que foram identificados apenas estudos conduzidos nos Estados Unidos sobre essa transição, e questões culturais e econômicas podem influenciar os resultados encontrados. Ademais, é importante considerar que as pesquisas descritas utilizaram os critérios diagnósticos da 4ª edição do *Manual diagnóstico e estatístico de transtornos mentais* (DSM-IV), e que houve avanços consideráveis no conhecimento sobre os transtornos por uso de substâncias que foram incorporados à 5ª edição do *Manual* (DSM-5), ao Research Domain Criteria (RDoC), criado pelo National Institute of Mental Health (NIMH) dos Estados Unidos, e à versão beta da 11ª edição da *Classificação estatística internacional de doenças e problemas relacionados à saúde* (CID-11).

CRITÉRIOS DIAGNÓSTICOS PARA OS PROBLEMAS RELACIONADOS AO USO DE *CANNABIS* SEGUNDO O DSM-5

O DSM é uma das principais classificações nosológicas para o estabelecimento do diagnóstico de transtornos mentais ao redor do mundo. Entretanto, **o DSM-IV apresentava algumas limitações no que tange aos transtornos relacionados ao uso de substâncias, incluindo os diagnósticos dos transtornos relacionados a *Cannabis***, o que indicava a necessidade de uma revisão a fim de superar os problemas identificados. Assim, em 2013, a American Psychiatric Association (APA) publicou o DSM-5.[10]

No DSM-5, os transtornos relacionados a *Cannabis* incluem transtorno por uso de *Cannabis*, intoxicação por *Cannabis*, abstinência de *Cannabis*, outros transtornos induzidos por *Cannabis* e transtorno relacionado a *Cannabis* não especificado.[1] Desse modo, essa edição agrupou, em uma única categoria, transtorno por uso de *Cannabis*, os diagnósticos de abuso de *Cannabis* (305.20) e a dependência de *Cannabis* (304.30). Esse novo diagnóstico apresenta especificações em relação ao nível de gravidade do transtorno, que pode ser leve, moderado ou grave. Além disso, foi modificado o número mínimo de critérios para estabelecimento do diagnóstico. Devido à baixa prevalência, foi excluído o critério diagnóstico relacionado a problemas legais devido ao uso de *Cannabis* e adicionado o critério de *craving*, ou fissura, bem como um novo diagnóstico específico para abordar a abstinência de *Cannabis*.[10]

Assim, de acordo com o DSM-5, **o transtorno por uso de *Cannabis* é definido como "[...] um padrão problemático de uso de *Cannabis*, levando a comprometimento ou sofrimento clinicamente significativos [...]"**. Para o diagnóstico desse transtorno, é necessário que o indivíduo apresente pelo menos dois dos critérios diagnósticos por um período mínimo de 12 meses (Quadro 4.1).[1]

O diagnóstico de transtorno por uso de *Cannabis* é classificado de acordo com a gravidade do caso, avaliado por meio do número de sintomas apresentados, podendo ser leve (presença de dois ou três critérios), moderado (presença de quatro ou cinco critérios) ou grave (presença de seis ou mais critérios). Cabe ressaltar que o uso medicinal da substância deve ser avaliado ao se estabelecer o diagnóstico desse transtorno.[1,10]

Ao considerar as mudanças ocorridas nos critérios diagnósticos do transtorno por uso de *Cannabis*, é necessária a realização de novos

> **QUADRO 4.1 | Critérios diagnósticos para o transtorno por uso de *Cannabis*, segundo o DSM-5**
>
> 1. *Cannabis* é frequentemente consumida em maiores quantidades ou por um período mais longo do que o pretendido.
> 2. Existe um desejo persistente ou esforços malsucedidos no sentido de reduzir ou controlar o uso de *Cannabis*.
> 3. Muito tempo é gasto em atividades necessárias para a obtenção de *Cannabis*, na utilização de *Cannabis* ou na recuperação de seus efeitos.
> 4. Fissura ou um forte desejo ou necessidade de usar *Cannabis*.
> 5. Uso recorrente de *Cannabis*, resultando em fracasso em desempenhar papéis importantes no trabalho, na escola ou em casa.
> 6. Uso continuado de *Cannabis*, apesar de problemas sociais ou interpessoais persistentes ou recorrentes causados ou exacerbados pelos efeitos da substância.
> 7. Importantes atividades sociais, profissionais ou recreacionais são abandonadas ou reduzidas em virtude do uso de *Cannabis*.
> 8. Uso recorrente de *Cannabis* em situações nas quais isso representa perigo para a integridade física.
> 9. O uso de *Cannabis* é mantido apesar da consciência de ter um problema físico ou psicológico persistente ou recorrente que tende a ser causado ou exacerbado pela substância.
> 10. Tolerância, definida por qualquer um dos seguintes aspectos:
>   a. Necessidade de quantidades progressivamente maiores de *Cannabis* para atingir a intoxicação ou o efeito desejado.
>   b. Efeito acentuadamente menor com o uso continuado da mesma quantidade de *Cannabis*.
> 11. Abstinência, manifestada por qualquer dos seguintes aspectos:
>   a. Síndrome de abstinência característica de *Cannabis*.
>   b. *Cannabis* (ou uma substância estreitamente relacionada) é consumida para aliviar ou evitar os sintomas de abstinência.
>
> *Fonte:* American Psychiatric Association.[1]

estudos abordando a transição para a dependência nessa população.[11]

Um estudo realizado nos Estados Unidos com uma amostra nacionalmente representativa de 36.309 indivíduos adultos encontrou prevalência de transtorno por uso de *Cannabis*, conforme os critérios do DSM-5, durante 12 meses e ao longo da vida, de 2,5 e 6,3%, respectivamente.[12] Em relação à gravidade, a pesquisa apontou que a prevalência em 12 meses e ao longo da vida de transtornos leves, moderados e graves relacionados ao uso de *Cannabis* foi de 1,38, 0,59 e 0,57%, e de 2,85, 1,42 e 2%, respectivamente.[12] As variáveis preditoras para o transtorno por uso de *Cannabis* durante 12 meses e na vida foram: sexo masculino, solteiro, baixo *status* econômico, jovem adulto e nativos americanos.[12]

Além disso, o transtorno por uso de *Cannabis* foi associado à presença de outras comorbidades psiquiátricas e a prejuízos na qualidade de vida.[12] Esse estudo destaca, ainda, que, entre os indivíduos com transtorno por uso de *Cannabis*, poucos recebem tratamento em programas especializados para problemas relacionados ao uso dessa substância.[12]

Abstinência de *Cannabis*

Houve um aumento de evidências científicas relacionadas à ocorrência de abstinência de *Cannabis* e, portanto, o DSM-5 incluiu esse diagnóstico.[10] Para estabelecê-lo, é necessário que, após aproximadamente uma semana da interrupção ou da redução do uso pesado e prolongado de maconha, o indivíduo apresente no mínimo três dos seguintes sinais e sintomas:

1. irritabilidade, raiva ou agressividade;
2. nervosismo ou ansiedade;
3. dificuldade em dormir (p. ex., insônia e sonhos perturbadores);
4. apetite reduzido ou perda de peso;
5. inquietação;
6. humor deprimido; e
7. presença de pelo menos um dos seguintes sintomas físicos que causam desconforto significativo: dor abdominal, tremor, sudorese, febre, calafrios ou cefaleia.[1]

Destaca-se que esses sinais e sintomas não podem estar associados a outras condições médicas e devem produzir sofrimento clinicamente significativo e prejuízo em áreas importantes da vida da pessoa.[1]

Um estudo recente realizado no contexto estadunidense, com uma amostra de 1.527 indivíduos adultos e usuários frequentes de *Cannabis* nos últimos 12 meses (mais de três vezes por semana), encontrou que 12,1% apresentaram síndrome de abstinência de *Cannabis*, segundo os critérios diagnósticos do DSM-5.[13] Na pesquisa, os principais sintomas apresentados pelos participantes foram nervosismo/ansiedade (76,3%), hostilidade (71,9%), dificuldade para dormir (68,2%) e humor deprimido (58,9%).[13] Ademais, esse estudo apontou que a abstinência de maconha é uma condição altamente comórbida e incapacitante, relacionada a transtornos do humor, de ansiedade e da personalidade.[13] Outra investigação realizada nos Estados Unidos com dados retrospectivos, que avaliou a tentativa mais difícil de parar o uso de *Cannabis* sem a realização de tratamento formal, revelou que 40,9% dos 384 participantes adultos usuários de *Cannabis* preencheram os critérios propostos pelo DSM-5 para a síndrome de abstinência.[14]

Estudos de revisão indicaram que os sintomas de abstinência geralmente iniciam entre 24 e 48 horas após o cessamento do uso da *Cannabis*,[3,8] atingem seu pico em quatro a seis dias e têm duração de uma a três semanas.[8] Cabe ressaltar que geralmente a abstinência de *Cannabis* não apresenta grandes implicações médicas ou psiquiátricas agudas, quando comparada com a de outras substâncias, e que os sintomas cessam rapidamente com o retorno do consumo, o que pode ter como consequência a ocorrência de recaídas.[3,8]

Um estudo prospectivo, realizado com indivíduos em fase de remissão do transtorno por uso de *Cannabis* (critérios do DSM-IV), encontrou uma taxa de recaída de 6,63% no período de 3,6 anos de seguimento.[15] Essa pesquisa identificou, por meio de análise bivariada, que indivíduos com menos de 30 anos, com ensino médio ou menor nível educacional, renda abaixo de 35 mil dólares, desempregados, com maior número de eventos estressantes nos últimos 12 meses, com autorrelato de estado de saúde ruim e presença de outros transtornos mentais, apresentavam maior risco de recaída do transtorno por uso de *Cannabis*.[15] Entretanto, na análise de regressão logística multivariada, o tempo de remissão foi inversamente relacionado ao risco de recaída, e o histórico de transtorno depressivo maior e de transtorno da conduta foram relacionados a um maior risco de recaída.[15]

Compreender os aspectos envolvidos na síndrome de abstinência da maconha e na ocorrência de recaída é importante para a implementação de ações visando o alcance da remissão da dependência de *Cannabis*.

Remissão da dependência de *Cannabis*

O DSM-5 propôs alterações importantes em relação à remissão da dependência de substâncias, visto que, em sua edição anterior, os especificadores eram complexos e pouco utilizados em estudos clínicos.[10] Assim, o *Manual* divide a remissão da dependência em duas fases: inicial e sustentada.

A remissão inicial da dependência de maconha é definida como o período de no mínimo três meses e menos de 12 meses sem preencher os critérios de transtorno por uso de *Cannabis*. Já a remissão sustentada é caracterizada por no mínimo 12 meses sem apresentar os critérios para o diagnóstico do transtorno.[1,10] Outrossim, o DSM-5 aponta que a fissura e o forte desejo pela substância ainda podem ocorrer em ambas as fases de remissão e, desse modo, não devem ser considerados. Ainda, é necessário observar se o usuário está em um ambiente protegido, ao seja, local em que o acesso à *Cannabis* é restrito, como o sistema prisional, o ambiente hospitalar ou as comunidades terapêuticas.

Ainda há escassez de estudos utilizando os critérios de remissão da dependência de maconha propostos pelo DSM-5. Desse modo, novas investigações longitudinais devem ser realizadas para preencher a lacuna de conhecimento sobre esse fenômeno. Entretanto, pesquisa anterior apontou que a taxa de remissão da dependência de *Cannabis* é elevada, e, assim, os profissionais da saúde devem se engajar no cuidado de pessoas com transtornos relacionados a essa substância.

Uma pesquisa realizada nos Estados Unidos com adultos que utilizavam substâncias encontrou estimativas cumulativas de probabilidade de remissão da dependência ao longo da vida de 97,2% para a *Cannabis*, 90,6% para o álcool, 83,7% para a nicotina e 99,2% para a cocaína. Para a análise da remissão da dependência, foi considerado o momento em que o indivíduo deixou de preencher os critérios diagnósticos do DSM-IV para a dependência dessas substâncias. Esse estudo também estimou o intervalo de tempo entre o início da dependência e sua remissão e apontou que metade dos casos de dependência de nicotina remitiu após 26 anos do início da dependência, enquanto a dependência de álcool, maconha e cocaína remitiu, respectivamente, em 14, 6 e 5 anos após seu início.[16] Além disso, a investigação revelou que homens são menos prováveis de remissão da dependência de todas as substâncias. Indivíduos na faixa etária mais jovem (18 a 29 anos) apresentaram maior probabilidade de remissão da dependência de *Cannabis* do que os indivíduos na faixa etária mais velha (idade igual ou superior a 45 anos). O diagnóstico prévio de transtorno da conduta aumentou a probabilidade de remissão da dependência de *Cannabis* ou cocaína. Todavia, o diagnóstico de transtorno da personalidade diminuiu a probabilidade de remissão da dependência de álcool ou *Cannabis*. Ainda, ter diagnóstico anterior de dependência de álcool diminuiu a probabilidade de remissão da dependência de nicotina ou *Cannabis*, e indivíduos com histórico de dependência de cocaína apresentaram menor propensão para remissão da dependência de álcool ou *Cannabis*. Em relação àqueles com diagnóstico prévio de dependência de *Cannabis*, houve menor probabilidade de remissão da dependência de cocaína.[16]

Assim, é fundamental identificar as pessoas com risco aumentado para o uso mais prejudicial e para a dependência de *Cannabis*, bem como aquelas com maior dificuldade de remissão da dependência, para a implementação de intervenção precoce visando a prevenção do consumo nocivo dessa substância e de ações efetivas para o alcance da remissão da dependência e, consequentemente, da diminuição do desenvolvimento de comorbidades relacionadas à saúde física e mental do indivíduo.

CRITÉRIOS DIAGNÓSTICOS DA CID-11

Assim como o DSM-5, a CID-11 (OMS), ainda em sua versão beta, também aponta que os transtornos relacionados a *Cannabis* têm como características o padrão do uso e as consequências do consumo na vida do indivíduo.[17] Desse modo, o sujeito pode apresentar prejuízos em relação a sua saúde física e mental, bem como à saúde de terceiros, com o uso episódico ou intermitente (durante o período de 12 meses), ou, então, com o uso contínuo (durante um mês se o uso é diário ou quase diário).[17] Além disso, a CID-11 indica que a *Cannabis* pode causar abstinência e dependência.[17]

A Tabela 4.1 apresenta as modificações nas edições da CID em relação aos diagnósticos relacionados a *Cannabis*, conforme previsto em sua versão beta,[17] que indica a instituição de padrões para o uso nocivo e a dependência, o que possibilitará a realização de diagnósticos mais específicos.[17,18]

Outros diagnósticos relacionados ao uso de *Cannabis* presentes na versão beta da CID-11 incluem: intoxicação por *Cannabis*, *delirium* induzido por *Cannabis*, transtorno psicótico

TABELA 4.1 | Diagnósticos relacionados a *Cannabis* na CID-10 e na CID-11

CID-10	CID-11
F12 TRANSTORNOS MENTAIS E COMPORTAMENTAIS DEVIDOS AO USO DE CANABINOIDES	**6C41 TRANSTORNOS DEVIDOS AO USO DE *CANNABIS***
F12.1 Transtornos mentais e comportamentais devidos ao uso de canabinoides: uso nocivo para a saúde F12.2 Transtornos mentais e comportamentais devidos ao uso de canabinoides: síndrome de dependência F12.3 Transtornos mentais e comportamentais devidos ao uso de canabinoides: síndrome [estado] de abstinência	1. Intoxicação pela *Cannabis* 2. Episódio isolado de uso nocivo de *Cannabis* 3. Uso arriscado de *Cannabis* 4. Padrão de uso nocivo de *Cannabis* 5. Dependência de *Cannabis* 6. Síndrome de abstinência de *Cannabis* 7. Outros transtornos induzidos pela *Cannabis*

Fonte: Elaborada com base em World Health Organization.[17,18]

induzido por *Cannabis*, outros transtornos induzidos por *Cannabis* (transtorno do humor induzido por *Cannabis* e transtorno de ansiedade induzido por *Cannabis*), outros transtornos especificados induzidos por *Cannabis* e transtornos devidos ao uso de *Cannabis*, não especificados.[17]

RESEARCH DOMAIN CRITERIA (RDoC)

Ao considerar que os critérios diagnósticos utilizados nas pesquisas para classificação dos transtornos mentais estão relacionados apenas a uma avaliação subjetiva dos sinais e sintomas, os avanços no conhecimento científico em psiquiatria e a importância de incorporá-los nas classificações nosológicas, o NIMH divulgou, em 2009, pela primeira vez a proposta do RDoC.[19] O RDoC é um projeto experimental que tem como objetivo desenvolver um sistema classificatório mais preciso para pesquisas em saúde mental, que integre no diagnóstico de transtornos mentais aspectos genéticos, de neuroimagem, ciência cognitiva, entre outros.[20]

Embora o RDoC seja uma proposta abrangente e inovadora, não consiste em um guia de diagnóstico e não tem a intenção de substituir as classificações nosológicas atuais. Desse modo, o projeto pretende garantir maior precisão aos diagnósticos psiquiátricos para o fortalecimento das pesquisas nessa área sem almejar ainda sua aplicação na prática clínica.[20] Mesmo que esse sistema classificatório seja promissor no campo de pesquisas em saúde mental, sua utilização no contexto brasileiro ainda não foi efetivada.

CONSEQUÊNCIAS DO USO DE *CANNABIS* NA SAÚDE E NA VIDA DO INDIVÍDUO

O uso de *Cannabis* está relacionado com a presença de vários problemas de saúde. Um estudo de revisão aponta altos níveis de confiança nas evidências que indicam que o uso de maconha pode levar à dependência dessa e de outras substâncias, pode afetar a trajetória de vida do indivíduo, desencadear o desenvolvimento de sintomas de bronquite crônica e aumentar o risco de acidentes automobilísticos.[21] Entretanto, ainda é limitado o conhecimento sobre os efeitos da *Cannabis* no desenvolvimento cerebral, sua influência na progressão para o uso de outras substâncias e sua contribuição na manifestação de depressão, ansiedade, esquizofrenia e outras psicoses.[21]

Um estudo prospectivo norueguês realizado com 2.602 indivíduos revelou que o uso de *Cannabis* no último ano aumentou em 5,56 vezes o risco de prescrição de medicamentos antipsicóticos (95% intervalo de confiança [IC] = 1,64-18,87), em 5,36 vezes a prescrição de estabilizadores do humor (95% IC = 1,99-14,44) e em 2,10 vezes a necessidade do uso de antidepressivos (95% IC = 1,36-3,25).[22] Além disso, uma metanálise realizada com estudos longitudinais sugeriu que o uso de *Cannabis* (*odds ratio* [OR] = 1,41, 95% IC = 1,20-1,65) e o consumo com maior frequência foram preditores para a ocorrência de transtornos psicóticos (OR = 2,09, 95% IC = 1,54-2,84).[23] Um estudo multicêntrico recente realizado em países da Europa e no Brasil, com 901 pacientes no primeiro episódio psicótico (PEP) e 1.237 controles saudáveis, mostrou que **o uso diário de *Cannabis* (OR = 3,2, 95% IC = 2,2-4,1) e de *Cannabis* de alta potência (OR = 4,8, 95% IC = 2,5-6,3) está relacionado com aumento do risco de desenvolvimento de transtornos psicóticos**.[24] Essa pesquisa também sugere que a incidência do PEP seria entre 12,2 e 50,3% menor em alguns países da Europa se a *Cannabis* de alta potência não estivesse disponível.[24]

Em contrapartida, o aumento do risco para o desenvolvimento de câncer de pulmão devido ao uso de *Cannabis* apresenta baixo nível de confiança.[21] Contudo, um estudo prospectivo de base populacional, realizado com 49.321 homens com idade entre 18 e 20 anos durante o recrutamento militar na Suécia, revelou que aqueles com o uso mais pesado de maconha apresentaram 2,12 vezes (95% IC = 1,08-4,14) mais risco para o desenvolvimento de câncer de pulmão durante os 40 anos de seguimento.[25] Dessa forma, não é possível descartar o papel do uso de maconha no desenvolvimento de câncer de pulmão. Adicionalmente, o uso de *Cannabis* está relacionado ao aumento do risco para doenças respiratórias – como asma, doença pulmonar obstrutiva crônica (DPOC) e pneumonia –[26] e cardiovasculares.[27]

No que se refere à relação entre o uso de maconha e a ocorrência de lesões com necessidade de hospitalização, um estudo retrospectivo, realizado na Califórnia com 64.657 indivíduos com idades entre 15 e 49 anos, evidenciou que aqueles que faziam uso atual de maconha apresentavam maiores taxas de hospitalização. Além disso, os resultados de análises multivariadas mostraram que homens que faziam uso atual de maconha apresentavam maior risco para acidentes automobilísticos (OR = 2,31, 95% IC = 1,44-3,72) e agressão (OR = 2,63, 95% IC = 1,56-4,46).[28]

Estudos apontam que a **percepção dos prejuízos do consumo da *Cannabis* está diretamente relacionada com as taxas de uso dessa substância na população**.[29,30] Uma investigação realizada com 1,1 milhão de estudantes dos Estados Unidos na 8ª, 10ª e 12ª séries encontrou que o risco percebido do dano causado pelo consumo de maconha permaneceu um forte indicador do aumento da prevalência de seu uso entre os anos de 2005 e 2016.[29] Desse modo, é fundamental implementar ações educativas à população geral para orientação sobre os riscos do consumo de *Cannabis* e garantia de acesso das pessoas com problemas relacionados ao uso dessa substância aos serviços de saúde.

ABORDAGEM AO USO DE *CANNABIS*: AÇÕES PARA RASTREIO, MONITORAMENTO E EDUCAÇÃO EM SAÚDE

Os profissionais da saúde têm um papel importante na identificação e no monitoramento de pessoas com risco para consumo de maconha e desenvolvimento de transtornos relacionados a *Cannabis*. Desse modo, enfermeiros, agentes comunitários de saúde, médicos e outros profissionais podem utilizar ferramentas de rastreio do uso da substância durante os atendimentos no serviço de saúde e em visitas domiciliares e, destarte, desenvolver ações de intervenção precoce, acolhimento ao usuário, avaliação de problemas associados ao uso de *Cannabis* e implementação de intervenções psicossociais.

Atualmente, existem escalas de aplicação rápida e fácil, validadas para o contexto brasileiro, que podem ser utilizadas para a identificação do uso de substâncias, o nível de gravidade do uso e as implicações para a vida do usuário. A maioria dos instrumentos avalia também o uso de outras substâncias, apenas a Escala de Severidade da Dependência de Drogas (SDS – Severity of Dependence Scale), adaptada para a *Cannabis*, é direcionada especificamente para usuários de maconha. Estudos de revisão que examinam as escalas disponíveis para o rastreio do uso de *Cannabis* na população apresentaram diversos instrumentos empregados internacionalmente, como Cannabis Use Disorders Identification Test (CUDIT), Cannabis Abuse Screening Test (CAST), Problematic Use of Marijuana (PUM) e Cannabis Problems Questionnaire (CPQ).[31,32] Embora esses instrumentos sejam mundialmente utilizados e apresentem boas propriedades psicométricas, seu emprego no contexto brasileiro é limitado devido à ausência de estudos de adaptação cultural e validação. A Tabela 4.2 apresenta os principais instrumentos para rastreio e diagnóstico do uso de *Cannabis* e outras substâncias.

Destaca-se que todas as pessoas devem ser questionadas sobre o uso de *Cannabis* e outras substâncias.[3] Entretanto, os grupos com maior risco para o consumo e aqueles que apresentam condições de saúde que podem ser agravadas devido ao uso de *Cannabis* devem ser abordados com maior frequência.[3] Além disso, o profissional da saúde deve avaliar a frequência, a quantidade e as implicações do uso da substância na vida e na saúde do indivíduo. O uso diário, a diminuição no desempenho escolar e no trabalho, a dificuldade para cessar ou reduzir o uso, a ocorrência de problemas legais, médicos e sociais devido ao consumo de *Cannabis*, e a preocupação de amigos e familiares sobre o consumo dessa substância são indicativos de uso problemático.[3]

Além disso, os profissionais da saúde podem atuar em escolas e outras instituições comunitárias para o desenvolvimento de intervenções educativas e campanhas informativas visando orientar a população sobre os efeitos da *Cannabis*, os prejuízos associados ao seu consumo e a ocorrência de dependência.

TABELA 4.2 | Instrumentos para rastreio e avaliação do uso de *Cannabis* e outras substâncias

INSTRUMENTO	NÚMERO DE ITENS	OBJETIVO
SDS[33]	5	Avaliar a gravidade da dependência de *Cannabis* nos últimos 12 meses.
CRAFFT[34]	6	Fazer a triagem do uso de substâncias por adolescentes.
MINI[35]	≅ 12	Realizar entrevista de diagnóstico de acordo com os critérios do DSM-IV. O módulo K aborda a dependência/abuso de substâncias (não alcoólicas), incluindo a *Cannabis*.
ASSIST/OMS[36]	8	Avaliação do uso de *Cannabis* e outras substâncias durante a vida e nos últimos três meses e a necessidade de intervenção devido ao uso de drogas.

SDS: Escala de Severidade da Dependência de Drogas (adaptada para avaliação da *Cannabis*); CRAFFT: acrônimo de *Car* (carro), *Relax* (Relaxar), *Alone* (sozinho), *Forget* (esquecer), *Family/Friends* (família/amigos), *Trouble* (problema); MINI: Mini International Neuropsychiatric Interview; ASSIST/OMS: Questionário para Triagem do Uso de Álcool, Tabaco e outras Substâncias.
Fonte: Elaborada com base em Gossop e colaboradores,[33] Knight e colaboradores,[34] Sheehan e colaboradores[35] e WHO ASSIST Working Group.[36]

Outrossim, ações para diminuir o estigma e o preconceito e informar a população sobre os serviços de saúde disponíveis aos indivíduos com problemas relacionados ao consumo dessa substância também são essenciais.

Um estudo realizado no contexto estadunidense apontou que poucos indivíduos com transtorno por uso de *Cannabis* recebem tratamento em programas especializados.[12] Logo, é necessário capacitar e sensibilizar os profissionais da saúde e os educadores para uma abordagem correta voltada aos usuários de *Cannabis*, com base em uma postura empática e livre de preconceitos, julgamentos e moralismos.

CONSIDERAÇÕES FINAIS

Nos últimos anos, houve avanços no conhecimento a respeito dos transtornos relacionados a *Cannabis* que proporcionaram revisões importantes nas classificações diagnósticas. A *Cannabis* é uma das substâncias mais consumidas no mundo, e aproximadamente 9% dos indivíduos podem se tornar dependentes. O diagnóstico precoce desses transtornos é fundamental para a prevenção de prejuízos à saúde física e mental, bem como no curso de vida dos usuários. Portanto, profissionais da área da saúde devem implementar ações para identificar indivíduos com risco para o uso de maconha, avaliar aqueles que fazem uso recreativo e estar atentos aos fatores que podem levar ao uso mais pesado e à dependência dessa substância. Novos estudos devem ser conduzidos sobre a transição do consumo para o transtorno por uso de *Cannabis*, sobretudo no contexto da América Latina.

REFERÊNCIAS

1. American Psychiatric Association. Manual diagnóstico e estatístico de transtornos mentais: DSM-5. 5. ed. Porto Alegre: Artmed; 2014.
2. Lee CM, Neighbors C, Woods BA. Marijuana motives: young adults' reasons for using marijuana. Addict Behav. 2007;32(7):1384-94.
3. Turner SD, Spithoff S, Kahan M. Approach to cannabis use disorder in primary care: Focus on youth and other high-risk users. Can Fam Physician. 2014;60(9):801-8.
4. Souza J, Hamilton H, Wright MGM. Academic performance and consumption of alcohol, marijuana, and cocaine among undergraduate students from Ribeirão Preto - Brazil. Texto Context - Enferm. 2019;28(spe):e315.
5. Patrick ME, Bray BC, Berglund PA. Reasons for marijuana use among young adults and long-term associations with marijuana use and problems. J Stud Alcohol Drugs. 2016;77(6): 881-8.
6. Lopez-Quintero C, de los Cobos JP, Hasin DS, Okuda M, Wang S, Grant BF, et al. Probability and predictors of transition from first use to dependence on nicotine, alcohol, cannabis, and cocaine: results of the National Epidemiologic Survey on Alcohol and Related Conditions (NESARC). Drug Alcohol Depend. 2011;115(1-2):120-30.
7. Flórez-Salamanca L, Secades-Villa R, Hasin DS, Cottle L, Wang S, Grant BF, et al. Probability and predictors of transition from abuse to dependence on alcohol, cannabis, and cocaine: results from the National Epidemiologic Survey on Alcohol and Related Conditions. Am J Drug Alcohol Abus. 2013;39(3):168-79.
8. Budney AJ, Roffman R, Stephens RS, Walker D. Marijuana dependence and its treatment. Addict Sci Clin Pract. 2007;4(1):4-16.
9. Chen CY, O'Brien MS, Anthony JC. Who becomes cannabis dependent soon after onset of use? Epidemiological evidence from the United States: 2000-2001. Drug Alcohol Depend. 2005;79(1): 11-22.
10. Hasin DS, O'Brien CP, Auriacombe M, Borges G, Bucholz K, Budney A, et al. DSM-5 criteria for substance use disorders: recommendations and rationale. Am J Psychiatry. 2013;170(8): 834-51.
11. Peacock A, Leung J, Larney S, Colledge S, Hickman M, Rehm J, et al. Global statistics on alcohol, tobacco and illicit drug use: 2017 status report. Addiction. 2018;113(10):1905-26.
12. Hasin DS, Kerridge BT, Saha TD, Huang B, Pickering R, Smith SM, et al. Prevalence and correlates of DSM-5 cannabis use disorder, 2012-2013: fin-

dings from the national epidemiologic survey on alcohol and related conditions-III. Am J Psychiatry. 2016;173(6):588-99.
13. Livne O, Shmulewitz D, Lev-Ran S, Hasin DS. DSM-5 cannabis withdrawal syndrome: Demographic and clinical correlates in U.S. adults. Drug Alcohol Depend. 2019;195:170-7.
14. Gorelick DA, Levin KH, Copersino ML, Heishman SJ, Liu F, Boggs DL, et al. Diagnostic criteria for cannabis withdrawal syndrome. Drug Alcohol Depend. 2012;123(1-3):141-7.
15. Flórez-Salamanca L, Secades-Villa R, Budney AJ, García-Rodríguez O, Wang S, Blanco C. Probability and predictors of cannabis use disorders relapse: Results of the National Epidemiologic Survey on Alcohol and Related Conditions (NESARC). Drug Alcohol Depend. 2013;132(1-2):127-33.
16. Lopez-Quintero C, Hasin DS, de los Cobos JP, Pines A, Wang S, Grant BF, et al. Probability and predictors of remission from life-time nicotine, alcohol, cannabis or cocaine dependence: results from the National Epidemiologic Survey on Alcohol and Related Conditions. Addiction. 2011; 106(3):657-69.
17. World Health Organization. International Classification of Diseases 11th Revision [Internet]. Geneva: WHO; 2019 [capturado em 26 jan. 2020]. Disponível em: https://icd.who.int/en.
18. World Health Organization. International Statistical Classification of Diseases and Related Health Problems 10th Revision [Internet]. Geneva: WHO; 2016 [capturado em 26 jan. 2020]. Disponível em: https://icd.who.int/browse10/2016/en.
19. Cuthbert BN, Insel TR. Toward the future of psychiatric diagnosis: the seven pillars of RDoC. BMC Med. 2013;11(1):1.
20. Insel TR. The NIMH Research Domain Criteria (RDoC) project: precision medicine for psychiatry. Am J Psychiatry. 2014;171(4):395-7.
21. Volkow ND, Baler RD, Compton WM, Weiss SRB. Adverse health effects of marijuana use. N Engl J Med. 2014;370(23):2219-27.
22. Rognli EB, Bramness JG, von Soest T. Cannabis use in early adulthood is prospectively associated with prescriptions of antipsychotics, mood stabilizers and antidepressants. Acta Psychiatr Scand. 2020;141(2):149-56.
23. Moore TH, Zammit S, Lingford-Hughes A, Barnes TR, Jones PB, Burke M, et al. Cannabis use and risk of psychotic or affective mental health outcomes: a systematic review. Lancet. 2007;370 (9584):319-28.
24. Di Forti M, Quattrone D, Freeman TP, Tripoli G, Gayer-Anderson C, Quigley H, et al. The contribution of cannabis use to variation in the incidence of psychotic disorder across Europe (EU-GEI): a multicentre case-control study. Lancet Psychiatry. 2019;6(5):427-36.
25. Callaghan RC, Allebeck P, Sidorchuk A. Marijuana use and risk of lung cancer: a 40-year cohort study. Cancer Causes Control. 2013;24(10):1811-20.
26. Winhusen T, Theobald J, Kaelber DC, Lewis D. Regular cannabis use, with and without tobacco co-use, is associated with respiratory disease. Drug Alcohol Depend. 2019;204:107557.
27. Subramaniam VN, Menezes AR, DeSchutter A, Lavie CJ. The cardiovascular effects of marijuana: are the potential adverse effects worth the high? Mo Med. 2019;116(2):146-53.
28. Gerberich SG, Sidnemy S, Braun BL, Tekawa IS, Tolan KK, Quesenberry CP. Marijuana use and injury events resulting in hospitalization. Ann Epidemiol. 2003;13(4):230-7.
29. Miech R, Johnston L, O'Malley PM. Prevalence and attitudes regarding marijuana use among adolescents over the past decade. Pediatrics. 2017; 140(6):e20170982.
30. Bachman JG, Johnston LD, O'Malley PM. Explaining recent increases in students' marijuana use: impacts of perceived risks and disapproval, 1976 through 1996. Am J Public Health. 1998;88(6): 887-92.
31. López-Pelayo H, Batalla A, Balcells MM, Colom J, Gual A. Assessment of cannabis use disorders: a systematic review of screening and diagnostic instruments. Psychol Med. 2015;45(6):1121-33.
32. Piontek D, Kraus L, Klempova D. Short scales to assess cannabis-related problems: a review of psychometric properties. Subst Abus Treat Prev Policy. 2008;3:25.
33. Gossop M, Darke S, Griffiths P, Hando J, Powis B, Hall W, et al. The Severity of Dependence Scale (SDS): psychometric properties of the SDS in English and Australian samples of heroin, cocaine

and amphetamine users. Addiction. 1995;90(5):607-14.
34. Knight JR, Sherritt L, Shrier LA, Harris SK, Chang G. Validity of the CRAFFT substance abuse screening test among adolescent clinic patients. Arch Pediatr Adolesc Med. 2002;156(6):607-14.
35. Sheehan DV, Lecrubier Y, Sheehan KH, Amorim P, Janavs J, Weiller E, et al. The Mini-International Neuropsychiatric Interview (M.I.N.I.): the development and validation of a structured diagnostic psychiatric interview for DSM-IV and ICD-10. J Clin Psychiatry. 1998;59(20):22-33.
36. WHO ASSIST Working Group. The Alcohol, Smoking and Substance Involvement Screening Test (ASSIST): development, reliability and feasibility. Addiction. 2002;97(9):1183-94.

5

MACONHA, SAÚDE MENTAL E TRANSTORNOS PSIQUIÁTRICOS

Alessandra Diehl | Sandra Cristina Pillon
Manoel Antônio dos Santos

O uso de maconha é bastante disseminado na população e com frequência está associado a transtornos psiquiátricos, sendo fator agravante para muitos deles.[1,2] **O uso de maconha está relacionado a mais riscos de transtornos pelo uso de outras substâncias, bem como a diferentes comorbidades na população geral.** As complicações psiquiátricas desse uso estão relacionadas a idade de início, duração da exposição e fatores de risco relativos à saúde mental, bem como ao contexto psicossocial em que o indivíduo está inserido. As associações mais importantes são observadas quando há a combinação de fatores individuais constitucionais e potenciais efeitos da substância.[3,4]

Ainda que esteja associado a vários efeitos e desfechos adversos à saúde, pouco se sabe sobre a carga de doenças atribuível ao uso de maconha. Em 2012, um estudo canadense mostrou carga de doenças atribuível à *Cannabis* de 55,8 anos de vida perdidos devido à incapacidade decorrente, sobretudo, de transtornos relacionados ao uso de maconha.[3] Considerando tais dados, há argumentos e implicações importantes a serem considerados por gestores de saúde, governos, formuladores de políticas públicas, educadores, profissionais da saúde e financiadores, enfim, aqueles que devem, ao tomar decisões sobre onde e quando concentrar políticas, serviços e pesquisas, atentar para as informações disponíveis sobre o impacto comparativo na saúde da população de diferentes doenças e fatores de risco. Dessa forma, é crucial que o consumo de maconha seja considerado fator de risco para transtornos psicóticos na perspectiva da carga global de doenças.[4]

Além disso, um debate público polarizado, marcado pela *politização* e por posicionamentos radicais, tem se propagado nas mídias sociais, em geral de forma inadequada e refratária à imprescindível incorporação de evidências científicas. A maior ameaça que se percebe nesse campo atualmente é o predomínio de posições extremistas, baseadas no obscurantismo e no fundamentalismo de ativistas (em causa própria ou de mercados financeiros em ascensão) e de interesses de lobistas da chamada "indústria da maconha". Por isso, é importante verificar o que as evidências nos informam a respeito dessas questões, de modo a alimentar posições cientificamente validadas, em contextos sociais e culturais específicos, que devem balizar a discussão, dirimindo as controvérsias.[5-7]

Assim, este capítulo tem por objetivo analisar a relação entre o consumo de maconha e o desenvolvimento de transtornos psiquiátricos, discutindo-a a partir de fundamentos científicos.

TRANSTORNO DO ESPECTRO DA ESQUIZOFRENIA

Entre os temas que têm polarizado as discussões no campo da saúde mental, há quem defenda que uma eventual legalização ou descriminalização do uso da maconha contribuiria para o aumento da prevalência de transtorno do espectro da esquizofrenia na população vulnerável.

Semple e colaboradores[8] apresentaram resultados de uma metanálise que selecionou estudos de caso-controle, em que a exposição à substância precedeu o aparecimento de sintomas psicóticos, e estudos de coorte com indivíduos saudáveis recrutados antes da idade média de aparecimento do transtorno e com exposição à droga determinada prospectivamente, tendo sido encontradas evidências de que o uso precoce de Cannabis aumenta o risco de desenvolvimento de psicose. **Uma relação de dose-efeito do uso de Cannabis tem sido considerada para sintomas psicóticos, sendo identificada maior vulnerabilidade em indivíduos que fazem uso da droga durante a adolescência, bem como naqueles que haviam apresentado sintomas psicóticos prévios e naqueles que tinham elevado risco genético para esquizofrenia.** Desse modo, há evidência científica suficiente para corroborar a hipótese de que esse uso é fator de risco independente para psicose e para sintomas psicóticos.[8]

Uma revisão sistemática da literatura, que selecionou estudos prospectivos de coorte envolvendo 50.275 participantes oriundos de três países europeus (Suécia, Holanda e Alemanha), além de Nova Zelândia e Austrália, também mostrou que o uso de maconha pode ser fator de risco independente para o desenvolvimento de transtornos psicóticos crônicos.[2] Apenas uma pesquisa das sete selecionadas não evidenciou associação significativa entre consumo de Cannabis e aumento do risco de desenvolvimento de quadro psicótico. Em contrapartida, estudos epidemiológicos prospectivos demonstraram consistentemente associação entre o uso de maconha e risco subsequente aumentado de desencadeamento de sintomas e quadros psicóticos semelhantes à esquizofrenia.[5] Outra pesquisa comprovou a associação do uso de Cannabis à antecipação em três anos do início do transtorno psicótico.[9] Bhattacharyya e colaboradores apresentaram uma ampla revisão sobre uso de Cannabis e transtornos psicóticos, reportando resultados semelhantes.[10]

Um estudo de metanálise, conduzido mediante análise de regressão logística, constatou risco quase quatro vezes maior para o desenvolvimento de esquizofrenia (odds ratio [OR] = 3,9; intervalo de confiança [IC] 95% = 2,84-5,34) e outros resultados relacionados à psicose entre usuários crônicos de maconha.[11] Elevados níveis de uso de Cannabis potencializam o risco de desfechos psicóticos, o que confirma a relação dose-resposta entre o nível de uso e o risco de psicose. Embora um nexo de causalidade não possa ser inequivocamente estabelecido, há evidências suficientes para justificar a implementação de programas de prevenção. Desse modo, intervenções que se proponham a controlar o uso de Cannabis, particularmente na população vulnerável, podem ter um efeito benéfico sobre a morbidade psiquiátrica.

Pesquisas recentes confirmaram que a maconha pode interromper a sinalização do glutamato (Glu), deprimindo o tônus Glu em usuários frequentes. Evidências demonstram consistentemente a existência de menores níveis de Glu em várias regiões do sistema nervoso central (SNC), sobretudo no córtex pré-frontal medial de pacientes com diagnóstico de esquizofrenia crônica. Todavia, os achados de estudos sobre desencadeamento precoce do transtorno psicótico ainda são inconclusivos. Anormalidades glutamatérgicas podem influenciar o comprometimento cognitivo observado em usuários de maconha e ter alguma relevância para a progressão do transtorno. Uma vez que a maconha pode alterar a plasticidade sináptica de Glu e seu uso representa um fator de risco conhecido para psicose, novos estudos que focam a sinalização de Glu em psicoses de eclosão precoce, com ou sem uso concomitante de *Cannabis*, parecem ser cruciais para um melhor entendimento desse fenômeno.[12]

O início precoce do uso da substância, o consumo diário de maconha de alta potência e os canabinoides sintéticos representam riscos maiores. Os efeitos do aumento de risco não são explicados pela predisposição genética compartilhada entre esquizofrenia e uso de *Cannabis*. Estudos experimentais com seres humanos saudáveis mostram que a maconha e seu ingrediente ativo, o delta-9-tetraidrocanabinol (THC), podem induzir a produção de sintomas psicóticos transitórios, dose-dependentes, bem como uma série de efeitos comportamentais, cognitivos e psicofisiológicos relevantes para a psicose. Por sua vez, fatores potencialmente causadores de psicose podem ser melhorados pelo uso do canabidiol. Os achados de investigações estruturais de imagem em usuários de maconha têm sido inconsistentes, mas estudos funcionais de ressonância magnética têm associado os efeitos psicotomiméticos e cognitivos do THC à ativação em regiões cerebrais implicadas na psicose. Estudos com tomografia por emissão de pósitrons (PET, do inglês *positron emission tomography*) mostraram que a administração aguda de THC libera fracamente a dopamina no corpo estriado, mas que usuários crônicos são caracterizados por dopamina estriada baixa.[5]

Pacientes com diagnóstico de esquizofrenia ou transtorno esquizoafetivo têm alta prevalência de transtorno por uso de maconha.[13] A comorbidade psiquiátrica tem sido associada a desfechos mais desfavoráveis nesses pacientes. O uso de substâncias entre pessoas com esquizofrenia já é bem estabelecido, podendo chegar a 50% dos casos. **A ocorrência de comorbidade pode, inclusive, ser um preditor que colabora para o abandono do tratamento nos serviços de saúde mental.** Em geral, pessoas com esquizofrenia percebem o uso da maconha como recurso para "restabelecer sua identidade", percebida como danificada, bem como para alcançar certo alívio do sofrimento e das consequências sociais negativas do diagnóstico.[6]

Entre aqueles com risco genético para desenvolvimento de esquizofrenia, os que fazem uso de *Cannabis* mostram volumes talâmicos, hipocampais e da amígdala inferiores ao esperado.[14] O uso frequente de *Cannabis* de alta potência também está associado à perturbação da organização microestrutural calosa em indivíduos com e sem diagnóstico de psicose. Como as preparações de *Cannabis* de alta potência vêm substituindo os medicamentos fitoterápicos tradicionais em muitos países europeus e de outros continentes, a ampla conscientização da população sobre os riscos do consumo da maconha de alta potência é crucial.[12]

A maconha é conhecida por exacerbar os sintomas positivos (p. ex., alucinações e delírios) da esquizofrenia, agravar os efeitos dos sintomas negativos e favorecer a recaída, com repercussões negativas sobre a qualidade de vida. A presença de alucinações, delírios e disfunção cerebral orgânica em usuários crônicos de maconha pode estar associada aos níveis de canabinoides no cabelo. Um estudo evidenciou sintomas persistentes por três meses após a descontinuação do uso de maconha.[7] Os achados fornecem evidências de que o uso crônico e pesado de maconha resulta em disfunção cerebral de longa duração em todos os usuários, bem como em sintomas psicóticos esquizofrênicos de longa duração em mais da metade desses indivíduos. Tais dados sugerem a necessidade de proceder uma reavaliação da classificação atual da *Cannabis* como um "narcótico suave", erroneamente considerado inofensivo em muitos países.[7]

Nessa perspectiva do avanço do conhecimento, notadamente das evidências recentes, por que as pessoas continuam fazendo uso dessa substância? Costain[15] fez essa pergunta a uma amostra de pacientes com diagnóstico de esquizofrenia e os resultados do estudo mostraram que a maioria dos participantes não percebia que tinha doença mental. Além disso, tinha fortes crenças e convicções inabaláveis sobre a utilidade da maconha. Entre as explicações para o uso continuado da substância, havia "tornar as vozes mais claras", "controlar seus sintomas", "sentir-se normal", "melhorar a função cognitiva", "reduzir a dor psicológica" e "aumentar o nível de energia". Essas crenças podem influenciar a adesão ao tratamento com antipsicóticos e levar à sua descontinuação e ao uso continuado de maconha.[15]

É recente o entendimento a respeito do impacto do consumo de Cannabis sobre o sistema endocanabinoide, mas há muito a ser explorado em relação aos mecanismos biológicos que regulam como a substância contribui para o aumento do risco de psicose.[5] A triagem precoce de fatores relacionados à vulnerabilidade para o desenvolvimento de transtornos psicóticos possibilita um enfoque voltado à prevenção e à oferta de orientações sobre os riscos relativos ao uso de Cannabis nessa população.[2]

TRANSTORNOS DO HUMOR

Os efeitos do uso de Cannabis sobre o estado de humor e suas relações específicas com os transtornos afetivos (depressivo e bipolar) têm sido investigados devido à sua relevância epidemiológica e à necessidade de subsídios para a organização de serviços de saúde mental. Há dois tipos de relação entre uso de maconha e humor: as alterações do estado basal do humor, considerando usuários que não têm quadro psiquiátrico estabelecido, e o desencadeamento ou a intensificação de sintomas psiquiátricos específicos.[16]

É provável que o efeito euforizante da Cannabis seja o fator mais relevante que favorece sua ampla difusão e consumo. Indagados sobre a razão do uso da substância, usuários relatam obter sensação de euforia, relaxamento e despreocupação, comumente conhecida pelo termo popular "barato". O uso em grupo induz comportamento alegre, eloquente, divertido e hilariante. O uso continuado pode causar tolerância a esse efeito desinibidor, levando a doses cada vez maiores e mais frequentes, que podem levar ao desenvolvimento de quadros de abuso e dependência.[16]

O transtorno depressivo maior (TDM) e o transtorno bipolar (TB) são os transtornos do humor mais comuns e importantes. **A literatura sobre uso de maconha e humor sugere elevada ocorrência dual entre uso de Cannabis e transtornos por uso de Cannabis associados a ambos os transtornos. No entanto, as evidências em relação à direção da causalidade ainda são conflitantes.**[17] Indivíduos com TB podem apresentar padrões mais intensivos de uso de Cannabis em comparação àqueles com TDM, o que pode ter efeitos potenciais no curso da depressão, devendo ser mais explorado em estudos longitudinais.[18]

O elevado nível de uso de Cannabis está associado à presença significativamente maior de sintomas depressivos em pessoas diagnosticadas com TDM, sobretudo anedonia, alterações do peso corporal, insônia ou hipersonia e problemas psicomotores. Todavia, muitas das associações entre uso de maconha e curso mais grave de TDM não parecem ser atribuídas ao uso de Cannabis em si, mas a fatores sociodemográficos e clínicos associados.[19]

Embora as altas taxas de uso de Cannabis e diagnóstico simultâneo de depressão estejam bem documentadas, dados sobre a associação entre uso de Cannabis e distimia são escassos. Um estudo de Livne e colaboradores[20] mostra que as taxas de vários transtornos psiquiátricos, como transtornos da personalidade e transtornos por uso de substâncias, foram maiores entre indivíduos com distimia que fizeram uso de Cannabis em comparação com os que não consumiram a droga. A interação entre uso de Cannabis (sem associação com transtorno por uso de maconha) e coorte de nascimento foi associada à diminuição nas chances de distimia (OR = 0,90; IC 95% = 0,84-0,97) e permaneceu significativa após o controle de variáveis de confusão. Alterações similares ao longo do tempo não foram encontradas para usuários com transtornos por uso de maconha.[20]

Relações entre uso de Cannabis e alterações do humor são observadas tanto no cenário epidemiológico quanto no clínico. Um estudo de revisão avaliou as relações entre o uso agudo e crônico da substância e alterações do humor,[16] evidenciando altas taxas de comorbidade entre abuso/dependência de Cannabis e transtornos do humor em estudos transversais e amostras clínicas. Estudos longitudinais indicaram que, em longo prazo, o uso mais intenso de Cannabis está relacionado a maior risco de TB e TDM em indivíduos que inicialmente não apresentavam quadros afetivos. Todavia, não foi encontrado maior risco de uso de *Cannabis* entre pessoas com mania ou depressão livres de uso ou dependência de maconha. O uso de substâncias em pacientes bipolares está associado a um conjunto de desfechos negativos, como dificuldades na recuperação dos sintomas afetivos, maior número de internações, piora na adesão ao tratamento, risco aumentado de suicídio, agressividade e resposta pobre ao lítio. Tratamentos psicossociais e farmacológicos são indicados para manejo da comorbidade entre *Cannabis* e transtornos afetivos.[16]

Uma metanálise sobre o impacto em longo prazo do uso de maconha, com 23 mil adolescentes, apontou que usuários de *Cannabis*, comparados com adolescentes não usuários, têm risco 37% maior de desenvolver depressão na idade adulta, 50% maior de ideação suicida e risco triplicado de tentativa de suicídio na vida adulta. A conclusão foi de que a alta prevalência de adolescentes que consomem *Cannabis* gera um número significativo de adultos jovens que podem desenvolver depressão e comportamento suicida. Esses transtornos podem ser atribuídos aos efeitos adversos do uso continuado da substância, o que torna esse hábito um importante problema de saúde pública, devendo ser adequadamente abordado e equacionado pelas políticas formuladas. Os autores enfatizam que as políticas de prevenção devem educar os adolescentes a fim de que desenvolvam habilidades sociais para resistir à pressão para experimentarem drogas.[21]

TRANSTORNOS DE ANSIEDADE

O transtorno relacionado ao uso de *Cannabis* ocorre, em geral e com frequência, concomitantemente a transtornos de ansiedade. Um estudo francês conduzido por Guillem e colaboradores[22] avaliou 207 usuários de maconha, entre janeiro de 2004 e dezembro de 2009, usando o diagnóstico de abuso e dependência em 12 meses e ao longo da vida de acordo com a 4ª edição do *Manual diagnóstico e estatístico de transtornos mentais* (DSM-IV). Os resultados mostraram as prevalências atual e ao longo da vida para transtorno de pânico (10 e 16,4%, respectivamente), agorafobia (13,9 e 17,4%), fobia social (26,9 e 32,8%), transtorno de estresse pós-traumático (TEPT; 6,5 e 16,4%), transtorno de ansiedade generalizada (TAS; atual 26,8%) e transtorno obsessivo-compulsivo (TOC; 9,5 e 12,9%) – este último, no DSM-IV, ainda estava classificado entre os transtornos de ansiedade. As mulheres apresentaram maior frequência na vida e atual de agorafobia (p = 0,01 e p < 0,001), TEPT (p < 0,001) e fobia social atual (p = 0,049).[22]

O ataque de pânico é a complicação psiquiátrica mais comum, sobretudo entre os iniciantes, e o TAS parece ser um fator de risco para problemas relacionados ao uso de maconha. Indivíduos socialmente ansiosos são vulneráveis ao uso da substância para lidar com situações sociais ou mesmo evitá-las quando a maconha não estiver disponível.[23]

Crippa e colaboradores[24] apresentaram uma ampla revisão sobre uso de *Cannabis* e ansiedade. A associação transversal entre o uso de maconha e os transtornos de ansiedade já está bem documentada, embora ainda se saiba um pouco menos sobre a associação longitudinal entre os grupos. Estudo conduzido por Feingold e colaboradores,[25] a partir de dados provenientes da Pesquisa Nacional Epidemiológica sobre Álcool e Condições Relacionadas (NESARC), indica que indivíduos com transtorno de pânico basal (no início do seguimento de três anos) foram mais propensos a iniciar o uso de maconha – razão de prevalência ajustada = 2,2 (1,15-4,18), possivelmente como meio de automedicação. O TAS também parece ser fator de risco para problemas relacionados a *Cannabis*. Porém, ainda não está bem claro se o aumento da excitação fisiológica durante situações de estresse social está relacionado ao desejo de uso da *Cannabis*, sobretudo entre indivíduos com TAS.[26]

Além disso, pouco se sabe sobre os mecanismos que conectam o transtorno pelo uso de *Cannabis* aos transtornos de ansiedade. Há controvérsias entre as percepções de senso comum dos usuários dessa substância e se de fato há evidências sobre os supostos mecanismos subjacentes.[27]

Uma hipótese teórica é que indivíduos com transtornos de ansiedade podem estar mais aptos a ter comportamentos que podem ser eficazes em diminuir a ansiedade em curto prazo, mas que podem mantê-la, e mesmo exacerbá-la, em longo prazo. Esses comportamentos também podem perpetuar o consumo de *Cannabis*, apesar dos problemas relacionados a seu consumo prolongado.[28]

Outros autores acreditam que a tendência a reagir com medo a sensações relacionadas à ansiedade e a incapacidade de tolerar estados psicológicos ou fisiológicos angustiantes estão implicadas na comorbidade entre psicopatologia afetiva e transtornos relacionados ao uso de maconha. Os usuários de *Cannabis* emocionalmente vulneráveis podem estar par-ticularmente aptos a usar a substância para manejar seu sofrimento, o que pode levar a e/ou manter o uso problemático, gerando, inclusive, dependência.[29] A Figura 5.1 ilustra o modelo conceitual proposto por Farris e colaboradores[29] sobre os motivos pelos quais as pessoas podem usar maconha para lidar com seus níveis de ansiedade.

De particular relevância é o efeito do uso de maconha nos níveis de ansiedade e depressão, sendo o consumo mais elevado entre os adolescentes tardios e adultos jovens.[30] Os sintomas de internalização, sobretudo de ansiedade generalizada, aumentam o risco de consumo da substância durante a adolescência. Intervenções direcionadas, promovendo o controle da ansiedade adaptativa entre adolescentes de alto risco, podem representar uma estratégia promissora para evitar o consumo de maconha nessa faixa etária.[31]

Alguns estudos apontam que usuários exclusivos de maconha parecem se beneficiar de modelos de tratamento ambulatoriais com programas especificamente desenhados para eles.[32]

TRANSTORNO DE DÉFICIT DE ATENÇÃO/HIPERATIVIDADE (TDAH)

O TDAH é o mais comum dos transtornos emocionais, cognitivos e do comportamento na infância, com prevalência de 4 a 12% das crianças em idade escolar e até 5% dos adultos. A comorbidade psiquiátrica é considerável. O TDAH guarda estreita relação com transtorno de oposição desafiante, transtorno da conduta, transtornos do humor e de ansiedade, tabagismo e abuso de substâncias, entre elas a *Cannabis*.[33,34]

A maconha é a droga com maior frequência de abuso entre os indivíduos com TDAH, os quais relatam efeito calmante proporcionado pela substância, reduzindo sua inquietação interna. A constatação desse efeito reforça a hipótese da automedicação dos sintomas de TDAH como fator de risco para o desenvolvimento de problemas relacionados ao uso abusivo de substâncias,[33] assim como para distúrbios do sono.[35]

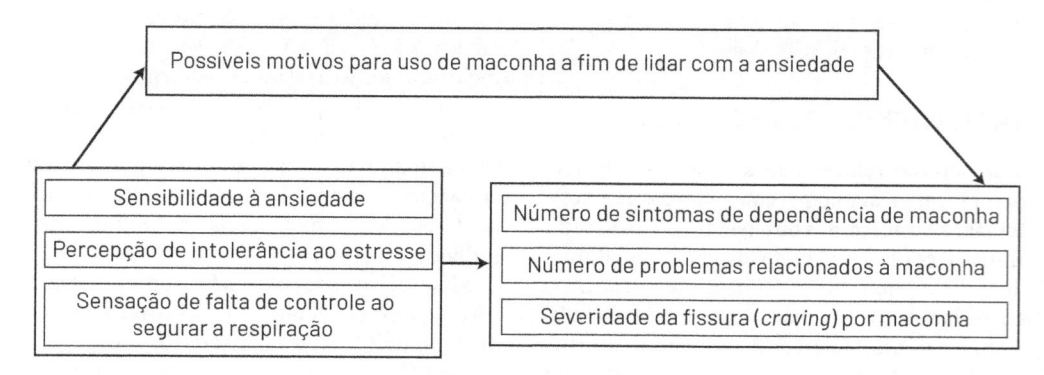

FIGURA 5.1 | Modelo conceitual explanatório dos motivos que levam um indivíduo ao uso da maconha como modo de enfrentamento da ansiedade.
Fonte: Farris e colaboradores.[29]

Em estudo conduzido por Chauchard e colaboradores,[36] indivíduos com diagnóstico de TDAH em comorbidade com dependência de *Cannabis* relataram sintomas de abstinência semelhantes a outras amostras de adultos não dependentes de *Cannabis* (sem comorbidade psiquiátrica), que estavam em busca de tratamento para TDAH. Tais achados sugerem que o TDAH não influencia a abstinência de *Cannabis*, da mesma forma que a retirada do tabaco (nicotina).[36]

A presença de TDAH, se não tratado ao longo da vida, dobra o risco para o desenvolvimento de abuso ou dependência de substâncias. Ambos os transtornos se influenciam mutuamente e se potencializam, trazendo implicações para seus diagnósticos, prognósticos e tratamentos.[34]

O custo social do TDAH não tratado ao longo da vida é considerável e inclui baixo aproveitamento acadêmico, transtornos da conduta, dificuldades de arrumar emprego, problemas de relacionamento interpessoal e envolvimento em acidente automobilístico. Intervenções farmacológicas e cognitivo-comportamentais são indicadas, parecendo ser efetivas para quadros combinados de TDAH e abuso/dependência de *Cannabis*.[34]

TRANSTORNOS DA PERSONALIDADE

O transtorno da personalidade antissocial e os transtornos da conduta na criança parecem fortemente associados ao uso de drogas na idade adulta e à presença de doenças psiquiátricas, segundo um estudo que investiga o papel da vulnerabilidade genética no risco de desenvolvimento de TDM, dependência de maconha e álcool.[37]

O transtorno da personalidade *borderline* têm por característica a instabilidade de humor, em geral reativa a eventos do ambiente. Com frequência cursa com comorbidades psiquiátricas, como o uso de substâncias (p. ex., *Cannabis*, álcool e cocaína), que em geral visam alterar o humor, na busca de certo apaziguamento e tranquilização. Os indivíduos acometidos também podem procurar alterar a consciência em situações de elevado estresse, buscando uma sensação de "sair da realidade", pois essa se apresenta penosa e difícil de suportar.

Indivíduos com esse transtorno da personalidade, quando se veem ante situações estressantes, sofrem com a falta de habilidade para lidar com as emoções e, muitas vezes, sucumbem à invasão de angústia maciça. Nesse contexto, o uso de substâncias pode ser uma tentativa de aliviar o contato doloroso com uma sensação de extremo desprazer e vivências de angústia intensa. Quando empregada reiteradamente, essa estratégia impede o enfrentamento eficaz das emoções negativas, como medo e frustração, dificultando o avanço do desenvolvimento emocional e o amadurecimento da capacidade de resolver problemas de modo adaptativo.

As evidências sugerem que o uso de *Cannabis* leva a um estado de amotivação, sendo que o consumo, tanto agudo como crônico, está associado a pior *performance* em atividades dirigidas a objetivos. Ou seja, em longo prazo, o uso de maconha pode desencadear um fenômeno conhecido como síndrome amotivacional ou crise motivacional, caracterizada por abulia (falta de vontade de realizar tarefas diárias e cumprir compromissos) e dificuldade de buscar novos objetivos na vida.[38] Tal estado emocional reduz o senso de competência pessoal e a capacidade para resolver problemas diários (senso de autoeficácia), prejudicando, por conseguinte, a autoestima, podendo acarretar o agravamento dos sintomas depressivos característicos do quadro *borderline*.

O consumo de *Cannabis* em longo prazo reduz a sensibilidade do sistema de recompensa do indivíduo a estímulos não relacionados a substâncias, afetando negativamente a transmissão dopaminérgica nessas áreas cerebrais.[38] Além disso, o uso crônico promove o rebaixamento do tônus e da energia vital, podendo agravar sintomas depressivos, sobretudo quando do uso combinado com outros fatores, como dificuldades de lidar com situações frustrantes do dia a dia. Isso pode resultar em sintomas de automutilação e aumento de ideação suicida. Como já mencionado, o uso regular de maconha também pode desencadear surtos psicóticos, agravando sintomas paranoicos e de despersonalização.

CONSIDERAÇÕES FINAIS

É possível conjecturar que a maconha afeta e compromete o desenvolvimento global do adolescente. A adolescência é considerada um período de transição psicossocial para a idade adulta, importante por ser uma época de consolidação de aquisições intelectuais, afetivas e papéis sociais. O uso constante da droga nessa etapa evolutiva pode comprometer as funções cognitivas e interferir no desempenho escolar, levando a dificuldade de completar a educação formal, bem como prejudicando o relacionamento com pares e impactando a vida afetivo-sexual, a escolha da profissão e o estilo de vida, favorecendo estilos de vida não convencionais e desengajamento de papéis convencionais.

Assim, além de favorecer o desenvolvimento de vários transtornos psiquiátricos na adolescência e na fase adulta, o uso de maconha tem repercussões psicológicas, biológicas, sociais e legais que afetam negativamente o desenvolvimento do futuro adulto.

REFERÊNCIAS

1. Arseneault L, Cannon M, Witton J, Murray RM. Causal association between cannabis and psychosis: examination of the evidence. Br J Psychiatry. 2004; 184:110-7.
2. Le Bec PY, Fatséas M, Denis C, Lavie E, Auriacombe M. Cannabis and psychosis: search of a causal link through a critical and systematic review. Encephale. 2009;35(4):377-85.
3. Imtiaz S, Shield KD, Roerecke M, Cheng J, Popova S, Kurdyak P, et al. The burden of disease attributable to cannabis use in Canada in 2012. Addiction. 2016;111(4):653-62.
4. Degenhardt L, Hall WD, Lynskey M, McGrath J, McLaren J, Calabria B, et al. Should burden of disease estimates include cannabis use as a risk factor for psychosis? PLoS Med. 2009;6(9): e1000133.
5. Murray RM, Englund A, Abi-Dargham A, Lewis DA, Di Forti M, Davies C, et al. Cannabis-associated psychosis: neural substrate and clinical impact. Neuropharmacology. 2017;124:89-104.
6. Wagstaff C, Graham H, Farrell D, Larkin M, Tatham L. Perspectives of cannabis use in the life experience of men with schizophrenia. Int J Ment Health Nurs. 2018;27(3):1099-108.
7. Nestoros JN, Vakonaki E, Tzatzarakis MN, Alegakis A, Skondras MD, Tsatsakis AM. Long lasting effects of chronic heavy cannabis abuse. Am J Addict. 2017;26(4):335-42.
8. Semple DM, McIntosh AM, Lawrie SM. Cannabis as a risk factor for psychosis: systematic review. J Psychopharmacol. 2005;19(2):187-94.
9. Helle S, Ringen PA, Melle I, Larsen TK, Gjestad R, Johnsen E, et al. Cannabis use is associated with 3years earlier onset of schizophrenia spectrum disorder in a naturalistic, multi-site sample (N=1119). Schizophr Res. 2016;170(1):217-21.
10. Bhattacharyya S, Crippa JA, Martin-Santos R, Winton-Brown T, Fusar-Poli P. Imaging the neural effects of cannabinoids: current status and future opportunities for psychopharmacology. Curr Pharm Des. 2009;15(22):2603-14.
11. Marconi A, Di Forti M, Lewis CM, Murray RM, Vassos E. Meta-analysis of the association between the level of cannabis use and risk of psychosis. Schizophr Bull. 2016;42(5):1262-9.
12. Rigucci S, Marques TR, Di Forti M, Taylor H, Dell'Acqua F, Mondelli V, et al. Effect of high-potency cannabis on corpus callosum microstructure. Psychol Med. 2016;46(4):841-54.
13. Babatope T, Chotalia J, Elkhatib R, Mohite S, Shah J, Goddu S, et al. A study of the impact of cannabis on doses of discharge antipsychotic medication in individuals with schizophrenia or schizoaffective disorder. Psychiatr Q. 2016;87(4):729-37.
14. Buchy L, Mathalon DH, Cannon TD, Cadenhead KS, Cornblatt BA, McGlashan TH, et al. Relation between cannabis use and subcortical volumes in people at clinical high risk of psychosis. Psychiatry Res Neuroimaging. 2016;254:3-9.
15. Costain WF. The effects of cannabis abuse on the symptoms of schizophrenia: patient perspectives. Int J Ment Health Nurs. 2008;17(4):227-35.
16. Sanches RF, Marques JMA. Cannabis e humor. Rev Bras Psiquiatr. 2010;32(2):173-80.
17. Feingold D, Weiser M, Rehm J, Lev-Ran S. The association between cannabis use and mood disorders: a longitudinal study. J Affect Disord. 2015; 172:211-8.
18. Taub S, Feingold D, Rehm J, Lev-Ran S. Patterns of cannabis use and clinical correlates among individuals with major depressive disorder and

bipolar disorder. Compr Psychiatry. 2018;80: 89-96.
19. Feingold D, Rehm J, Lev-Ran S. Cannabis use and the course and outcome of major depressive disorder: a population based longitudinal study. Psychiatry Res. 2017;251:225-34.
20. Livne O, Razon L, Rehm J, Hasin DS, Lev-Ran S. The association between lifetime cannabis use and dysthymia across six birth decades. J Affect Disord. 2018;234:327-34.
21. Gobbi G, Tobias A, Tomasz Z, Wang S, Askari S, Boruff J, et al. Association of cannabis use in adolescence and risk of depression, anxiety, and suicidality in young adulthood: a systematic review and meta-analysis. JAMA Psychiatry. 2019;201976 (4):426-34.
22. Guillem E, Arbabzadeh-Bouchez S, Vorspan F, Bellivier F. Comorbidity in 207 Cannabis users in a specific outpatient setting. Encephale. 2015; 41(Suppl 1):S7-12.
23. Buckner JD, Zvolensky MJ. Cannabis and related impairment: the unique roles of Cannabis use to cope with social anxiety and social avoidance. Am J Addict. 2014;23(6):598-603.
24. Crippa JA, Zuardi AW, Martín-Santos R, Bhattacharyya S, Atakan Z, McGuire P, et al. Cannabis and anxiety: a critical review of the evidence. Hum Psychopharmacol. 2009;24(7):515-23.
25. Feingold D, Weiser M, Rehm J, Lev-Ran S. The association between cannabis use and anxiety disorders: results from a population-based representative sample. Eur Neuropsychopharmacol. 2016; 26(3):493-50.
26. Buckner JD, Zvolensky MJ, Ecker AH, Jeffries ER. Cannabis craving in response to laboratory-induced social stress among racially diverse cannabis users: the impact of social anxiety disorder. J Psychopharmacol. 2016;30(4):363-9.
27. Turna J, Simpson W, Patterson B, Lucas P, Van Ameringen M. Cannabis use behaviors and prevalence of anxiety and depressive symptoms in a cohort of Canadian medicinal cannabis users. J Psychiatr Res. 2019;111:134-39.
28. Buckner JD, Zvolensky MJ, Ecker AH, Jeffries ER, Lemke AW, Dean KE, et al. Anxiety and cannabis-related problem severity among dually diagnosed outpatients: the impact of false safety behaviors. Addict Behav. 2017;70:49-53.
29. Farris SG, Metrik J, Bonn-Miller MO, Kahler CW, Zvolensky MJ. Anxiety sensitivity and distress intolerance as predictors of cannabis dependence symptoms, problems, and craving: the mediating role of coping motives. J Stud Alcohol Drugs. 2016; 77(6):889-97.
30. Grunberg VA, Cordova KA, Bidwell LC, Ito TA. Can marijuana make it better? prospective effects of marijuana and temperament on risk for anxiety and depression. Psychol Addict Behav. 2015;29(3):590-602.
31. Stapinski LA, Montgomery AA, Araya R. Anxiety, depression and risk of Cannabis use: examining the internalising pathway to use among Chilean adolescents. Drug Alcohol Depend. 2016; 166:109-15.
32. Jungerman FS, Zanelatto NA. Tratamento psicológico do usuário de maconha e seus familiares: um manual para terapeutas. São Paulo: Roca; 2007.
33. Balçanelli G. Os efeitos do abuso de maconha em pacientes com transtorno de déficit de atenção e hiperatividade. RPBeCS. 2016;3(2):36-42.
34. Fergusson DM, Boden JM. Cannabis use and adult ADHD symptoms. Drug Alcohol Depend. 2008;95 (1-2):90-6.
35. Anacleto TS, Louzada FM, Pereira EF. Ciclo vigília/sono e o transtorno de déficit de atenção/hiperatividade. Rev Paul Pediatr. 2011;29(3): 437-42.
36. Chauchard E, Hartwell KJ, McRae-Clark AL, Sherman BJ, Gorelick DA. Cannabis withdrawal in adults with attention-deficit/hyperactivity disorder. Prim Care Companion CNS Disord. 2018; 20(1):7m02203.
37. Fu Q, Heath AC, Bucholz KK, Nelson E, Goldberg J, Lyons MJ, et al. Shared genetic risk of major depression, alcohol dependence and marijuana dependence: the contribution from antisocial personality disorder in men. Arch Gen Psychiatry. 2002; 59(12):1125-32.
38. Rodrigues ACA. Síndrome amotivacional e consumo de cannabis: novas perspectivas [dissertação]. Lisboa: Universidade de Lisboa; 2017.

MACONHA E ADOLESCENTES

Patricia Leila dos Santos | Belisa Vieira da Silveira
Fabio Scorsolini-Comin

A adolescência é uma fase do desenvolvimento humano caracterizada pela transição entre a infância e a vida adulta, sendo com frequência associada a comportamentos compatíveis com essa intermitência. Trata-se de um período em que ocorrem diversas mudanças corporais – o corpo infantil passa a estar mais próximo de um corpo adulto, com amadurecimento dos órgãos genitais e do aparelho reprodutor, por exemplo –, bem como alterações que ainda se encontram em curso, denotando um corpo que ainda não está totalmente pronto, mas que caminha para um ponto de maior estabilidade. No âmbito relacional, ocorrem mudanças na socialização e no estabelecimento de relacionamentos interpessoais tanto em termos familiares como com os grupos de amigos, podendo o adolescente experienciar maior instabilidade emocional, o que tende a repercutir nessas relações. Ainda nessa fase, ocorrem eventos sociais importantes, como a escolha da carreira, a finalização do processo de escolarização básico e o ingresso na universidade e no mercado de trabalho, os quais dependem dos fatores contextuais que atravessam a adolescência em cada cultura e em cada sociedade.[1]

Ainda que haja diversos aspectos e perspectivas associados a esse período conforme as diferentes culturas, em todas elas podemos destacar a emergência de transformações que marcam essa transição, quer sejam mais relacionadas aos aspectos físicos, quer sejam mais relacionadas à assunção de características típicas do mundo adulto. **Isso permite considerar, como primeiro aspecto relacionado à adolescência, que se trata de uma etapa de intensas transformações, muitas vezes mesclando características ainda esperadas para a infância e outras almejadas pela vida adulta, o que confere à juventude um *status* transitório que tem despertado o interesse constante dos pesquisadores do desenvolvimento humano.**

Assim, a literatura tem oferecido uma visão da adolescência como algo instável, que não perdura e que envolve diversas transformações físicas, psíquicas, relacionais e no ambiente do ser humano. Na psicologia do desenvolvimento, é grande o interesse por essa etapa, sobretudo no que se refere ao modo como o jovem atravessa esse período, que pode estar associado aos desfechos observados na vida adulta e na velhice. Compreender os eventos que frequentemente incidem nessa época, bem como o modo como são manejados, pode ser um norteador para o estudo do desenvolvimento de um jovem ao longo de todo o seu ciclo vital. Ainda em termos dessas transformações que marcam a transição para a vida adulta, tem sido destacada, na contemporaneidade, a noção de adultez emergente, que recobre especificamente o período compreendido entre o final da adolescência e o início da vida adulta, fase marcada por características como a exploração da identidade e a instabilidade decorrentes dessa transição entre etapas.[2]

Desse modo, um sentido bastante evocado nos estudos sobre a adolescência está atrelado à noção de transitoriedade e de instabilidade, e a uma maior exposição a vulnerabilidades. O uso e o abuso de substâncias, por exemplo, frequentemente são narrados como iniciados na adolescência, configurando-se como fatores associados a uma maior vulnerabilidade dessa população em função dos riscos relativos a essas práticas. A maconha ganha especial destaque no rol dessas substâncias, justamente por ser a droga ilícita mais consumida no mundo.[3] Assim, conhecer como esse processo ocorre pode ser útil não apenas para a compreensão do fenômeno do uso ou do abuso de maconha em si, mas também para o desenvolvimento de estratégias de prevenção e de promoção de saúde que sejam palatáveis a essa população justamente em virtude das características desse período desenvolvimental. A partir desse breve panorama, o objetivo deste capítulo é refletir sobre o uso e o abuso de maconha na adolescência, sobretudo em relação a seus efeitos desenvolvimentais em curto e em longo prazo.

Em relação especificamente ao uso de maconha na adolescência, como abordado em outros capítulos desta obra, destacam-se as diversas repercussões tanto para o desenvolvimento do jovem como para o seu percurso desenvolvimental posterior. Tais repercussões, notadamente, recuperam efeitos considerados negativos ou nocivos que são assinalados neste capítulo. No entanto, para a compreensão desses desfechos, mostra-se importante, em um primeiro momento, abordar alguns aspectos recentes sobre o conhecimento acerca da maconha para, em um segundo momento, apresentar os fatores relacionados ao uso dessa substância entre os adolescentes. Por fim, atendendo à necessidade de sumarizar os achados relacionados à repercussão do uso e do abuso de maconha na adolescência, são apresentadas as evidências científicas mais recentes sobre as possíveis consequências do uso dessa substância por essa população.

EVIDÊNCIAS ACERCA DO USO DE MACONHA NA ADOLESCÊNCIA

A maconha, como já mencionado em outros capítulos deste livro, é a substância ilícita psicoativa e, em alguns casos específicos, terapêutica mais antiga do mundo, cujos registros históricos sugerem plantio e uso há mais de 4 mil anos na China e na Ásia Central.[4] A partir das Cruzadas e do período expansionista, começou a ser levada e se fazer presente em outras regiões das quais não era nativa, como Europa, Oriente Médio e Américas. Estudos evidenciam que, em regiões em que outras substâncias psicoativas eram proibidas, em especial o álcool, a aceitação da maconha e seu uso foram mais acentuados, uma vez que era possível alcançar euforia sem cometer um ato ilícito ou pecaminoso.[5]

Em certas regiões, o uso da substância era reservado à elite, por ser um produto "importado" e, consequentemente, mais caro. Em contrapartida, em países escravocratas, como o Brasil, ela era associada aos escravos, uma vez que a planta havia sido trazida nos navios negreiros, sendo a substância e o usuário socialmente desvalorizados.[5] Assim, de acordo com a cultura e o contexto político e social, o plantio e o uso de maconha apresentavam, e ainda apresentam, representações sociais distintas.

Hoje, o plantio e o uso de maconha estão presentes na maioria dos países, sendo o Brasil um dos três maiores cultivadores da planta na América do Sul. Em relação ao uso, estima-se que, em 2018, havia cerca de 192 milhões de usuários de *Cannabis* no último ano, correspondendo a 3,9% da população global entre 15 e 64 anos.[6] As Américas continuam sendo a região com a maior prevalência anual de uso de *Cannabis* (8,8% na população de 15 a 64 anos). Nos Estados Unidos, o aumento do uso da substância tem sido consistente desde 2007, principalmente entre jovens adultos (18 a 25 anos) e idosos (64 anos ou mais). O principal aumento foi observado entre os usuários regulares de maconha, com a prevalência do uso diário dobrando no período de 2009 a 2018. Estima-se que, em 2018, 4,7% da população com 18 anos ou mais – cerca de 11,6 milhões de pessoas – usavam a substância diariamente.[6]

Em relação à população jovem, uma das principais consumidoras de maconha, 3 milhões de jovens norte-americanos, com 12 anos, relataram ter iniciado o uso de maconha em 2017, quantitativo significativamente maior que o encontrado no ano anterior. Ainda nos Estados Unidos quase metade de todos os alunos do 12º ano (44%), um terço dos alunos do 10º ano (34%) e cerca de um em cada sete alunos do 8º ano (15%) relataram algum uso de maconha na vida. Entre os alunos do 12º ano, 36% relataram uso no último ano da pesquisa e 22% relataram uso no último mês da pesquisa. Entre os alunos da 10ª série, as porcentagens correspondentes foram de 29 e 18%, respectivamente, e entre os alunos da 8ª série, 12 e 6,6%.[7] Apesar desse aumento significativo, tanto na população em geral como entre jovens, é preciso ter cautela ao analisá-lo, uma vez que houve aumento da população geral e os dados foram coletados em diversos países, com metodologias distintas, o que gera maior margem de erro na estimativa das prevalências.[7]

No Brasil, um levantamento nacional realizado com indivíduos entre 12 e 65 anos evidenciou que cerca de 12 milhões de pessoas já fizeram uso de maconha em algum momento da vida, sendo que 4 milhões relataram uso no último ano, e 2,2 milhões, nos últimos 30 dias. É importante ressaltar que essa estimativa de uso é cinco vezes superior ao consumo de qualquer outra substância ilícita. **Em relação à população juvenil entre 12 e 17 anos, entre 2,4 e 5,7% relataram já ter usado maconha alguma vez na vida. No entanto, esse valor reduz para 0,3 a 2,4% em adolescentes que a consumiram nos últimos 30 dias.**[8]

A partir desses dados, destaca-se que o público adolescente vem despertando o interesse dos pesquisadores no campo da saúde mental. **Estudos evidenciam uma preocupação maior em relação ao uso de maconha por adolescentes, uma vez que eles costumam minimizar os possíveis efeitos da substância no organismo.** Apesar das consequências decorrentes do uso de maconha, pesquisas evidenciam que adolescentes não acreditam que o uso dessa substância seja prejudicial à saúde, o que tem levado a um uso precoce e mais frequente. Ademais, a maconha pode ser consumida de formas distintas, fazendo o jovem relativizar o uso e a quantidade utilizada dependendo do tipo de preparo,[9-11] conforme explicitado a seguir.

As principais formas de preparo da planta para consumo são: *marijuana*, *charas* e *ganja*, fumada a partir de folhas secas, caules, flores e sementes, enrolados em formato de "baseados"; *bhang*, consumida oralmente, por meio das flores e dos caules frescos, com alimentos ou bebidas, ou mascada; e *haxixe*, que pode ser consumido via oral (óleo) ou misturado nos "baseados" para ser fumado (resina).[12,13]

Nos últimos anos, o uso de maconha em dispositivos elétricos e/ou vaporizadores vem se intensificando e se popularizando, sobretudo entre jovens, uma prática conhecida como *vaping marijuana* ou *Cannabis vaping*.[14,15] De acordo com a Organização Mundial da Saúde (OMS), 13,4 milhões de adolescentes entre 13 e 15 anos fazem uso de dispositivos elétricos para consumir nicotina e outras substâncias.[10] A existência de vaporizadores para maconha não é algo novo. Tais dispositivos aquecem a planta sem que ela entre em combustão. No entanto, esse tipo de vaporizador não foi bem aceito no contexto juvenil, uma vez que não é portátil e seus tubos e componentes são mais caros e, em geral, deixam a planta visível, o que pode levar a problemas sociais e legais em regiões nas quais o uso de maconha não é autorizado a menores de idade.[14]

Em contrapartida, os dispositivos elétricos atuais exigem um concentrado de maconha processada, podendo ser cera, óleo ou líquido. Além disso, existem vaporizadores elétricos tipo caneta que requerem apenas tabletes de maconha moída para funcionar. Esse tipo de dispositivo é portátil, de tamanho reduzido, o que torna o uso mais discreto, e elimina menos vapor, diminuindo o cheiro característico da maconha e possibilitando o uso em ambientes em que fumar a droga não é permitido.[16,17]

Segundo dados do levantamento Monitoring the Future realizado nos Estados Unidos sobre o uso de substâncias por adolescentes, em 2018, a **prevalência de jovens com idades de 14, 16 e 18 anos que relataram *vaping marijuana* nos últimos 12 meses foi de, respectivamente, 4, 12 e 13%**. A partir das prevalências, percebe-se que mais de 25% dos adolescentes que mencionaram ter usado maconha o fizeram no modo *vaping*. Aparentemente, esse percentual pode não parecer significativo. No entanto, há até cinco anos, o uso de maconha em dispositivos elétricos era pouco difundido, em especial entre jovens.[14]

Um estudo também desenvolvido nos Estados Unidos relatou que até um terço dos universitários já usou maconha vaporizada, enquanto a prevalência entre estudantes do ensino médio é inferior a 10%.[16] Pesquisas sugerem uma associação positiva entre uso de *e-cigarro* (cigarro elétrico) e a vaporização de maconha em jovens. Entre adultos e jovens, também foi encontrada associação entre impulsividade e início de uso de maconha de forma geral e em vaporizadores.[15,16]

Pesquisas indicam que vaporizar a planta da maconha é menos prejudicial e desencadeia menos problemas respiratórios do que fumá-la em forma de cigarro.[16,18] No entanto, vaporizar maconha por meio de cera ou óleo em dispositivos elétricos talvez não seja tão seguro, uma vez que o óleo é extraído da planta por meio do aquecimento do butano, promovendo quantidades mais elevadas de tetraidrocanabinol (THC), o que está relacionado a maiores prejuízos decorrentes do uso da substância.[16]

Como o uso de maconha em vaporizadores e/ou dispositivos elétricos entre jovens é um fenômeno recente, mais estudos são necessários para compreender os efeitos de seu uso em curto e em longo prazo, bem como dos produtos à base de nicotina e maconha que os adolescentes estão utilizando e como eles estão sendo consumidos.[16,19,20] Além disso, os pesquisadores alertam sobre a possibilidade de o uso de dispositivos elétricos para consumo de maconha ser uma porta de entrada para o tabagismo e levar ao aumento do uso de maconha, bem como sobre os riscos decorrentes de uma exposição mais elevada ao THC.[21,22]

Comparando-se o uso de maconha fumada e ingerida oralmente, há uma importante diferença na concentração plasmática de THC. A inalação de maconha (fumada ou vaporizada) atinge níveis máximos de THC em, no máximo, 10 minutos, uma vez que este é rapidamente absorvido pelos pulmões, circulando na corrente sanguínea (90% no plasma e 10% nos glóbulos vermelhos). Observa-se, também, que há uma redução brusca na concentração plasmática, uma vez que, ao circular pela corrente sanguínea, o THC é distribuído para os tecidos adiposo, muscular e cerebral. Em contrapartida, na ingestão oral de maconha, a passagem do THC para a corrente sanguínea e a absorção pelos tecidos são lentas, o que acarreta um pico plasmático de THC após horas de consumo.[23]

É importante ressaltar que as concentrações de THC e os seus efeitos variam de acordo com a forma como a planta é cultivada e preparada, a concentração de outros canabinoides na planta, a profundidade da inalação, o tempo que o indivíduo segura a fumaça, o volume inalado, bem como as outras substâncias misturadas à maconha.[23]

Conforme será detalhado adiante neste capítulo, o uso continuado de maconha coloca o adolescente em risco de apresentar alterações cognitivas e comportamentais, problemas de saúde mental, comprometimento no desempenho escolar, entre outros. Portanto, é fundamental compreender os fatores relacionados e os padrões de uso da substância a fim de desenvolver ações de prevenção e promoção da saúde.

FATORES RELACIONADOS AO USO DE MACONHA ENTRE ADOLESCENTES

Em relação ao padrão de uso de maconha pelos jovens, Hawes e colaboradores[24] propõem a seguinte classificação: os abstinentes;

os que fazem uso de forma isolada ou pouco frequente durante a adolescência; os usuários crônicos, número reduzido de jovens que iniciaram o uso precocemente durante a adolescência e mantêm esse uso constante na vida adulta; e indivíduos que iniciaram o uso mais tardiamente na adolescência, mas que apresentam um aumento vertiginoso durante esse ciclo vital. De acordo com os autores, em seu estudo, foram identificados marcadores importantes para a compreensão do uso de maconha entre adolescentes, considerando seus padrões ou trajetórias de uso. **A presença de uma psicopatologia no adolescente, em especial as vinculadas a transtorno da conduta, confere riscos únicos e relevantes para o início e o uso exacerbado de maconha durante a adolescência**, sendo que, de modo inverso e complementar, o uso de maconha também é um indicador para transtornos da conduta. Além disso, os resultados dessa pesquisa mostram que jovens do sexo masculino são mais propensos a desenvolver um padrão de uso crônico ou uma escalada de uso durante a adolescência.[24]

Outros estudos indicam que os fatores predisponentes ao uso de maconha podem ser de ordem individual, comunitária, familiar, relacional e escolar. Sobre os fatores individuais, predisposição genética, sexo masculino, etnias desprivilegiadas socialmente, transtorno da conduta e comportamento antissocial, associação a pares em situação de delinquência, entre outros, estão mais relacionados ao uso de maconha.[10]

A associação a pares que fazem uso de maconha e/ou outras substâncias e que apresentam comportamento delinquente é um dos fatores preditivos mais importantes para o comportamento problemático na adolescência. Considerando que o uso de droga e a delinquência juvenil são comportamentos sociais, a pressão dos pares é um aspecto importante de socialização. Em estudo realizado em duas escolas norte-americanas, os adolescentes relataram escolher os pares/amigos de acordo com a idade e características similares de uso ou não de maconha.[25]

As condições socioeconômicas desfavoráveis associam-se a práticas de saúde mais fragilizadas, uma vez que a alimentação não é adequada, há pouco acesso a serviços de saúde e de segurança pública, a residência geralmente está em bairros violentos, com poucos recursos culturais e de lazer, aumentando o risco para o uso precoce de maconha.[10]

A escola e o desempenho acadêmico também são importantes fatores de risco para uso de maconha em jovens, em especial baixo envolvimento escolar e "fracasso acadêmico", evasão escolar precoce, exposição ao *bullying* e rejeição pelos pares.[10]

No âmbito familiar, famílias consideradas disfuncionais, com contextos violentos, de maus-tratos e conflitos, pais e/ou responsáveis usuários de substâncias, regras e sanções que não condizem com a realidade (muito rigorosas ou muito permissivas) também aumentam o risco de uso de maconha na adolescência.[10,26] **Nos Estados Unidos, um estudo pioneiro identificou que ter um pai que já foi preso aumenta o risco de uso de maconha e de outras drogas ilegais entre adolescentes tanto do sexo masculino quanto do feminino, bem como tem relação com outros comportamentos de risco, como delinquência juvenil, abuso físico, dificuldade de autocontrole, etc.**[27]

É fundamental destacar que todos esses fatores são predisponentes ao uso de maconha por adolescentes, mas não são determinantes. Ademais, situações opostas às apresentadas, como suporte familiar, prática religiosa/espiritual, pares pró-sociais, escolarização com efetivo suporte social, entre outras, são consideradas fatores protetores ao uso de substâncias.[10] Assim, destaca-se que investir esforços para que os ambientes socializadores ofereçam uma rede de apoio significativa, sem exposição a violência ou demais vulnerabilidades, é uma estratégia importante para que os desfechos negativos relacionados ao uso de maconha possam ser atenuados.

USO E ABUSO DE MACONHA NA ADOLESCÊNCIA: EFEITOS EM CURTO E EM LONGO PRAZO

Conforme já apontado, a adolescência é um período de intensas mudanças físicas, psíquicas e sociais, o que a torna uma etapa crítica no processo de desenvolvimento, de grande vulnerabilidade biopsicossocial. Nesse contexto, o jovem é compelido a experimentar novas experiências e expõe-se a diversas situações que aumentam o risco de desenvolver trajetórias de vida que podem culminar em prejuízos futuros. Entre as alterações importantes, está a maturação do sistema nervoso central (SNC), que sofre intensas modificações, permitindo o desenvolvimento de novas habilidades cognitivas e de autocontrole afetivo e comportamental.

O desenvolvimento do córtex cerebral ocorre ao longo da infância, da adolescência e do início da vida adulta, sendo que o volume de substância cinzenta atinge seu pico no final da infância e no início da adolescência. Os comportamentos típicos da adolescência, como maior reatividade emocional, impulsividade e sensibilidade à influência dos pares, são decorrentes do processo natural de maturação do cérebro. Nesse período, há um intenso desenvolvimento dos córtices pré-frontal e temporoparietal, ambos envolvidos na integração das informações recebidas de diferentes regiões corticais e subcorticais, permitindo o aparecimento de funções mais complexas, como autocontrole (que inclui melhor atenção, concentração e controle de impulsos), flexibilidade cognitiva (que permite o uso de imaginação e de criatividade na resolução de tarefas e adaptação a mudanças), maior habilidade com a memória de trabalho (sustentando informações por mais tempo, de modo a permitir a associação entre diferentes temas, realização de cálculos mentais, organização e planejamento de uma sequência de tarefas), que são essenciais para uma adaptação adequada às diferentes demandas do desenvolvimento posterior.[28,29]

Essas características interferem no comportamento dos jovens, aumentando sua vulnerabilidade psicossocial. Nos adolescentes, é comum a presença de impulsividade cognitiva, labilidade emocional e exposição a situações perigosas e desafiadoras, que instigam a busca por novas experiências, sem uma capacidade de reflexão e de tomada de decisão para considerar todas as possíveis consequências do comportamento. Isso os expõe a uma variedade de situações de risco que podem ter consequências irreversíveis em seu desenvolvimento, como dirigir sem habilitação, manter relações sexuais sem proteção, usar drogas lícitas e ilícitas e envolver-se em pequenos delitos.[28]

Entre essas experiências, o início do contato com substâncias, como álcool, tabaco, maconha e outras drogas, tem gerado preocupação particular, uma vez que as consequências podem ser irreversíveis, podendo progredir ao longo da adolescência e se estender para a vida adulta. Em especial, as mudanças decorrentes do uso de maconha na adolescência, como prejuízos cognitivos e alterações comportamentais, podem se estender para a vida adulta, impactando o desempenho acadêmico, profissional e psicossocial futuro.[30,31]

Pesquisas têm evidenciado, sobretudo, o resultado do uso precoce de maconha na infância e no início da adolescência, com graves consequências para o desenvolvimento do cérebro, dada a relevância dos processos maturacionais do SNC que ocorrem nesse período e que permitem o desenvolvimento de várias funções cognitivas, com destaque para as denominadas funções executivas, que se referem a habilidades envolvidas na organização e no planejamento de ações e autocontrole de comportamentos. Com o consumo de maconha, são observadas alterações na conectividade funcional do cérebro e na inteligência, além de prejuízo nas funções executivas, que se mantêm ao longo do tempo.[32]

A partir da adolescência, ocorre redução da substância cinzenta do cérebro, aumento da mielinização, novas ligações sinápticas, diminuição das sinapses e dos dendritos, mudanças nas taxas de neurotransmissores, alterações que ocorrem entre os 13 e os 30 anos, com um ápice entre os 13 e os 25 anos.[33] Paralelamente, há modificações em alguns sistemas neurotransmissores e na secreção de hormônios, o que influencia o aprimoramento de certas áreas cerebrais e circuitos neuronais.[34] De modo concomitante, o sistema endocanabinoide, envolvido na maturação do SNC, também sofre modificações e, quando ativado pelo THC exógeno (substância proveniente da maconha), pode levar à desregulação do processo maturacional, tanto direta quanto indiretamente, resultando na inibição da expressão de proteínas que captam canabinoides (como o receptor canabinoide do tipo 1 [CB1]).[33]

As características bioquímicas da maconha facilitam a transposição da barreira hematencefálica, permitindo que as substâncias da droga se depositem na camada de células gliais, que protege e reveste o cérebro. A presença de moléculas de canabinoides no SNC leva à desaceleração dos processos cognitivos e a alterações no desenvolvimento cerebral.[35]

Quando a maconha é usada durante um período crítico para a maturação cerebral, como a adolescência e o início da vida adulta, as alterações podem produzir déficits cognitivos persistentes, que repercutem sobre o desempenho educacional, podendo desencadear também transtornos psiquiátricos.[33] Há evidências de que mesmo um uso limitado ou por um período curto de tempo são suficientes para produzir alterações na substância cinzenta de áreas-chave do cérebro, envolvidas na cognição, na regulação emocional e na memorização.[35]

Embora déficits nas funções cognitivas possam ser relatados por usuários regulares em qualquer etapa do desenvolvimento, eles são mais importantes quando o início do consumo é precoce, ou quando o uso é intenso e frequente, e variam de acordo com a concentração de substâncias, como THC e canabidiol (CBD), presentes na droga consumida (o THC acentua os efeitos negativos da maconha, e o CBD os atenua), a duração da exposição, a vulnerabilidade individual (p. ex., vulnerabilidade genética) e a idade de exposição (lembrando que a adolescência e o início da vida adulta já são períodos de maior vulnerabilidade psicossocial).[33]

Assim, como o cérebro adolescente está mais vulnerável aos efeitos do abuso de substâncias, a ocorrência de disfunções cognitivas e comportamentais é provável.[36] **Desse modo, o uso de maconha na adolescência, sobretudo em seu início (etapa em que o cérebro está em processo de maturação e mais vulnerável), pode acarretar uma redução permanente das capacidades intelectuais, da motivação e do desempenho em geral, bem como desencadear ou agravar condições crônicas de saúde mental.** Estas últimas decorrem de alterações produzidas pela maconha na secreção de dopamina endógena, resultando em mudanças na motivação e sintomas relacionados à saúde mental.[35]

Os canabinoides também produzem déficits transitórios agudos relacionados à droga em funções cognitivas, especialmente na memória, na atenção, na função executiva, na habilidade abstrata, na tomada de decisão e na recuperação verbal imediata e tardia, efeitos que podem ser atenuados pelo CBD. Usuários regulares apresentam desempenho cognitivo pobre em vários domínios em comparação a não usuários. Além disso, a aprendizagem verbal e a memória, a atenção e a função psicomotora são prejudicadas pela exposição tanto aguda quanto crônica à maconha. Os efeitos agudos estão mais associados a prejuízo nas funções executivas (especialmente controle inibitório) e memória (incluindo memória de trabalho/operacional), enquanto os efeitos crônicos são menos consistentes. Também são observados prejuízos na velocidade de processamento e no quociente de inteligência (QI) de indivíduos que iniciaram o uso na adolescência. As alterações parecem ser mais marcadas por alta taxa de THC/CBD e início precoce de uso de maconha.[33]

Outra questão relevante é a associação frequente entre uso de maconha e álcool. Sob tal cenário, é preciso parcimônia quanto aos efeitos exclusivos de maconha no desenvolvimento do adolescente. Pesquisas com controle de uso de álcool não identificaram alterações subcorticais, mas parece haver consenso de que a exposição crônica à maconha reduz o volume da substância cinzenta, sobretudo em regiões cerebrais com alta concentração de CB1, como o hipocampo, o córtex pré-frontal, a amígdala e o cerebelo, além de alterações na substância branca, reduzindo a integridade do cérebro nas regiões pré-frontal, parietal e cerebelar e no trato límbico, em usuários tanto adolescentes quanto adultos jovens.[33]

Estudos de ressonância magnética mostram que o uso de maconha está associado a padrões de ativação alterados em tarefas envolvendo funcionamento executivo, atenção, memória de trabalho, aprendizagem verbal, processamento afetivo e processamento de recompensa. Em adolescentes usuários de maconha, a ativação cerebral parece maior em regiões que regulam movimentos grosseiros e aprendizagem por condicionamento. O início precoce e uma longa duração de uso estão relacionados a maiores alterações na ativação cerebral durante tarefas que requerem tomada de decisão e inibição do comportamento.[33]

Outra consequência do uso precoce de maconha refere-se a alterações na arquitetura do sono. Adolescentes tendem a sofrer alterações do sistema sono-vigília em decorrência de mudanças biopsicossociais próprias dessa etapa da vida, pois acabam preferindo dormir e acordar mais tarde que na infância. Em parte, essas modificações de hábitos de sono decorrem da maior independência e participação em atividades sociais, acadêmicas e noturnas (incluindo atividades na internet e em mídias sociais). Entretanto, essas mudanças de comportamento acabam levando a padrões de sono irregulares, que resultam em sono insuficiente e estão associados ao aumento do uso de maconha, muitas vezes como estratégia para facilitar o sono. **O consumo de maconha, contudo, altera a arquitetura do sono de modo que o sono obtido é sem descanso, o que leva a prejuízos na atenção, na memória e no desempenho acadêmico, alterações de humor, diminuição da autoestima e ideação suicida.**[31]

As associações entre sono e droga são, portanto, bidirecionais. De qualquer modo, o uso de maconha prediz a qualidade de sono futura. Sono sem descanso ou períodos irregulares de sono têm sido identificados, por um lado, como preditores de início precoce de uso de maconha e, por outro, como consequência desse consumo.[31]

Embora haja divergências, estudos têm sugerido que o uso precoce de maconha também amplia a possibilidade de surgimento de sintomas psicóticos, de ansiedade e de depressão. O uso semanal ou mais frequente foi associado, por exemplo, a duas vezes mais chance de depressão e ansiedade no futuro. Uso antes dos 15 anos e uso frequente aos 21 anos também se relacionaram a mais relatos de sintomas ansiosos e depressivos em adultos jovens (independentemente de uso isolado de maconha ou em associação a outras drogas). Usuários com maior tempo de exposição relataram mais sintomas de ansiedade. Já entre usuários de 16 a 18 anos, o uso de maconha foi preditivo de níveis mais elevados de sintomatologia depressiva.[37]

Em relação à associação com sintomas psicóticos, há evidências de que o uso antes dos 25 anos está associado a desfechos psicóticos, em especial para jovens com outras condições de vulnerabilidade preexistentes, ressalvando-se que o início precoce de uso não é suficiente para precipitar doença psicótica.[37] **Entretanto, o consumo precoce de maconha aos 15 anos aumentou em quatro vezes a chance de desenvolver esquizofrenia aos 26 anos, comparado com o uso após os 18 anos.**[37] Há também evidência de que o uso precoce da substância seja fator de risco para hipomania posterior, tanto em adultos jovens quanto mais tarde.[33] **Também já foi identificado que o uso de maconha aumenta sobremaneira a chance de as adolescentes (meninas de 14 a 15 anos que consumiam diariamente) desenvolverem sintomas de ansiedade.**[37]

Entretanto, apenas uma parcela dos usuários de maconha desenvolve sintomas psicóticos, o que depende da dose consumida, da concentração de THC e de fatores ambientais e genéticos, que aumentam a chance do desenvolvimento de tais sintomas. Há evidências da presença de fatores genéticos compartilhados entre transtorno por uso de *Cannabis*, transtornos do humor e esquizofrenia, o que, associando-se à exposição precoce e ao histórico familiar de psicose, aumenta a suscetibilidade à psicose. Em contrapartida, o risco genético para esquizofrenia pode predizer o uso de maconha, variando com a constituição genética.[33]

Assim, parece haver uma variabilidade no efeito psicotomimético da maconha, que pode ser atribuída a condições genéticas específicas que influenciam a primeira resposta individual à droga, potencialmente revelando a suscetibilidade de desenvolver psicose quando o indivíduo é exposto à substância.[33] A esse respeito, as pesquisas têm demonstrado que o CBD alivia os efeitos adversos do THC, como ansiedade, ataques de pânico, sintomas psicóticos, déficits cognitivos e, possivelmente, dependência, mas não seus efeitos prazerosos, que reforçam o uso, levando à sensação de relaxamento. Todavia, o THC pode produzir efeitos similares a sintomas negativos, como embotamento, falta de espontaneidade e inquietação interna, além de falta de motivação e síndrome de despersonalização, ambas persistentes.[33]

Há muitas evidências na literatura que apoiam a ideia de que a chance de adolescentes usuários de maconha apresentarem ideação ou tentativas de suicídio no início da vida adulta (jovem adulto) é maior que a de não usuários. No que diz respeito à tentativa de suicídio, a chance de esse evento ocorrer entre os consumidores de maconha é três vezes maior, o que destaca ainda mais a preocupação quanto ao uso de maconha na adolescência. O consumo da substância nesse período associa-se com risco aumentado de desenvolver depressão e comportamento suicida, mesmo na ausência de qualquer outra condição pré-mórbida.[38]

Um levantamento nacional que incluiu 4.225 pessoas de 14 anos ou mais, entre elas 1.157 adolescentes, identificou uma prevalência de 31,5% de relato de ideação suicida e 16,5% de tentativas de suicídio.[39] Entre os adolescentes que já apresentam pensamentos suicidas ou que exibem comportamentos de automutilação (sem ideação suicida), o uso de maconha configurou-se como um importante fator de risco para a progressão para tentativas de suicídio no futuro, aumentando mais de duas vezes a chance de ocorrência.[40] Esses dados destacam ainda mais a condição de vulnerabilidade em que se encontram os adolescentes usuários de maconha.[39]

Em relação às consequências psicossociais do uso de maconha na adolescência, **foi observada associação entre funcionamento sócio-ocupacional e uso de substâncias entre jovens atendidos em serviços de saúde mental**, **sendo que o funcionamento mais pobre se relacionou a início precoce do uso de substâncias, fortalecendo a hipótese de que o início precoce no uso de maconha conduz a prejuízos posteriores na vida social e profissional dos jovens.** Outros estudos mostram relação entre uso de maconha e afastamento da escola e maior suscetibilidade a apresentar uma série de comportamentos de risco para a saúde, entre eles o uso de diferentes substâncias concomitantemente e comportamento sexual de risco, aumentando a possibilidade de gravidez precoce e de contaminação por infecções sexualmente transmissíveis (ISTs).[41] Nesse cenário, evidencia-se a necessidade de atenção ao uso de maconha, particularmente nos adolescentes, que estão entre os principais usuários da droga, uma vez que pode progredir para um consumo mais problemático na vida adulta.[35]

Além de todas as consequências cognitivas e psicossociais mencionadas neste e em outros capítulos desta obra, há a preocupação com a qualidade da droga produzida, que apresenta concentrações cada vez mais altas de THC, cujos efeitos são deletérios, e mais baixas de CBD, agravando ainda mais a vulnerabilidade dos jovens usuários. Tais questões precisam ser profundamente discutidas e consideradas nos países que estão desenvolvendo políticas públicas para legalização do uso medicinal e recreativo de maconha, bem como de seu plantio.

CONSIDERAÇÕES FINAIS

A partir das evidências apresentadas, destaca-se que o uso e o abuso de maconha na adolescência podem acarretar prejuízos importantes ao desenvolvimento futuro nas áreas psíquica, física e social. As repercussões relatadas nos estudos aqui reunidos, produzidos em diferentes contextos, que retomam perfis distintos de jovens em termos de socialização, são importantes no sentido de compor um rol de conhecimentos que podem ser acessados por profissionais da saúde e por gestores em saúde, para a construção de repertórios de práticas, bem como por profissionais da educação, uma vez que ocupam um papel relevante no acompanhamento dessa população na transição do ensino fundamental para o ensino médio, e na transição para a universidade. **Esses espaços de socialização e de aprendizagem podem ser revitalizados visando a compreensão efetiva do perfil do adolescente, podendo refletir sobre ações que estejam alinhadas a esses objetivos. Igualmente, é valiosa a oferta de elementos que apoiem essas ações, como estratégias de acolhimento e de promoção da saúde mental para os jovens que experienciam tais transições e momentos de incerteza e de instabilidade.**

Assim, ações voltadas a esses cenários, em períodos de maior vulnerabilidade, são muito úteis. A recomendação decorrente dos achados, portanto, é que uma política de cerceamento, essencialmente restritiva e punitiva, pode não ter os desfechos desejados. Apresentar as evidências acerca dos efeitos negativos e prejudiciais ao desenvolvimento futuro relacionadas a esse público pode não ser a única estratégia a ser adotada, haja vista que os estudos não indicam que o uso e sua intensificação nos últimos anos estão necessariamente relacionados à falta de informação por parte dos jovens. **Retomando as características da adolescência abordadas no início do capítulo, o desenvolvimento de ações em saúde que considerem justamente a contemporaneidade do jovem, seus desafios, conflitos e características, envolvendo aspectos como a transitoriedade e a vulnerabilidade, é o mais importante.** Assim, tais ações devem considerar esses aspectos, para que possam, de fato, atingir os adolescentes reais, com suas características físicas, cognitivas, emocionais, sociais e culturais.

Para pesquisas futuras, recomenda-se acompanhar os diferentes modos como a maconha está sendo consumida pelos jovens, a exemplo do que se tem relatado recentemente acerca da popularização do uso de maconha em dispositivos elétricos e/ou vaporizadores, que parecem ter uma aceitação maior desse público em comparação a outras faixas etárias. Conhecer outros hábitos sociais associados ao uso de maconha é providencial para direcionar estratégias de saúde. Também se recomenda uma maior investigação sobre o uso de maconha na adultez emergente. Uma vez que o período da transição da adolescência para a vida adulta é de grande tensionamento, o uso de maconha nessa fase pode ser encarado como a oferta de uma resposta aos diversos questionamentos que incidem sobre o jovem, podendo limitar as estratégias de conscientização e de promoção da saúde junto a essa população específica.

REFERÊNCIAS

1. Dumas JE. Psicopatologia da infância e da adolescência. 3. ed. Porto Alegre: Artmed; 2011.
2. Dutra-Thomé L, Koller SH. Emerging adulthood in brazilians socioeconomic status: transition to adulthood. Paidéia. 2014;24(59):313-22.
3. Laranjeira R, Madruga CS, Ribeiro M, Pinsky I, Caetano R, Mitsuhiro SS. II LENAD-Levantamento Nacional de Álcool e Drogas. São Paulo: Instituto Nacional de Ciência e Tecnologia para Políticas Públicas do Álcool e Outras Drogas, Universidade Federal de São Paulo; 2012.
4. Russo EB. History of cannabis and its preparations in saga, science, and sobriquet. Chem Biodivers. 2007;4(8):1614-48.
5. Carlini EA. A história da maconha no Brasil. J Bras Psiquiatr. 2006;55(4):314-17.
6. United Nations Office on Drugs and Crime. World Drug Report 2020. Vienna: UNODC; 2020 [capturado em 14 jul. 2020]. Disponível em: https://wdr.unodc.org/wdr2020/
7. Schulenberg J, Johnston L, O'Malley P, Bachman J, Miech R, Patrick Megan. Monitoring the future national survey results on drug use, 1975-2018: Volume II, College students and adults ages 19-60. Ann Arbor: Institute for Social Research, The University of Michigan; 2019 [capturado em 14 jul. 2020]. Disponível em: http://monitoringthefuture.org/pubs.html#monographs.
8. Bastos FIPM, Vasconcellos MTL, De Boni RB, Reis NB, Coutinho CFS. III LENUD-Levantamento Nacional sobre o Uso de Drogas pela População Brasileira. Rio de Janeiro: FIOCRUZ; 2017.
9. Meier MH, Caspi A, Ambler A, Harrington HL, Houts R, Keefe SER, et al. Persistent cannabis users show neuropsychological decline from childhood to midlife. PNAS. 2012;109(40):E2657-64.

10. World Health Organization. The health and social effects of nonmedical cannabis use. Geneva: WHO; 2016.
11. Merril RM. Use of marijuana and changing risk perceptions. Am J Health Behav. 2015;39(3):308-17.
12. Sharma P, Murthy P, Bharath MMS. Chemistry, metabolism, and toxicology of cannabis: clinical implications. Iranian J Psych. 2012;7(4):149-56.
13. World Health Organization. Health for the world's adolescents: a second chance in the second decade. Geneva: WHO; 2014.
14. Johnston LD, Miech RA, O'Malley PM, Bachman JG, Schulenberg JE, Patrick ME. Monitoring the future: national survey results on drug use 1975-2018. Ann Arbor: University of Michigan; 2019.
15. Fataar F, Hammond, D. The prevalence of vaping and smoking as modes of delivery for nicotine and cannabis among youth in Canada, England and the United States. Int J Env Res Pub Health. 2019; 16(21):4111.
16. Cassidy RN, Meisel MK, DiGuiseppi G, Balestrieri S, Barnett NP. Initiation of vaporizing cannabis: Individual and social network predictors in a longitudinal study of young adults. Drug Alcohol Depend. 2018;188:334-40.
17. Johnson RM, Brooks-Russell A, Ma M, Fairman BJ, Tolliver RL, Levinson AH. Usual modes of marijuana consumption among high school students in Colorado. J Stud Alcohol Drugs. 2016; 77(4):580-88.
18. Bloor RN, Wang TS, Spanel P, Smith D. Ammonia release from heated 'street' cannabis leaf and its potential toxic effects on cannabis users. Addiction. 2008;103(10):1671-7.
19. Wilsey B, Marcotte T, Deutsch R, Gouaux B, Sakai S, Donaghe H. Low-dose vaporized cannabis significantly improves neuropathic pain. J Pain. 2013; 14(2):136-48.
20. Eisenberg E, Ogintz M, Almog S. The pharmacokinetics, efficacy, safety, and ease of use of a novel portable metered-dose cannabis inhaler in patients with chronic neuropathic pain: a phase 1a study. J Pain Palliat Care Pharm. 2014;28(3):216-25.
21. Borodovsky JT, Lee DC, Crosier BS, Gabrielli JL, Sargent JD, Budney AJ. U. S. cannabis legalization and use of vaping and edible products among youth. Drug Alcohol Depend. 2017;177:299-306.
22. Blundell M, Dargan P, Wood D. A cloud on the horizon–a survey into the use of electronic vaping devices for recreational drug and new psychoactive substance(NPS) administration. QJM. 2018; 111(1):9-14.
23. Grotenhermen F. Clinical pharmacokinetics of cannabinoids. J Cannabis Therap. 2003;3(1):3-51.
24. Hawes SW, Trucco EM, Duperrouzel JC, Coxe S, Gonzalez R. Developmental pathways of adolescent cannabis use: Risk factors, outcomes and sex-specific differences. Subst Use Misuse. 2019;54(2):271-81.
25. De La Haye K, Green HD Jr, Kennedy DP, Pollard MS, Tucker JS. Selection and influence mechanisms associated with marijuana initiation and use in adolescent friendship networks. J Res Adolesc. 2013;23(3):474-86.
26. Fergusson DM, Boden J, Horwood L. The developmental antecedents of illicit drug use: evidence from a 25-year longitudinal study. Drug Alcohol Depend. 2008;96(1-2):165-77.
27. Roettger ME, Swisher RR, Kuhl DC, Chavez J. Paternal incarceration and trajectories of marijuana and other illegal drug use from adolescence into young adulthood: evidence from longitudinal panels of males and females in the United States. Addiction. 2010;106(1):121-32.
28. Andrade ALM, Bedendo A, Enumo, SRF, Micheli D. Desenvolvimento cerebral na adolescência: aspectos gerais e atualização. Adolesc Saúde. 2018; 15(Supl 1):62-7.
29. Cosenza RM, Guerra LB. Neurociências e educação: como o cérebro aprende. Porto Alegre: Artmed; 2011.
30. Coffey C, Patton GC. Cannabis use in adolescence and young adulthood: a review of findings from the Victorian adolescent health cohort study. Can J Psychiatry. 2016;61(6):318-27.
31. Ogeil RP, Cheetham A, Mooney A, Allen NB, Schwartz O, Byrne ML, et al. Early adolescent drinking and cannabis use predicts later sleep-quality problems. Psychol Addict Behav. 2019; 33(3):266-73.
32. Camchong J, Lim KO, Kumra S. Adverse effects of cannabis on adolescent brain development: a longitudinal study. Cerebral Cortex. 2017;27(3):1922-30.
33. Krebs MO, Kebir O, Jay TM. Exposure to cannabinoids can lead to persistent cognitive and psychiatric disorders. Europ J Pain. 2019;23(7):1225-33.

34. Guerri C, Pascual M. Impact of neuroimmune activation induced by alcohol or drug abuse on adolescent brain development. Int J Dev Neurosci. 2018;77:89-98.
35. Chadi N, Levy S. What every pediatric gynecologist should know about marijuana use in adolescents. J Pediatr Adolesc Gynecol. 2019;32(4):349-53.
36. Pascual M, Montesinos J, Guerri C. Role of the innate imune system in the neuropatohological consequences induces by adolescent binge drinking. J Neurosci Res. 2018;96(5):765-80.
37. Hosseini S, Oremus M. The effect of age of initiation of cannabis use on psychosis, depression, and anxiety among youth under 25 years. Can J Psychiatry. 2019;64(5):304-12.
38. Gobbi G, Atkin T, Zytynski T, Wang S, Askari S, Boruff J, et al. Association of cannabis use in adolescence and risk of depression, anxiety, and suicidality in young adulthood a systematic review and meta-analysis. JAMA Psychiatry. 2019;76(4):426-34.
39. Abdalla RR, Miguel AC, Brietzke E, Caetano R, Laranjeira R, Madruga CS. Suicidal behavior among substance users: data from the Second Brazilian National Alcohol and Drug Survey (II BNADS). Braz J Psychiatry. 2019;41(5):437-40.
40. Mars B, Heron J, Klonsky ED, Moran P, O'Connor RC, Tilling K, et al. Predictors of future suicide attempt among adolescents with suicidal thoughts or non-suicidal self-harm: a population-based birth cohort study. Lancet Psychiatry. 2019;6(4):327-37.
41. Henderson M, Nixon C, McKee MJ, Smith D, Wight D, Elliott L. Poly-substance use and sexual risk behaviours: a cross-sectional comparison of adolescents in mainstream and alternative education settings. BMC Public Health. 2019;19(1):564.

USO DE MACONHA EM IDOSOS: UM VELHO NOVO PROBLEMA

Christopher Wagstaff | Richard Salkeld
Manoel Antônio dos Santos | Sandra Cristina Pillon

Com o aumento da expectativa de vida, a desaceleração nos índices de fecundidade e os avanços nos cuidados em saúde[1-3] nas últimas décadas, a população global tem passado por um processo de envelhecimento célere.[1,2] Com a transição epidemiológica e a inversão da pirâmide demográfica em escala mundial, estima-se que, em 2025, o número de pessoas idosas (idade ≥ 60 anos) irá dobrar.[4] Para o ano de 2050, as projeções indicam que essa população deverá chegar próximo dos 2 bilhões de pessoas, o que representará um quinto da população mundial.[1,4,5]

No Brasil, a população idosa aumentou 19,5%, passando de 25,4 milhões para mais de 30,2 milhões entre 2012 e 2017.[6] A expectativa é de que, até o ano de 2060, alcance 32% do total da população brasileira, sendo que, em 2018, esse percentual foi de 13%. Para 2060, as projeções estimam que um quarto da população será idosa (≥ 65 anos). Em 2018, estimou-se a expectativa ao nascer em 76,2 anos, sendo que, em 2060, deverá chegar a 81 anos.[6]

Em decorrência dessas mudanças substanciais no perfil demográfico do brasileiro, está previsto que, para o ano de 2030, o número de pessoas idosas com diagnóstico de transtornos psiquiátricos, incluindo uso de substâncias, estará em torno de 15 milhões.[7] É reconhecido que idosos usam substâncias, sejam elas prescritas ou não, legais ou ilegais. O uso problemático de substâncias pode se desenvolver gradualmente, tornando-se perceptível apenas nas etapas mais tardias do ciclo vital. Embora a prevalência seja significativamente menor em comparação ao observado em outras faixas etárias, os idosos encontram-se em risco elevado de sofrer prejuízos associados ao consumo de substâncias não prescritas.[3]

Os transtornos relacionados ao uso de substâncias (TUSs) implicam graves consequências biopsicossociais na população idosa, incluindo prejuízos cognitivos, complicações de saúde decorrentes de queda, problemas respiratórios e *delirium*, impactos sociais e perda de funcionalidade.[1,8-10] Os TUSs representam comorbidades psiquiátricas (ou duplo diagnóstico) entre 7 e 71%,[11] sobretudo depressão e ansiedade com uso de álcool e benzodiazepínicos.[12] As comorbidades impactam a qualidade de vida dos idosos de diferentes formas, como frequentes recaídas, falta de adesão ou engajamento empobrecido em tratamentos e resultados insatisfatórios.[11] Além disso, sintomas depressivos e consumo de substâncias tendem a aparecer em níveis mais graves, cursando com inúmeros prejuízos sociais, aumento do risco de suicídio e tendência à cronicidade.[12]

Já está bem-documentado que o consumo de substâncias na população jovem e adulta tem seguido um ritmo crescente, no entanto, pouco se sabe sobre a epidemiologia do uso em idosos. Considerando as definições baseadas na idade (> 40, 55, 60 e 65 anos), os tipos de substância, o método de pesquisa utilizado e o local em que o estudo foi realizado, uma comparação mais elaborada em relação ao uso de substâncias em idosos torna-se complexa.[13-18]

Entre as substâncias de preferência desse grupo, destaca-se a Cannabis, cujo consumo vem aumentando nas últimas décadas, inclusive superando as projeções e o recente crescimento relativo observado em todas as demais faixas etárias.[13,14] Considerando esse perfil de consumo, este capítulo tem por objetivo apresentar os principais aspectos relacionados ao uso de maconha pelos idosos, descrevendo os dados epidemiológicos, a farmacocinética e o uso recreativo e terapêutico de canabinoides e suas implicações clínicas, psicológicas e sociais nessa população.

PERFIL EPIDEMIOLÓGICO

A maconha (Cannabis sativa) é a substância psicoativa mais usada no mundo, sendo a droga mais comumente consumida em diversos países, como os Estados Unidos, bem como em continentes como Europa (Ocidental, Central) e Oceania,[15] além de ser a substância usada com maior prevalência, depois do álcool e do tabaco, por pessoas adultas com mais de 50 anos, em países como Estados Unidos e Reino Unido.[16]

Fahmy e colaboradores,[16] na Inglaterra e nos arredores de Londres, avaliaram o uso de drogas ilícitas em pessoas com 50 anos ou mais e compararam com indivíduos na faixa etária entre 50 e 64 e 65 ou mais, por meio da Adult Psychiatric Morbidity Survey (APMS), de 2007, e da South East London Community Health Survey (SELCoH), de 2008-2010. A Cannabis foi a droga mais consumida em ambas as amostras. As prevalências de uso nos últimos 12 meses em pessoas com 50 a 64 e 65 anos ou mais foram de 1,8 e 0,4%, respectivamente, na Inglaterra, e 9 e 1,1%, respectivamente, nos arredores de Londres. O uso de Cannabis, anfetamina, cocaína e dietilamida do ácido lisérgico (LSD) em pessoas com idade de 50 a 64 anos na vida aumentou em quase dez vezes na Inglaterra em relação a 1993. As prevalências de uso anterior em qualquer momento da vida foram de 11,4, 1,7, 42,8 e 9,4%, respectivamente. Todavia, constatou-se estabilidade no uso de tranquilizantes (na vida e nos últimos 12 meses).[16]

A partir dos dados obtidos na National Epidemiologic Survey on Alcohol and Related Conditions (NESARC-III), **a prevalência do uso de maconha no último ano mais do que dobrou quando se comparam os anos de 2001 e 2002 com o período de 2012 a 2013,**[19] **com incremento significativo na faixa etária de 45 a 64 anos.** Estudo de coorte destacou que os recentes aumentos no consumo de Cannabis no último ano não foram exclusivos das gerações mais jovens.[17] Os dados da NESARC-III, de 2012 a 2013, **mostraram que 3,9% das pessoas com idade igual ou superior a 50 anos relataram o uso de maconha no ano anterior à pesquisa.**[20]

Outro estudo importante, realizado a partir dos dados da National Survey on Drug Use and Health (NSDUH), de 2006 a 2013, com amostra probabilística representativa da população estadunidense, avaliou o uso de Cannabis no último ano em 47.140 indivíduos com idade igual ou superior a 50 anos. **A prevalência do uso nessa população aumentou significativamente de 2006-2007 para 2012-2013, na ordem de 57,8% para adultos com idade entre 50 e 64 anos (p < 0,001) e 250% para aqueles com idade igual ou superior a 65 anos (p = 0,002).** Ao combinar dados de 2006 a 2013, 6,9% dos usuários de Cannabis mais velhos apresentaram critérios de diagnóstico para abuso ou dependência, porém, a maioria não percebia risco ou risco associado ao uso mensal (85,3%) ou uso semanal (79%) da substância. Os indivíduos que consumiram maconha no último ano eram homens mais jovens, não hispânicos, sem outras doenças crônicas, eram tabagistas e usavam álcool e/ou outras substâncias quando comparados aos usuários de Cannabis que não haviam usado a substância no último ano.[21]

Na Austrália, a prevalência e os preditores do uso de *Cannabis* entre os idosos foram avaliados por meio dos dados de 2004 e 2013 da National Drug Strategy Household Survey (NDSHS). O consumo dessa substância em indivíduos com idade igual ou superior a 50 anos praticamente dobrou ($p < 0,01$): de 1,5 para 3,6% entre 2004 e 2013. O consumo de *Cannabis* foi maior entre homens ($p < 0,01$), solteiros, bebedores de risco, fumantes e poliusuários de drogas, sendo menos provável entre os mais idosos.[22]

Com o incremento nas demandas pelo uso, também são esperadas mudanças nos índices de busca de tratamento por pessoas que acessam os serviços de saúde, motivadas pelas complicações advindas dos transtornos relacionados ao uso de *Cannabis*. De fato, os prejuízos nas condições de saúde associadas ao consumo têm acentuado as repercussões em idosos de diversos países de renda média a alta, o que torna necessária uma maior atenção aos impactos do uso dessa substância na saúde pública.[14] Também se espera um impacto significativo em muitos aspectos sociais, incluindo maior carga para o sistema de saúde.[3] **Estima-se que o número de idosos que necessitarão de tratamento para o consumo de drogas ilícitas aumente 500% entre 1995 e 2020.**[3] **Os dados de prevalência do uso de *Cannabis* no último mês em idosos com depressão que procuraram tratamento de saúde mental foi de 12% para homens e 4% para mulheres.**[23]

Choi e colaboradores[13] avaliaram os idosos que buscaram tratamento para uso de maconha e de substâncias em geral, compilando os dados de 2012 e 2013 do NESARC-III (N = 14.715). Eles observaram que um quarto da amostra consumiu no ano anterior e 13,7% dos ex-usuários de maconha com transtornos relacionados ao uso de *Cannabis* ao longo da vida procuraram ajuda para tais problemas. **A chance de buscar tratamento foi quase três vezes maior entre idosos diagnosticados com transtornos relacionados ao uso de *Cannabis* na vida, uso de outra substância (*odds ratio* [OR] = 2,8, 95% intervalo de confiança [IC] = 1,39-5,80) e tabagistas (OR = 2,9, 95% IC = 1,28-6,87).** A chance de buscar tratamento para problemas relacionados ao consumo de álcool foi significativamente maior quando os idosos eram ex-usuários ou usuários de maconha no último ano.[13]

A análise das evidências disponíveis permite concluir que a maioria dos estudos foi realizada com amostras heterogêneas constituídas por pessoas predominantemente jovens. Nesse contexto, muitos dados não podem ser comparados ou extrapolados para a população idosa, sendo necessárias novas pesquisas desenhadas especificamente para mapear o consumo nessa faixa etária.[24]

Há uma vasta literatura constituída pelos resultados de estudos que têm comumente avaliado os efeitos de coortes históricas importantes da população de idosos, a chamada geração *baby boomer,* em países da Europa e da América do Norte.[14,21]

O primeiro efeito refere-se à tendência à continuidade do uso pela geração *baby boomer*. Uma investigação conduzida nos Estados Unidos mostra que as pessoas que vivenciaram a adolescência em momentos nos quais as drogas eram populares e muito disponíveis foram as mais propensas ao uso de drogas e, provavelmente, mantiveram o consumo.[14] Os indivíduos nascidos entre os anos de 1946 e 1965, que configuram ao geração *baby boomer*, apresentaram taxas mais elevadas de uso de substâncias durante a juventude do que as coortes de gerações anteriores; uma proporção significativa continuou a usar drogas e, atualmente, essas pessoas têm mais de 50 anos.[3] Estima-se que o número desses indivíduos que usam maconha aumentará de 2,8 milhões em 2006 para 5,7 milhões em 2020.[25]

Um segundo efeito foi observado em estudo de coorte conduzido na Europa, por meio da avaliação de indivíduos que procuraram tratamento para uso de opioides. Notou-se que, embora o número de usuários de opiáceos que entram em tratamento tendesse a diminuir, entre essas pessoas com mais de 40 anos aumentou de 1 a cada 5, em 2006, para 1 a cada 3, em 2013. Nesse ínterim, foi observado que o número de óbitos por *overdose* refletiu uma tendência semelhante: entre 2006 e 2013 aumentou em pessoas acima de 40 anos, mas diminuiu entre os mais jovens. Por fim, as evidências apontaram um grande grupo de usuários de opioides idosos que começou a injetar heroína durante a "epidemia" da droga nas décadas de 1980 e 1990.[14]

A maioria dos usuários de maconha com 50 anos ou mais era usuário de longa data, com hábito de uso que se instalou na adolescência; cerca de 1 a cada 6 usuários apresentava transtorno relacionado ao uso de Cannabis no último ano, 90% consumiam álcool e quase um quarto usava concomitantemente outras drogas ilícitas.[20]

FARMACOCINÉTICA

A farmacocinética e a farmacodinâmica acompanham o envelhecimento com mudanças substanciais. Por exemplo, no idoso, ocorre diminuição da metabolização hepática e da eliminação renal de substâncias, isso significa que, com o avanço dos anos, as alterações relacionadas à idade afetam a absorção, a distribuição, o metabolismo e a excreção das substâncias consumidas. Desse modo, o declínio da função renal e a redução do desempenho do fígado nos idosos têm maior impacto na capacidade de excretar substâncias do corpo do que o observado em indivíduos mais jovens.[26-28]

O envelhecimento está relacionado ao aumento da gordura corporal e à diminuição da massa magra corporal,[26] o que aumenta o volume de distribuição de drogas lipofílicas, como a Cannabis. No entanto, poucos estudos avaliaram a farmacocinética da Cannabis e dos canabinoides, bem como a interação dessas substâncias com outras drogas na população idosa.[27,28]

A administração concomitante de Cannabis com outras substâncias que influenciam as enzimas hepáticas da subclasse de citocromo P450 (CYP) altera significativamente o metabolismo dos canabinoides. Monitorar essa associação é especialmente relevante na população idosa, uma vez que o poliuso é comum em indivíduos mais velhos.[27] Idade e morbidade relacionadas à diminuição geral da função dos órgãos e às alterações nos parâmetros farmacocinéticos e farmacodinâmicos deixam os idosos mais propensos a experimentar efeitos adversos graves após o consumo de maconha.[29] **Eventos adversos comuns que os pacientes experimentam devido ao uso de Cannabis incluem tontura, euforia, sonolência, confusão e desorientação.** Esses efeitos são importantes na população idosa, que pode sofrer condições como demência, quedas frequentes, problemas de mobilidade e deficiência auditiva ou visual.[30]

USO "MEDICINAL" DE MACONHA ENTRE IDOSOS

Frequentemente, a maconha é percebida como uma "droga leve" ou "mais suave". Às vezes, é até mesmo exaltada por muitos como benéfica à saúde e "vendida" como uma droga inócua, que não causa prejuízo ao organismo. No entanto, devido às alterações fisiológicas relacionadas ao envelhecimento, seu uso regular pode colocar a saúde dos idosos em risco considerável.[31]

A legalização do uso recreativo em alguns países e em estados dos Estados Unidos tem contribuído para a diminuição da percepção dos riscos associados ao consumo de maconha. Assim, apesar dos efeitos adversos relatados, muitas pessoas acreditam que a Cannabis pode ser uma terapia alternativa ou complementar importante.[29]

Em relação ao "uso medicinal" da substância – tema que tem gerado intensa controvérsia –, os estudos ainda são incipientes e os resultados, muitas vezes, inconclusivos. Nesse sentido, destaca-se que o Canadá, em 2001, foi um dos primeiros países a permitir o uso médico da Cannabis (um termo amplo que abrange seus múltiplos usos para fins terapêuticos), também conhecido como maconha medicinal. Mais recentemente, esse país se tornou o segundo, depois do Uruguai, a regulamentar o uso para fins recreativos. Essa recente incursão no campo da descriminalização ou legalização trouxe a Cannabis de volta ao bloco de prescrição médica. Nos lugares onde o consumo controlado é permitido, pacientes idosos agora solicitam a indicação da substância para o tratamento das morbidades e de suas consequências adversas relacionadas, como dor crônica. Compreendendo que grande parte da população e uma proporção ainda mais proeminente de usuários dos serviços de saúde são constituídas por idosos, esses sujeitos representam um grupo-alvo que reivindica a descriminalização e luta pelo direito de serem beneficiados com o "tratamento" com Cannabis medicinal.[32]

Além disso, cada vez mais os médicos canadenses prescrevem Cannabis para seus pacientes. Em 2017, a Statistics Canada informou que 2.475 médicos prescreveram Cannabis, mas ainda assim se sentiam desconfortáveis em autorizar o uso dessa substância devido à escassez de informações.[29] Dados epidemiológicos mostraram que a população idosa compõe um segmento crescente para o uso medicinal de Cannabis, em torno de 7% a mais de um terço, dependendo do país.[33] Na Holanda, por exemplo, existem programas nacionais que permitem o uso de Cannabis medicinal. Um estudo comparou a prescrição dessa substância entre dois períodos: de 2003 a 2010, e de 2011 a 2016.[34] Os resultados não mostraram mudança no uso medicinal entre os idosos, uma vez que 40% dos usuários tinham idade entre 41 e 60 anos. **As taxas de prescrição foram de 31,3 versus 30,9% no grupo com idade entre 61 e 80 anos e 5,7 versus 5,9% em pessoas com mais de 80 anos, o que pode explicar o incremento da vulnerabilidade dos idosos.**

Estratégias de intervenção mais adequadas à idade são igualmente necessárias para prevenir, tratar e manejar o consumo de Cannabis (e outras drogas) entre os idosos. É importante ressaltar que tais intervenções devem considerar a heterogeneidade dos indivíduos mais velhos e as diferenças em suas necessidades, tendo em vista a existência potencial de problemas de saúde mental associados.[22]

IMPLICAÇÕES SOCIAIS E CLÍNICAS EM IDOSOS

A literatura sobre as consequências sociais do consumo crônico de Cannabis em idosos é limitada. No Canadá, por meio de dados epidemiológicos e de uma avaliação comparativa de riscos, foram calculados os índices da morbimortalidade atribuíveis a seu uso.[35] Concentrando-se em acidentes de carros, transtornos relacionados ao uso de Cannabis, saúde mental (psicose) e câncer de pulmão, os resultados mostraram que os acidentes com veículos motorizados e transtornos por uso de Cannabis superam em muito os demais riscos em termos de morbidade (número de casos), no entanto, não foram produzidos dados específicos sobre idosos.[35]

Há evidências de que o envelhecimento está associado a mudanças em vários domínios da saúde, especialmente relacionados a saúde física (mudanças fisiológicas), cognitiva e emocional. A saúde física, as diversas mudanças no estilo de vida e os desafios específicos dos idosos os deixam mais vulneráveis ao uso de substâncias[3] e aos desfechos adversos.

O impacto do uso da maconha na saúde e os fatores psicossociais na população idosa é, em grande parte, subavaliado.[13] Os estudos mostram, de forma geral, a incidência de TUSs, principalmente o consumo crônico de álcool, de tabaco e de medicamentos prescritos, porém poucos mencionam diretamente o uso da Cannabis. Sabe-se que idosos com diagnóstico de transtornos mentais em comorbidade com problemas de saúde física (diabetes melito, acidente vascular cerebral, insônia e dor crônica) apresentam maior risco de desenvolver problemas relacionados ao uso de substâncias.

A 5ª edição do *Manual diagnóstico e estatístico de transtornos mentais* (DSM-5) define "transtorno relacionado ao uso de substâncias" como um transtorno mental. Notavelmente, mostra a coexistência de outros transtornos psiquiátricos com TUSs, ou seja, os idosos podem desenvolver TUSs, além de outras condições psiquiátricas relacionadas ao humor, como depressão, ansiedade ou outros. Choi e colaboradores observaram que 30% das pessoas com mais de 50 anos haviam apresentado concomitantemente transtornos de ansiedade e transtorno relacionado ao uso de Cannabis no ano anterior.[20]

Algumas condições importantes devem ser consideradas entre os idosos. Os TUSs que cursam em comorbidade com doenças físicas ou mentais podem estar relacionados a dor crônica ou insônia, resultando em uso problemático de substâncias ou interações prejudiciais entre medicamentos prescritos ou não.[36] **Os efeitos dos déficits cognitivos (p. ex., comprometimento cognitivo leve até o extremo da demência) agravados ou em decorrência do consumo de substâncias, e vice-versa, em pessoas com até 65 anos de idade, mostraram-se fortemente relacionados ao uso de *Cannabis*.**[37] Os transtornos psiquiátricos observados em coortes de idosos têm sido intensamente associados a certos TUSs (em particular, esquizofrenia e transtornos relacionados ao tabaco).

A coocorrência de esquizofrenia tem sido mais comumente associada ao uso de tabaco (72 a 90%), *Cannabis* (20 a 65%) e álcool (20,6%).[3,15] A coocorrência de TUSs pode piorar a gravidade e o prognóstico das doenças mentais primárias. Em serviços de emergência psiquiátrica, a elevada prevalência nos testes positivos de urina fornece evidências consideráveis para indicar as opções de tratamento para idosos com TUS e comorbidades psiquiátricas. Além disso, destaca a importância de mais pesquisas sobre os custos econômicos que recaem sobre os sistemas de saúde, resultantes dos TUSs e dos prejuízos na saúde mental em idosos (internações hospitalares prolongadas, uso frequente dos serviços de saúde).[3,15]

TRATAMENTO

Evidências mostram que idosos se engajam mais em programas de tratamento de longa duração que incluem combinação da dimensão psicossocial com farmacoterapia. No que diz respeito a adesão ao tratamento e resultados relacionados, os idosos apresentaram melhores níveis de adesão e de desfechos favoráveis no tratamento para os TUSs, e até mesmo maior motivação e capacidade para operar mudanças do que pessoas mais jovens.[1] Alguns autores relataram que homens e mulheres não diferem substancialmente no tratamento de TUSs,[9] enquanto outros argumentam que os resultados parecem mais favoráveis em mulheres idosas.[38]

Para desenvolver intervenções mais eficazes, gestores, políticos, clínicos e profissionais da saúde necessitam alinhar suas estratégias de intervenção visando a uma compreensão mais abrangente sobre o fenômeno da prevalência do uso de substâncias específicas, bem como dos fatores de risco e de proteção para os problemas relacionados a TUSs em idosos.

Alguns dos desafios futuros a serem superados pelos provedores de saúde referem-se à capacitação dos profissionais sobre o tema e o estabelecimento de uma rede integrada de serviços eficiente, que ofereça apoio assistencial para a demanda de atendimento nos diversos níveis de atenção à saúde. Essa capacitação inevitavelmente será exitosa conforme as equipes de saúde se tornem mais habilitadas a reconhecer e a tratar os problemas relacionados ao uso de maconha em idosos.[3]

Há evidências de lacunas tanto de conscientização como de conhecimento dos profissionais da saúde a respeito do uso de *Cannabis* e sua coocorrência com outros transtornos mentais. Assim, existe a necessidade urgente de melhorar os treinamentos, as capacitações e a educação formal dos profissionais da saúde sobre o consumo e a dependência de substâncias. A formação profissional atual centra-se sobretudo na transmissão de conhecimentos, mas com pouca ênfase em atitudes e competências, que são vitais para a prevenção e o tratamento eficazes. Dada a diferença entre a necessidade clínica e a educação dos profissionais da saúde, o incremento dos treinamentos e incentivos à formação educacional pode contribuir para melhorar a prática de cuidados baseada em evidências.

Como o uso e o abuso de substâncias não têm limite de idade, métodos de *screening* devem ser utilizados na avaliação de idosos, mas com parcimônia. Muitas vezes, uma pergunta direta sobre os hábitos de consumo e a atuação empática do profissional podem ser mais significativas do que um teste toxicológico. Os programas de triagem (*screening*) têm sido muito discutidos, uma vez que são aplicados não especificamente para a detecção de maconha, mas de forma geral, para todos os tipos de drogas, pois assim que o problema é identificado, o idoso pode se beneficiar de uma variedade de programas de intervenção e tratamento medicamentoso, se necessário. Algumas recomendações para a triagem da população idosa devem considerar os potenciais benefícios advindos da identificação do transtorno e a capacidade de tratamento para o problema *versus* os potenciais efeitos adversos do processo de triagem.

A identificação do uso de maconha em idosos, entretanto, tem sido uma barreira frequente nos serviços de saúde. Evidências mostram que muitos usuários nunca recebem tratamento específico por uma série de razões, sendo a mais notável a falta de detecção, o que contribui para sua invisibilidade. Os programas existentes são incipientes na abordagem de temas específicos relacionados à população idosa. Alguns sintomas do uso de substâncias podem permanecer mascarados por outras doenças físicas, tornando difícil sua identificação pelos profissionais. Ao mesmo tempo, amigos, familiares e cuidadores podem atribuir tais sintomas simplesmente ao envelhecimento, retardando a busca de tratamento.

Nesse sentido, novos estudos, capacitações e conscientização por parte dos profissionais da saúde são fundamentais para o refinamento da identificação e a implementação de intervenções efetivas junto a essa população. Recomenda-se, por conseguinte, que haja uma articulação mais efetiva entre os serviços de saúde (atenção primária), o que é essencial para a promoção da continuidade de cuidados, especialmente os programas de geriatria e os serviços especializados no tratamento de TUSs.

As intervenções psicossociais mostram-se eficazes em idosos com TUSs, com abordagens menos intensivas, incluindo as intervenções breves (como aconselhamento) para os problemas relacionados ao uso de substâncias. Se as intervenções breves não forem tão eficazes para os idosos, as intervenções motivacionais devem ser consideradas. Tais técnicas avaliam a disposição de um indivíduo em mudar seu comportamento em relação ao consumo de substâncias. A terapia cognitivo-comportamental (TCC) tem contribuído para a redução do uso de substâncias em idosos com TUS, ajudando-os a estabelecer metas e a identificar estratégias de mudança. Embora seja mais usada para problemas relacionados ao uso de álcool, a TCC vem se mostrando promissora na presença de comorbidades.[3]

Além disso, integrar ações de rastreamento, intervenções breves para TUSs e comorbidades, física ou mental, na atenção primária à saúde é fundamental, o que converge para as prioridades em saúde definidas pela Organização das Nações Unidas (ONU),[39] resultando em reduções dos custos de saúde com a população idosa. Atualmente, a disponibilidade dessas abordagens é limitada para idosos, o que aumenta a importância de envolvê-los adequadamente nas abordagens integradas existentes nos serviços. Grupos psicoeducativos ou com finalidade educacional, que utilizam conceitos e processos semelhantes aos encontrados na TCC, também oferecem contribuições valiosas que podem ser eficazes em idosos com TUSs.

CONSIDERAÇÕES FINAIS

A população mundial está envelhecendo, o que repercute na distribuição e no perfil epidemiológico dos TUSs. A maconha é a droga ilícita mais usada entre os idosos, e conforme essa população aumenta em países que têm uma atitude mais tolerante em relação ao seu consumo, a dinâmica de uso da droga e seus efeitos potenciais nos desfechos pessoais, sociais e de saúde requerem também maior atenção do ponto de vista da saúde pública.[38]

A literatura epidemiológica sobre o uso de maconha na população idosa mostra que o maior aumento no consumo foi observado em pessoas que estão com 50 anos ou mais, sendo aqueles com 65 anos ou mais os que apresentaram maior aumento no uso da substância nessa população.[40] O uso de *Cannabis* por idosos, embora apresente uma prevalência considerada alta, tem sido menor que o observado em jovens e adultos. Isso não desmerece, no entanto, sua importância nessa população. À medida que a idade aumenta, o consumo e a dependência de *Cannabis* tendem a diminuir. Contudo, esse padrão é consistente com um efeito de coorte, ou seja, o consumo de *Cannabis* entre os idosos pode aumentar nas futuras gerações em virtude de a coorte atual de usuários estar envelhecendo. A frequência do consumo para fins médicos é menor entre os idosos, mas um aumento nos critérios de indicação para tal emprego (p. ex., dor crônica) foi observado nos últimos anos.[3]

O interesse no uso medicinal de *Cannabis* e canabinoides é crescente em todo o mundo. Alimentados pela cobertura da mídia, os pacientes percebem os canabinoides como um remédio natural para combater inúmeros sintomas. No entanto, a evidência de eficácia para o alívio de uma série de sintomas é, no geral, escassa. O risco de efeitos adversos conhecidos e potenciais é considerável, principalmente em relação aos eventuais prejuízos cognitivos, cardiovasculares, de marcha e estabilidade em adultos mais velhos. Isso aumenta a atenção para a relação de risco-benefício individual e da tomada de decisão compartilhada entre paciente e médico.[41]

Os correlatos comuns do uso de maconha na população idosa incluem ser homem, ser solteiro, ter várias doenças crônicas, apresentar estresse psicológico e usar outras substâncias, como álcool, tabaco, outras drogas ilícitas e medicamentos prescritos. **O aumento do consumo de maconha em idosos requer vigilância e pesquisas adicionais para entender o uso e os efeitos dessa substância em tal população, de modo a evitar ou minimizar resultados negativos para a saúde.**[38] A população geriátrica tem maior probabilidade de apresentar múltiplas comorbidades e está sujeita à polifarmácia. O uso de maconha, seja medicinal, seja recreativo, pode complicar o quadro com efeitos colaterais aditivos no sistema nervoso central.[27]

Modificar o foco do cuidado no tratamento, especialmente para a população idosa é crucial encontrar as necessidades específicas desse subgrupo de indivíduos que usa maconha. Por fim, considerando a escassez de evidências clínicas e o aumento das solicitações de informações ou do uso da "maconha medicinal" por pacientes idosos, é necessária uma abordagem clínica pragmática que promova um diálogo racional, destacando a importância da avaliação criteriosa no cenário atual de evidências científicas.

REFERÊNCIAS

1. Ros-Cucurull E, Palma-Álvarez RF, Cardona-Rubira C, García-Raboso E, Jacas C, Grau-López L, et al. Alcohol use disorder and cognitive impairment in old age patients: a 6 months follow-up study in an outpatient unit in Barcelona. Psychiatry Res. 2018;261:361-66.
2. Christensen K, Doblhammer G, Rau R, Vaupel JW. Ageing populations: the challenges ahead. Lancet. 2009;374(9696):1196-208.
3. Flint A, Merali Z, Vaccarino F, editors. Substance use in Canada: improving quality of life: substance use and aging. Ottawa: Canadian Centre on Substance Use and Addiction; 2018.
4. World Health Organization. International day of older people 2016 [Internet]. Geneva: WHO; 2016 [capturado em 19 jan. 2020]. Disponível em: https://www.who.int/ageing/events/idop_rationale/en/.
5. United Nations. World population prospects 2017. New York: United Nations; 2017.
6. IBGE. Projeção da população do Brasil e das Unidades da Federação [Internet]. Rio de Janeiro: IBGE; 2019 [capturado em 19 jan. 2020]. Disponível em: http://www.ibge.gov.br/apps/populacao/projecao/.
7. Institute of Medicine. The mental health and substance use workforce for older adults: In whose hands? Washington, DC: The National Academies Press; 2012.
8. Maree RD, Marcum, ZA, Saghafi E, Weiner DK, Karp JF. A systematic review of opioid and benzodiazepine misuse in older adults. Am J Geriatr Psychiatry. 2016;24(11):949-63.
9. Kano MY, Santos MA, Pillon SC. Uso do álcool em idosos: validação transcultural do Michigan Alcoholism Screening Test – Geriatric Version (MAST-G). Rev Esc Enferm USP. 2014;48(4):649-56.
10. Crome IB, Rao R, Crome P. Substance misuse and older people: better information, better care. Age Ageing. 2015;44(5):729-31.
11. Searby A, Maude P, McGrath I. Dual diagnosis in older adults: a review. Issues Ment Health Nurs. 2015;36(2):104-11.
12. Voyer P, Preville M, Roussel ME, Berbiche D, Beland SG. Factors associated with benzodiazepine dependence among community-dwelling seniors. J Community Health Nurs. 2009;26(3):101-13.

13. Choi NG, Marti CN, DiNitto DN, Choi BY. Older adults' marijuana use, injuries, and emergency department visits. Am J Drug Alcohol Abuse. 2018; 44(2):215-23.
14. United Nations Office on Drugs and Crime. World Drug Report 2020. Vienna: UNODC; 2020 [capturado em 14 jul. 2020]. Disponível em: https://wdr.unodc.org/wdr2020/
15. Diniz A, Pillon SC, Monteiro S, Pereira A, Gonçalves J, Santos MA. Elderly substance abuse: an integrative review. Psicol Teoria Prática. 2017;19 (2):42-59.
16. Fahmy V, Hatch SL, Hotopf M, Stewart R. Prevalence of illicit drug use in people aged 50 years and over from two surveys. Age Ageing. 2012; 41(4):553-56.
17. Miech R, Koester S. Trends in U.S., past-year marijuana use from 1985 to 2009: an age-period-cohort analysis. Drug Alcohol Depend. 2012; 124(3):259-67.
18. Woo BKP, Chen W. Substance misuse among older patients in psychiatric emergency service. Gen Hosp Psychiatry. 2010;32(1):99-101.
19. Hasin DS, Saha TD, Kerridge BT, Goldstein RB, Chou SP, Zhang H, et al. Prevalence of marijuana use disorders in the United States between 2001-2002 and 2012-2013. JAMA Psychiatry. 2015;72 (12):1235-42.
20. Choi NG, DiNitto DM, Marti CN. Older-adult marijuana users and ex-users: comparisons of sociodemographic characteristics and mental and substance use disorders. Drug Alcohol Depend. 2016; 165:94-102.
21. Han BH, Sherman S, Mauro PM, Martins SS, Rotenberg J, Palamar JJ. Demographic trends among older cannabis users in the United States. 2006-13. Addiction. 2017;112(3):516-25.
22. Kostadinov V, Roche A. Bongs and baby boomers: trends in cannabis use among older Australians. Australas J Ageing. 2017;36(1):56-9.
23. Satre DD, Sterling SA, Mackin RS, Weisner C. Patterns of alcohol and drug use among depressed older adults seeking outpatient psychiatric services. Am J of Geriatric Psychiatry. 2011;19(8): 695-703.
24. Abuhasira R, Schleide LBL, Mechoulam R, Novack V. Epidemiological characteristics, safety and efficacy of medical cannabis in the elderly. Eur J Intern Med. 2018;49:44-50.
25. Han B, Gfroerer JC, Colliver JD, Penne MA. Substance use disorder among older adults in the United States in 2020. Addiction. 2009;104(1): 88-96.
26. Corsonello A, Pedone C, Incalzi RA. Age-related pharmacokinetic and pharmacodynamics changes and related risk of adverse drug reactions. Curr Med Chem. 2010;17(6):571-84.
27. Mahvan TD, Hilaire ML, Mann A, Brown A, Linn B, Gardner T, et al. Marijuana use in the elderly: implications and considerations. Consult Pharm. 2017;32(6):341-51.
28. Ahmed AIA, van den Elsen GAH, Colbers A, Kramers C, Burger DM, van der Marck MA, et al. Safety, pharmacodynamics, and pharmacokinetics of multiple oral doses of delta-9-tetrahydrocannabinol in older persons with dementia. Psychopharmacology. 2015;232(14):2587-95.
29. Beauchet O. Medical cannabis use in older patients: Update on medical knowledge. Maturitas. 2018; 118:56-9.
30. Singh-Manoux A, Kivimaki M, Glymour MM, Elbaz A, Berr C, Ebmeier KP, et al. Timing of onset of cognitive decline: results from Whitehall II prospective cohort study. BMJ. 2012;344: d7622.
31. Crome I, Dar K, Janikiewicz S, Rao T, Tarbuck A. Our invisible addicts: first report of the older persons' substance misuse working group of the Royal College of Psychiatrists. London: Royal College of Psychiatrists; 2011.
32. Katz I, Katz D, Shoenfeld Y, Porat-Katz BS. Clinical evidence for utilizing cannabinoids in the elderly. Isr Med Assoc J. 2017;19(2):71-5.
33. Kaskie B, Ayyagari P, Milavetz G, Shane D, Arora K. The increasing use of cannabis among older Americans: a public health crisis or viable policy alternative? Gerontologist. 2017;57(6): 1166-72.
34. Hazekamp A, Ware M A, Muller-Vahl KR, Abrams D, Grotenhermen F. The medicinal use of cannabis and cannabinoids - an international cross-sectional survey on administration forms. J Psychoactive Drugs. 2013;45(3):199-210.
35. Fischer B, Imtiaz S, Rudzinski K, Rehm J. Crude estimates of cannabis-attributable mortality and morbidity in Canada: implications for public health focused intervention priorities. J Public Health. 2015; 38(1):183-8.

36. Kuerbis A, Sacco P. A review of existing treatments for substance abuse among the elderly and recommendations for future directions. Subst Abuse. 2013;7:13-37.
37. Lyketsos CG, Garrett E, Liang KY, Anthony JC. Cannabis use and cognitive decline in persons under 65 years of age. Am J Epidemiol. 1999;149(9):794-800.
38. Carew AM, Comiskey C. Treatment for opioid use and outcomes in older adults: a systematic literature review. Drug Alcohol Depend. 2018;182:48-57.
39. United Nations. Transforming our world: the 2030 agenda for sustainable development. [Internet]. New York: UN; 2015 [capturado em: 3 fev. 2020]. Disponível em: http://bit.ly/TransformAgendaSDG-pdf
40. Lloyd SL, Striley CW. Marijuana use among adults 50 years or older in the 21st Century. Gerontol Geriatr Med. 2018;21(4):2333721418781668.
41. Minerbi A, Häuser W, Fitzcharles MA. Medical cannabis for older patients. Drugs Aging. 2019;36(1):39-51.

CONSUMO DE MACONHA DURANTE A GESTAÇÃO E O PUERPÉRIO

Adaene Alves Machado de Moura | Ludmila Gonçalves Perruci
Larissa Horta Esper | Sandra Cristina Pillon

Nas últimas décadas, estudos epidemiológicos têm mostrado um incremento nas demandas de uso de maconha por diversas populações, em especial por aquelas que estão em maior risco e vulnerabilidade psicossocial. Nesse sentido, este capítulo tem por objetivo descrever os aspectos epidemiológicos, a farmacocinética e as consequências do consumo de maconha em mulheres, em gestantes e na lactação, bem como as principais abordagens em seu tratamento.

GESTANTES E MULHERES NO PUERPÉRIO

Como mencionado em outros capítulos desta obra, **a maconha é a droga recreativa mais comumente usada por diversas populações, incluindo mulheres em idade reprodutiva.** Esse é um comportamento importante a ser considerado, tendo em vista a exposição a maior risco e a manutenção do uso no período gestacional, sendo que se mantém constante ao longo da gestação em 4% das usuárias no primeiro trimestre, em comparação com 3,5 e 2,7% delas no segundo e no terceiro trimestres da gestação, respectivamente.[1] Vale ressaltar que não existem quantidades seguras para o consumo dessa substância durante a gravidez.

Na população obstétrica, a prevalência de uso tem variado entre 2 e 28%. No entanto, pode ser maior dependendo do local em que a amostra foi estudada, da definição de uso, do tipo de maconha e do método de detecção.[1-7] Os potenciais efeitos da *Cannabis* sobre a fertilidade, em mulheres grávidas e lactantes, e seus descendentes ainda estão sendo desvelados em estudos.[1] No entanto, são amplas as evidências de que os componentes contidos na maconha, em particular o tetraidrocanabinol (THC), os quais permeiam todos os sistemas corpóreos da mãe, passam diretamente para o bebê (pelo útero e, posteriormente, via amamentação), potencializando os riscos no pré-natal (parto prematuro, descolamento da placenta, aborto espontâneo, natimorto) e no pós-natal (anemia, baixo peso ao nascer), com resultados negativos no neurodesenvolvimento e nos comportamentos.[3,4,6-9]

Nesse sentido, faz-se necessária uma reflexão sobre os dados epidemiológicos e os problemas associados ao uso de *Cannabis* por gestantes, considerando suas singularidades e as repercussões para a saúde materna e a do bebê, tendo em vista as ações em políticas públicas, o planejamento de tratamento e prevenção com foco nessa população.

DADOS EPIDEMIOLÓGICOS DO USO DE MACONHA POR GESTANTES

Atualmente, a maconha é a substância ilícita de maior uso entre as mulheres no período gestacional.[6-12] Em alguns países que legalizaram seu consumo recreativo e medicinal, foi observado um potencial para aumento do uso entre as mulheres e para a continuidade durante a gestação.[3,7,9] A prevalência de uso dessa substância tem variado de 2 a 28%, com maiores índices em mulheres que não planejaram a gravidez e sob condições socioeconômicas baixas.[3,7,10,11] Além disso, o uso continuado de *Cannabis* na gestação (até a quinta semana) muitas vezes pode estar relacionado ao desconhecimento da gravidez e também ao fracasso em cessar o uso naquelas que desejavam parar de consumir a substância durante a gestação.[3,7]

Nos Estados Unidos e no Canadá, estudos epidemiológicos sobre o uso de maconha por gestantes são realizados de forma sistemática e mostram os índices de consumo em mulheres em idade reprodutiva e gestantes ao longo dos anos. Com base nos dados de 2002 a 2014 da National Survey on Drug Use and Health (NSDUH), é possível observar um incremento de 62% no uso de *Cannabis* na população de gestantes, que passou de 2,37 para 3,85%.[12] Já em 2016, na segunda avaliação desse mesmo órgão, 4,9% das gestantes com idade entre 15 e 44 anos relataram o uso de maconha no último mês, uma taxa um pouco mais alta quando comparada à de 2015 (3,4%).[1] Segundo os dados, o consumo de *Cannabis* foi declaradamente maior durante o primeiro trimestre da gestação (10,4%) em comparação ao segundo (2,5%) e ao terceiro (2,3%).[1] O uso de maconha e outras substâncias em geral tem ocorrido no primeiro trimestre da gestação, uma vez as mulheres demoram a descobrir que estão grávidas.[1] Em 2017, por sua vez, os dados da NSDUH destacaram a prevalência de índice elevado no uso diário de maconha por mulheres mais jovens (18 a 25 anos).[10]

Os dados do Canadian Perinatal Health Report de 2008 mostraram que 5% das gestantes usaram drogas ilícitas durante a gravidez, no entanto sem especificidades sobre o uso de *Cannabis*.[13] Naquele país, com a legalização do consumo medicinal e recreativo da *Cannabis*, monitoramentos do consumo foram realizados de forma sistemática ao longo dos anos, incluindo as gestantes. Nos relatórios de 2015 e 2016, os índices de uso da *Cannabis* foram maiores (16,9%) em mulheres em idade reprodutiva (15 a 44 anos)[14] em comparação com 12,6% em 2013.[15]

No Brasil, embora o consumo de maconha não seja legalizado, o uso por mulheres é uma realidade, com prevalências menores em relação aos homens.[2] O **III Levantamento Nacional sobre o Uso de Drogas (III Lenud)**[16] **mostrou que 7,7% dos brasileiros já usaram maconha e 3,72% eram mulheres**, no entanto o estudo não avaliou o uso durante a gestação.[16] Já os dados do II Levantamento Nacional de Álcool e Drogas (Lenad II),[2] descritos em parte no Capítulo 17 (Maconha e saúde sexual), mostram que 5,2% da população total já usaram maconha, sendo que 2,7% eram mulheres, mas esse estudo também não investigou as particularidades do consumo de maconha na gestação.

Ko e colaboradores[17] estudaram o perfil de uso de maconha por mulheres em idade reprodutiva e gestantes. Houve predominância de consumo entre as mais jovens (18 a 25 anos), solteiras e de baixa renda, com uso no primeiro trimestre da gravidez (7,4%) e uso diário (16%) de *Cannabis*. As motivações para o consumo foram tanto recreacionais como para automedicação.[17]

Após a legalização do consumo recreativo da *Cannabis* em vários estados norte-americanos, a prevalência de uso foi avaliada em testes de *screening* em mulheres acolhidas em um hospital comunitário em Oregon, Estados Unidos. Os dados revelaram um aumento no número de resultados positivos de THC na urina (11,8 a 18%).[18] Outro estudo interessante, realizado no Brasil, incluiu mil adolescentes no terceiro trimestre de gravidez atendidas em um hospital público em São Paulo e mostrou prevalência de cocaína (1,7%), *Cannabis* (4%) e uso concomitante de ambas as drogas (0,3%), por meio da análise de cabelo. As usuárias eram adolescentes

(17 anos), a gravidez não havia sido planejada e 10% haviam sofrido aborto espontâneo, tinham baixo nível de escolaridade e renda, e eram dependentes financeiramente.[19]

Algumas pesquisas mostraram a prevalência e a frequência do consumo de maconha entre gestantes, mas é preciso considerar que tais dados foram obtidos em grande parte por meio de autorrelatos,[3,4,6,7,10,20] o que algumas vezes podem subestimar os resultados. Isso pode estar ocorrendo devido a medo, estigma e preconceito em falar sobre esse assunto e sofrer consequências legais.

Estudos apontam que, em investigações feitas por meio do autorrelato do usuário, muitas informações podem ser omitidas por este e/ou não exploradas por parte dos profissionais da área da saúde.[3,7,9,13,21,22] Uma pesquisa realizada em Pittsburgh, Estados Unidos, identificou que apenas 36% das gestantes com teste positivo para THC confirmaram o uso de *Cannabis*.[21] Outro estudo, que avaliou dados secundários entre as anotações de 140 prontuários de uma maternidade em Minas Gerais, Brasil, mostrou que apenas 5% das gestantes usavam maconha. Os autores levantaram a hipótese de que esse índice poderia estar subestimado devido à ausência de informações na maioria dos prontuários, o que ocorreu em decorrência da falta de avaliação dos profissionais, que não identificaram o problema e tampouco realizaram as anotações.[22]

FARMACOCINÉTICA DOS CANABINOIDES DURANTE A GRAVIDEZ

Uma das grandes preocupações está na exposição constante do organismo ao THC, que desorganiza o processo natural e a sinalização endocanabinoide.[23] Os mecanismos responsáveis pelos efeitos da exposição à *Cannabis* no pré-natal têm sido mais bem compreendidos com os avanços científicos sobre o sistema endocanabinoide (receptores canabinoides endógenos e neurotransmissores semelhantes ao THC).[7] Apesar de ser natural, o sistema é afetado pelo THC, visto que, nas últimas décadas, suas concentrações nas plantas de maconha sofreram modificações e tornaram-se cada vez mais elevadas (4% em 1995 para 12% em 2014).[24] O sistema endocanabinoide é composto por uma rede de sinalização evolutivamente conservada que orienta os aspectos críticos do desenvolvimento no sistema nervoso central (SNC) e no sistema nervoso periférico, assim o THC cruza a barreira placentária,[7,25] mas também pode ser transportado ativamente fora da placenta.[20]

A exposição, no período de desenvolvimento do SNC e embrionário durante a gravidez, aos canabinoides que ativam os receptores canabinoides tipo 1 (CB1) altera o curso do desenvolvimento neuronal normal no bebê, afetando negativamente seu funcionamento, comprometendo de forma duradoura uma série de funções cognitivas e comportamentais.[26]

Todavia, os estudos sobre as mudanças na farmacocinética da *Cannabis* durante a gravidez, a transferência materno-fetal e a farmacocinética do THC no feto são incipientes.[20] Contudo, são amplas as evidências sobre os efeitos deletérios decorrentes do uso de *Cannabis* durante o período gravídico, considerando suas ações no SNC e no sistema nervoso periférico, uma vez que, por meio da corrente sanguínea, ultrapassa a barreira placentária e interfere no desenvolvimento fetal, afetando todas as fases do ciclo vital, e durante a amamentação com efeitos mais a curto prazo.[1,3-10]

O THC e seus metabólitos são detectáveis no mecônio e na urina infantil (como um indicador do uso de *Cannabis* pela mãe). Foram relatadas concentrações placentárias de THC em torno de 200 ng/g, enquanto o nível médio de THC em resíduos fetais foi de 119 ng/g.[20]

Com base no mecanismo de ação antagonista dos receptores canabinoides, a exposição do útero à *Cannabis* resulta em prejuízos no crescimento e maus resultados no neurodesenvolvimento,[27] os quais incluem crescimento (peso ao nascer, comprimento e circunferência da cabeça), parto prematuro, natimorto, comportamentos neonatais (habituação de estímulos, tremores, pesadelo noturno e tempo de sono) e desfechos cognitivos (processamento verbal, memória, atenção, impulsividade e desempenho cognitivo).[20] Mulheres que usaram maconha durante a gestação apresentaram duas vezes mais risco de ter filhos natimortos.[28]

CONSEQUÊNCIAS ASSOCIADAS AO USO DE MACONHA NA GESTAÇÃO E NA LACTAÇÃO

Já está bem-documentado que a amamentação proporciona benefícios para a saúde e o desenvolvimento da criança, mas deve ser ponderada em relação aos riscos que o uso da *Cannabis* pode gerar durante a lactação, considerando que o THC é secretado no leite materno.[3,7,18,29,30] Quando a *Cannabis* é consumida, o THC passa do sangue para o leite materno e, posteriormente, ao bebê, sendo absorvido, metabolizado e excretado.[3,7,30] Assim, recomenda-se que o uso da maconha seja totalmente evitado durante esse período.[3,7]

Baker e colaboradores[30] estimaram que, em um período de quatro horas após o uso de uma única quantidade de *Cannabis* fumada, os lactentes que foram amamentados ingeriram 2,5% da dose materna de THC. Como o THC é uma droga lipofílica e o cérebro em grande parte é composto por gordura, as pequenas quantidades dessa substância que são transferidas lentamente para o bebê durante a amamentação ocasionam efeitos duradouros em seu desenvolvimento cerebral.[3,7,30]

Por permanecer no leite materno humano por várias semanas, as concentrações de THC encontradas foram até oito vezes maiores neste do que no sangue da mãe.[25] O THC (e outros canabinoides) é armazenado em tecido adiposo e lentamente liberado da gordura de volta para a corrente sanguínea.[2,7,18,29,30] Em usuários crônicos, a eliminação de todos os metabólitos de THC do sangue, de forma a não serem mais detectáveis em testes, pode levar até 30 dias após a cessação do uso de *Cannabis*.[31] Isso significa que mesmo que alguém tenha parado de usar *Cannabis* e similares, a substância ainda pode estar presente no sangue e ser passada para o feto ou lactente.

A exposição à *Cannabis* durante a gravidez está associada a baixo peso do bebê ao nascer.[3,7,32,33] Um estudo sugere que a exposição dos bebês ao uso da substância durante a amamentação contribui para efeitos negativos em um período de tempo relativamente curto, incluindo sedação, letargia e alterações de hábitos alimentares, decorrentes da redução do tônus muscular, o que torna a sucção mais difícil,[32] impactando o sucesso da amamentação e a quantidade de leite materno disponível. Os efeitos podem ser persistentes, dependendo da extensão e da duração da exposição da criança à *Cannabis*. Assim, o uso dessa substância no período da gravidez ou na amamentação afeta o desenvolvimento do SNC, o comportamento e a saúde mental da criança (memória, cognição e concentração).[3,7]

Algumas possíveis repercussões após a legalização do uso de maconha foram evidenciadas em estudo recente realizado no Colorado, Estados Unidos, onde é permitido o seu uso medicinal e recreativo. Foi estimado que 5% das mães que amamentavam também usaram *Cannabis* no período pós-parto.[34] A pesquisa apontou níveis mais elevados de THC nas amostras positivas em mecônio pós-legalização, em comparação com a pré-legalização, bem como aumento na potência da *Cannabis*, na frequência de uso ou na disponibilidade na forma comestível dela.[35]

Um relatório canadense compilou os principais resultados de um número robusto de estudos sobre o consumo de maconha e as consequências na gestação, levantando preocupações de que a legalização do uso recreativo ocasione normalização social e baixas percepções de riscos sobre os danos que pode ocasionar.[3] Nesse sentido, foi observado que 77% das mulheres consumiram maconha com objetivo medicinal para o alívio da náusea no primeiro mês da gestação, o que mostra uma baixa percepção de risco em relação ao uso da substância.[36] Outro resultado interessante foi que 69% das lojas que vendem *Cannabis* no Colorado recomendavam seus produtos para "enjoo matinal", e 36% afirmaram a segurança do uso desses produtos durante a gravidez.[37]

Vale destacar que um recente e robusto estudo avaliou, com rigor metodológico, 4.164

publicações sobre o tema e identificou três importantes investigações de revisão sistemática que utilizaram metanálise.[3] Os resultados mostraram as fragilidades metodológicas e as dúbias evidências nas relações entre uso de Cannabis na gestação, amamentação e desenvolvimento.[3]

Conner e colaboradores[38] avaliaram 31 estudos primários sobre o uso de Cannabis durante a gravidez e vários desfechos neonatais. Os resultados mostraram que a maioria utilizou o autorrelato materno para mensurar a exposição à Cannabis. Nas análises, os lactentes filhos de mães usuárias da substância apresentaram risco aumentado de baixo peso ao nascer (risco relativo [RR] = 1,43; 95% intervalo de confiança [IC] = 1,27-1,62) e parto prematuro (RR = 1,32; 95% IC = 1,14-1,54). No entanto, após diversas metanálises para avaliar o risco de uso de Cannabis separadamente do consumo de tabaco e/ou de outras substâncias, bem como de fatores socioeconômicos e demográficos, e, apesar das análises de estimativas (ajustadas e não ajustadas) criteriosas e cautelosas, os resultados não foram estatisticamente significativos. A metanálise foi limitada em função de o tamanho da amostra ser pequeno nos estudos incluídos e insuficiente para detectar tais diferenças. Os autores concluíram que, quando os fatores confundidores foram controlados, o uso de Cannabis não teve efeito sobre os desfechos adversos neonatais.[2,38]

A segunda pesquisa examinada foi a de Gunn e colaboradores,[33] que incluiu número menor de estudos primários (n = 24). Os principais desfechos avaliados se diferenciaram por incluir variáveis como anemia materna, internação em unidade de terapia intensiva neonatal (UTIN) e peso ao nascer. A principal limitação foi a impossibilidade de separar o consumo de Cannabis do uso de várias drogas, pois a maioria dos estudos não tinha essa informação. A metanálise não conseguiu controlar fatores importantes. Os resultados mostraram que as gestantes que usaram Cannabis na gravidez tiveram maior probabilidade de ter anemia, ou seja, 1,36 (95% IC = 1,10-1,69), e que houve redução significativa no peso ao nascer de 109,42 g (95% IC = 38,72-180,12), maior chance de baixo peso ao nascer (< 2.500 g; *odds ratio* [OR] ajustado = 1,77; 95% IC = 1,07-3,01) e internação em UTIN (OR = 2,02; 95% IC = 1,27-3,21) entre os bebês expostos à substância na gravidez. Os autores concluíram que o consumo de Cannabis durante a gravidez estava associado a maus resultados tanto para as mulheres quanto para seus filhos, no entanto, não puderam controlar o uso de outras substâncias, como álcool e tabaco.[2,33]

No último artigo, Ruisch e colaboradores[39] avaliaram o uso de substâncias (cafeína, álcool, tabaco e Cannabis) durante a gravidez e as associações com os problemas de conduta nas crianças (5 a 18 anos). Apenas três estudos examinaram o uso de Cannabis. Os resultados não foram significativos entre o consumo de Cannabis na gravidez e os problemas de conduta em crianças ou adolescentes (OR = 1,29; 95% IC = 0,93-1,81), no entanto, a avaliação da qualidade das três pesquisas incluídas foi "baixa a muito baixa", e os autores descreveram que não havia estudos suficientes para confirmar a associação.[2,39]

Em resumo, tendo em vista as pesquisas apresentadas, a temática é bastante complexa por se tratar de um importante problema de saúde pública, envolvendo questões sociais e políticas públicas (legislações concernentes). As atuais evidências disponíveis sobre o tema, no entanto, ainda são limitadas, há escassez de estudos realizados em seres humanos, o controle para as exposições simultâneas de outras substâncias, incluindo álcool e tabaco, é precário, e também há aspectos confundidores potenciais (variáveis sociodemográficas), além da falta de medidas consistentes e precisas de exposição à Cannabis, que devem ser consideradas e avaliadas com cautela.[3,7,39]

TRATAMENTO

A respeito do tratamento, é preciso considerar que as **diretrizes internacionais recomendam rastreamento de rotina, realização de cuidados de forma abrangente, com a inclusão de estratégias de rastreamento (para todas as mulheres), aconselhamento sobre os riscos do uso de maconha e o manejo nos cuidados às gestantes** e lactantes, com indicação de abstinência ou redução do consumo de Cannabis. Essas ações têm sido a abordagem mais segura para evitar os riscos de prejuízos potenciais nas crianças expostas.[3,7,13,40]

Os serviços de aconselhamento devem ser oferecidos às mães que amamentam e não são capazes de cessar o uso de Cannabis, uma vez que os benefícios da amamentação ainda superam os possíveis danos à exposição ao consumo ocasional de maconha.[3,7,27,40] Os esforços de prevenção e intervenção voltados para a redução do consumo de Cannabis durante a gravidez podem ocasionar impacto significativo na melhoria da saúde e do desenvolvimento de lactentes e auxiliar na redução da porcentagem de jovens que padecem devido a condições de saúde e outros comportamentos decorrentes de condições comórbidas. Logo, é essencial considerar as condições comórbidas como parte de uma abordagem holística para reduzir os riscos associados ao consumo de Cannabis durante a gravidez.[3,7,27,40]

Os profissionais da saúde devem aconselhar rotineiramente sobre os prós e os contras do uso materno de Cannabis durante os períodos de gravidez e lactação, e oferecer apoio às necessidades sociais e de saúde que contribuem para o consumo de maconha. Todavia, as evidências sobre a eficácia dessa abordagem ou sobre outras intervenções específicas são incipientes.[3,7,40]

CONSIDERAÇÕES IMPORTANTES SOBRE AS MULHERES GESTANTES E NO PUERPÉRIO

O consumo de maconha por gestantes tem sido um tema preocupante nos últimos anos, devido às consequências para a saúde da mulher e do bebê. A maconha é a primeira droga ilícita de maior uso entre as mulheres e sua prevalência é considerável. Esse tema tem sido pouco abordado e discutido nas consultas de pré-natal, tanto por parte dos profissionais como das gestantes, que geralmente omitem tal informação por medo de julgamento. Mediante os potenciais riscos para a saúde, sociais e de desenvolvimento, uma abordagem cautelosa é necessária. A abstinência durante a gravidez e na lactação tem sido a abordagem mais segura para redução dos riscos de danos.

Tem sido destacada a necessidade de mais estudos com populações homogêneas, com critérios de inclusão e exclusão mais rigorosos de uso de múltiplas drogas, a fim de avaliar os efeitos do uso de Cannabis na saúde durante o período perinatal e fornecer mais informações aos provedores de saúde com evidências mais robustas.[3,7,33,40]

REFERÊNCIAS

1. Substance Abuse and Mental Health Services Administration. 2016 National Survey on Drug Use and Health (NSDUH) [Internet]. Washington, DC: Substance Abuse and Mental Health Services Administration; 2017 [capturado em 19 jan. 2020]. Disponível em: https://www.samhsa.gov/data/nsduh/reports-detailed-tables-2016-NSDUH.
2. Laranjeira R, organizador. II LENAD: Levantamento Nacional de Álcool e Drogas. São Paulo: UNIFESP; 2014.
3. Government of Canada. Health effects of cannabis exposure in pregnancy and breastfeeding [Internet]. Ontario: Public Health Ontario; 2018 [capturado em 19 jan. 2020]. Disponível em: https://www.publichealthontario.ca/-/media/documents/eb-cannabis-pregnancy-breastfeeding.pdf?la=en.
4. Young-Wolff KC, Tucker LY, Alexeeff S, Armstrong MA, Conway A, Weisner C, et al. Trends in self-reported and biochemically tested marijuana use among pregnant females in California from 2009-2016. JAMA. 2017;318(24):2490-91.
5. UNODC. Global overview of drug demand and supply: latest trends, cross-cutting issues [Internet]. 2nd ed. Vienna: UNODC; 2017 [capturado em 19 jan. 2020]. Disponível em: http://www.unodc.org/wdr2017/field/Booklet_2_HEALTH.pdf.
6. McCance-Katz EF. The National Survey on Drug Use and Health: 2017 [Internet]. Rockville: SAMHSA; 2017 [capturado em 19 jan. 2020]. Disponível em: https://www.samhsa.gov/data/sites/default/files/nsduh-ppt-09-2018.pdf.
7. Porath AJ, Kent P, Konefal S. Clearing the smoke on cannabis: maternal cannabis use during preg-

nancy: an update. Ottawa: Canadian Centre on Substance Abuse; 2018. Disponível em: http://www.ccdus.ca/Resource%20Library/CCSA-Cannabis-Maternal-Use-Pregnancy-Report-2018-en.pdf.
8. Bayrampoura H, Zahradnikb M, Lisonkovac S, Janssenc P. Women's perspectives about cannabis use during pregnancy and the postpartum period: an integrative review. Prev Med. 2019;119:17-23.
9. Metz T, Stickrath E. Marijuana use in pregnancy and lactation: a review of the evidence. Am J Obstet Gynecol. 2015;213(6):761-78.
10. American College of Obstetricians and Gynecologists Committee on Obstetric Practice. Committee opinion no. 637: marijuana use during pregnancy and lactation. Obstet Gynecol. 2015;126(1):234-8.
11. Van Dyke M, Vigil DI, Hall KE, Contreras E, Crow R. Monitoring health concerns related to marijuana in Colorado: 2016 [Internet]. Colorado Department of Public Health & Environment; 2017 [capturado em 19 jan. 2020]. Disponível em: https://www.researchgate.net/profile/Katelyn_Hall2/publication/316885353_MonitoringHealth_Concerns_Related_to_Marijuana_in_Colorado_2016/links/591631b40f7e9b70f49dc1b2/Monitoring-Health-Concerns-Related-to-Marijuana-in-Colorado-2016.pdf.
12. Ordean A, Wong S, Graves L. No. 349-Substance use in pregnancy. J Obstet Gynaecol Can. 2017;39(10):922-37.e2.
13. Brown QL, Sarvet AL, Shmulewitz D, Martins SS, Wall MM, Hasin DS. Trends in marijuana use among pregnant and non-pregnant reproductive-aged women, 2002-2014. JAMA. 2017;317(2):207-9.
14. Statistics Canada. Canadian tobacco, alcohol and drugs survey: summary of results for 2015. Ottawa: Statistics Canada; 2016.
15. Statistics Canada. Canadian tobacco, alcohol and drugs survey: summary of results for 2013. Ottawa: Statistics Canada; 2015.
16. Bastos FMIP, Vasconcellos MTL, De Boni RB, Reis NB, Coutinho CFS, organizadores. III Levantamento Nacional sobre o uso de drogas pela população brasileira. Rio de Janeiro: FIOCRUZ; 2017.
17. Ko JY, Farr SL, Tong VT, Creanga AA, Callaghan WM. Prevalence and patterns of marijuana use among pregnant and non-pregnant women of reproductive age. Am J Obstet Gynecol. 2015;213(2):201.e1-e10.
18. Merritt TA, Wilkinson B, Chervenak C. Maternal use of marijuana during pregnancy and lactation: implications for infant and child development and their well-being. Acad J Ped. Neonat. 2016;2(1):12-9.
19. Mitsuhiro SS, Chalem E, Barros MM, Guinsburg R, Laranjeira R. Gravidez na adolescência: uso de drogas no terceiro trimestre e prevalência de transtornos psiquiátricos. Rev Bras Psiquiatr. 2006;28(2):122-5.
20. Grant KS, Petroff R, Isoherranen N, Stella N, Burbacher TM. Cannabis use during pregnancy: pharmacokinetics and effects on child development. Pharmacol Ther. 2018;182:133-51.
21. Chang JC, Holland CL, Tarr JA, Rubio D, Rodriguez KL, Kraemer KL, et al. Perinatal illicit drug and marijuana use: an observational study examining prevalence, screening, and disclosure. Am J Health Prom. 2017;31(1):35-42.
22. Murta NNR, Guimarães CFB, Martins TMD, Cunha RG. Perfil gestacional e exposição fetal a drogas de abuso. Revista NBC. 2018;8(16):74-87.
23. Ryan SA, Ammerman SD, O'Connor ME; Committee on Substance Use and Prevention; Section on Breastfeeding. Marijuana use during pregnancy and breastfeeding: Implications for neonatal and childhood outcomes. Pediatrics. 2018;142(3):e20181889.
24. ElSohly MA, Mehmedic Z, Foster S, Gon C, Chandra S, Church JC. Changes in cannabis potency over the last 2 decades (1995–2014): analysis of current data in the United States. Biol Psych. 2016;79(7):613-19.
25. Alpar A, Di Marzo V, Harkany T. At the tip of an iceberg: prenatal marijuana and its possible relation to neuropsychiatric outcome in the offspring. Biol Psych. 2016;79(7):e33-45.
26. Zhou Y, Falenta K, Lalli G. Endocannabinoid signalling in neuronal migration. Int J Biochem Cell Biol. 2014;47:104-8.
27. Volkow ND, Compton WM, Wargo EM. The risks of marijuana use during pregnancy. JAMA. 2017;317(2):129-30.
28. Varner MW, Silver RM, Rowland H, Carol J, Willinger M, Parker CB, et al. Association between stillbirth and illicit drug use and smoking during pregnancy. Obstet Gynecol. 2014;123(1):113-25.
29. Alaniz VI, Liss J, Metz TD, Stickrath E. Cannabinoid hyperemesis syndrome: a cause of refrac-

tory nausea and vomiting in pregnancy. Obstet Gynecol. 2015;125(6):1484-86.
30. Baker T, Datta P, Rewers-Felkins K, Thompson H, Kallem RR, Hale TW. Transfer of inhaled cannabis into human breast milk. Obstet Gynecol. 2018;131(5):783-8.
31. Bergamaschi MM, Karschner EL, Goodwin RS, Scheidweiler KB, Hirvonen J, Queiroz RH, et al. Impact of prolonged cannabinoid excretion in chronic daily cannabis smokers' blood on per se drugged driving laws. Clin Chem. 2013;59(3):519-26.
32. Miller CW. Marijuana use and breastfeeding. Clin Lactation. 2012;3(3):101-7.
33. Gunn JK, Rosales CB, Center KE, Nuñez A, Gibson SJ, Christ C, et al. Prenatal exposure to cannabis and maternal and child health outcomes: a systematic review and meta-analysis. BMJ Open. 2016;6(4):e009986.
34. Crume TL, Juhl AL, Brooks-Russell A, Hall KE, Wymore E, Borgelt LM. Cannabis use during the perinatal period in a state with legalized recreational and medical marijuana: the association between maternal characteristics, breastfeeding patterns, and neonatal outcomes. J Pediatr. 2018;197:90-6.
35. Jones JT, Baldwin A, Shu I. A comparison of meconium screening outcomes as an indicator of the impact of state-level relaxation of marijuana policy. Drug Alcohol Depend. 2016;156:e104-5.
36. Jaques SC, Kingsbury A, Henshcke P, Chomchai C, Clews S, Falconer J, et al. Cannabis, the pregnant woman and her child: weeding out the myths. J Perinatol. 2014;34(6):417-24.
37. Dickson B, Mansfield C, Guiahi M, Allshouse AA, Borgelt LM, Sheeder J, et al. Recommendations from cannabis dispensaries about first-trimester cannabis use. Obstet Gynecol. 2018;131(6):1031-8.
38. Conner SN, Bedell V, Lipsey K, Macones GA, Cahill AG, Tuuli MG. Maternal marijuana use and adverse neonatal outcomes: a systematic review and meta-analysis. Obstet Gynecol. 2016;128(4):713-23.
39. Ruisch IH, Dietrich A, Glennon JC, Buitelaar JK, Hoekstra PJ. Maternal substance use during pregnancy and offspring conduct problems: a meta-analysis. Neurosci Biobehav Rev. 2018;84:325-36.
40. World Health Organization. Guidelines for the identification and management of substance use and substance use disorders in pregnancy [Internet]. Geneva: WHO; 2014 [capturado em 19 jan. 2020]. Disponível em: http://apps.who.int/iris/bitstream/10665/107130/1/9789241548731_eng.pdf.

USO DE MACONHA POR PESSOAS EM SITUAÇÃO DE RUA E POPULAÇÃO CARCERÁRIA

Sandra Cristina Pillon | Adaene Alves Machado de Moura
Alessandra Diehl

Este capítulo tem o objetivo de apresentar os principais aspectos relacionados ao uso de maconha em indivíduos em situação de rua e na população carcerária, descrevendo os dados epidemiológicos, bem como suas implicações clínicas e sociais.

POPULAÇÃO EM SITUAÇÃO DE RUA

A população de pessoas em situação de rua é um fenômeno global, entrelaçado às crescentes mudanças sociais e econômicas, que vem aumentando em vários países.[1-5] Trata-se de uma das formas de exclusão social mais graves,[1] representada por um cenário complexo de vicissitudes, que surge como adicional à vulnerabilidade biopsicossocial.[6]

A política nacional para inclusão social define a população em situação de rua como um estrato social de indivíduos altamente heterogêneo, composto por imigrantes, desempregados, egressos dos sistemas penitenciário e psiquiátrico, entre outros, os quais compõem uma gama de pessoas vivendo o cotidiano das ruas.[7] Essa população tem em comum a pobreza, os vínculos familiares quebrados ou interrompidos, a vivência de um processo de desfiliação social pela ausência de trabalho assalariado e das proteções derivadas ou dependentes dessa forma de sustento e a falta de moradia convencional regular, sendo que as ruas preenchem os espaços de moradia e sustento.[7]

Existem outras especificidades que perpassam a população de rua e devem ser consideradas, como gênero, raça/cor, idade e deficiências físicas e mentais.[7] É preciso considerar que essa é uma população flutuante, ou seja, em geral as pessoas mudam frequentemente em relação às várias situações instáveis de vida (ou seja, ficam em qualquer lugar, nas ruas ou em abrigos), dependendo de sua rede social.[8] Tais características reforçam a associação com precariedade nas condições de saúde e comportamento de risco apresentada na literatura.[1-8] **Devido a esses aspectos, os indivíduos apresentam desproporcionalmente diversos problemas de saúde e doença mental (em maior frequência e severidade), maiores taxas de mortalidade,**[3] **bem como de resultados adversos à saúde ocasionados pelo uso de substâncias, sobretudo maconha.**

Os países que aprovaram o uso da maconha recreativa e/ou medicinal são aqueles que têm mais estudos sobre o consumo dessa substância entre pessoas em situação de rua. Algumas pesquisas avaliaram as relações entre condições socioeconômicas e demográficas e os fatores de risco para o consumo de maconha nessa população,[3,5] e aqueles que tentaram lidar com a provável endogeneidade do uso de drogas mostraram resultados mistos, considerando o uso de uma variedade de abordagens e instrumentos para avaliar essa população, que é considerada complexa e desafiadora.[9,10]

Ao longo do tempo, ocorreram mudanças no perfil e no padrão de uso em relação ao tipo de substância consumida pelos indivíduos em situação de rua. No passado, o grande vilão era o consumo de álcool, passando para os sedativos, os opiáceos (em países da América do Norte e da Europa), posteriormente para a cocaína (injetada) e o *crack*, chegando atualmente ao uso de múltiplas substâncias. Nesse sentido, há muitos estudos consistentes que abordaram o uso de álcool, cocaína e/ou *crack* e o uso de tabaco, que é universal em pessoas em situação de rua,[10] e notoriamente o uso da maconha vem associado ao consumo dessas substâncias, "dando a impressão de que dentre os grandes problemas esse parece ser o menor".

Um grande fator de risco observado tem sido a faixa etária, a idade de início e a duração da vivência na rua ou de morar em abrigos, que muitas vezes coincidem com o aumento do uso de substâncias em adultos em situação de rua.[5,11,12] Quanto à idade em si, foi observado que a taxa de consumo de drogas é mais elevada entre indivíduos que vivenciaram a situação de rua antes dos 25 anos, aumentando conforme o tempo dessa vivência.[11,12] Todavia, há poucas investigações que exploraram apenas o uso de maconha nessa população.

No Brasil, a maconha foi descrita como a primeira droga ilícita mais usada entre a população de rua devido aos seguintes aspectos: alívio de sofrimentos psíquicos (enfrentamento de perdas significativas), estimulação dos pares no contexto da vivência de rua e uso como modulador dos efeitos de outras substâncias (p. ex., *crack*) em usuários de múltiplas drogas.[13]

A prevalência não apenas do uso de *Cannabis*, mas da maioria das substâncias, tem sido maior em homens e indivíduos mais jovens em situação de rua, em comparação às mulheres e à população geral.[1-6,10] A taxa de mortalidade nos jovens em situação de rua é dez vezes maior em comparação à da população de adolescentes em geral, sendo a *overdose* uma das principais causas de morte.[5,14] **Outra grande preocupação refere-se ao uso de canabinoides sintéticos, que vêm conquistando amplamente esse público, sobretudo em países nos quais a maconha foi legalizada.**[15,16] No cenário brasileiro, os estudos são incipientes e pouco exploram essa população em relação ao consumo de maconha, como descrito a seguir.

No Brasil, o Censo 2007/2008 foi um dos primeiros levantamentos sobre a população em situação de rua, abrangendo 71 cidades e um total de 31.922 pessoas, a maioria homens (82%), maiores de 18 anos, que residiam em calçadas, viadutos e postos de gasolina. Entre eles, um terço usava algum tipo de droga (35,5%) e, quanto ao acesso à saúde, 18,4% foram impedidos constantemente de adentrar em locais de saúde para atendimento.[7] No entanto, observa-se que não foi avaliado o uso de maconha de forma isolada.

Embora a maconha tenha sido consumida por 7,7% da população brasileira pelo menos uma vez na vida, o III Levantamento Nacional sobre o Uso de Drogas (Lenud III)[17] não incluiu pessoas usuárias sem domicílio regular ou em situações especiais, como as que viviam em abrigos ou em presídios.[17] **No II Levantamento Nacional sobre Álcool e Drogas (Lenad II),**[18] **a população em situação de rua também não foi contemplada na amostra. Logo, a prevalência reflete a população de brasileiros que não vive em situação de rua.**[18]

Em pessoas atendidas pela Coordenadoria de Prevenção às Drogas de Campinas, São Paulo (2016), por meio do Programa Recomeço, que faz parte de um novo paradigma na execução de política pública em relação ao enfrentamento do uso de *crack* e visa estabelecer uma rede de proteção social ao dependente químico e seus familiares, os dados de um breve levantamento com 581 usuários mostraram que 60% estavam em situação de rua e usavam *crack* associado à maconha, com dependência de ambas as substâncias.[19]

O consumo de drogas está inserido também no cotidiano da maioria das crianças e dos adolescentes que vive em situação de rua. Nesse sentido, o Centro Brasileiro de Informações sobre Drogas Psicotrópicas, da Universidade de São Paulo (Cebrid/Unifesp)[20] realizou cinco levantamentos (em 1987, 1989, 1993, 1997 e 2003) sobre o uso de substâncias por crianças e adolescentes em situação de rua nas maiores capitais brasileiras. As prevalências foram significativas no consumo de drogas em todos os anos e cidades avaliados, mas com peculiaridades regionais importantes em relação ao padrão de uso e ao tipo de substância consumida.[20]

Destaca-se que, nos dados de 2003, a maconha foi uma das drogas de maior consumo (no ano e no mês) entre crianças e adolescentes em situação de rua em 27 capitais com proporções variadas no cenário brasileiro.[20] **Os maiores índices variaram entre 50 e 73% para o uso recente (no último mês) e cerca de 20 a 50% para uso em 20 ou mais dias no último mês** nas seguintes capitais: São Paulo, Rio de Janeiro, Brasília e Recife. Os menores índices foram observados na região Norte (Belém, Teresina, Rio Branco e Macapá), com 3 a 10% para uso no mês e entre 0 e 2% para uso diário. Além disso, apesar da ausência de detalhes sobre o consumo de haxixe, as maiores prevalências de uso na vida ocorreram em 19 capitais, predominantemente em São Paulo (42,9%), Goiânia (34,1%), Rio de Janeiro (31,9%) e Brasília (26,1%).[20]

No contexto internacional, os fatores de risco para o uso de substâncias foram avaliados em um grupo de 416 adolescentes (13 a 24 anos), metade homens e afrodescendentes em situação de rua em Huston, Texas.[5] Quase um quarto dos participantes identificou-se como lésbica, *gay*, bissexual ou *questioning* (aqueles que estão se questionando) (N = 102). Mais de um terço dos jovens tinha usado álcool (38%) ou maconha (36%) no mês anterior, e 36% haviam usado maconha sintética. As análises bivariadas mostraram que o uso de substâncias foi significativamente associado a raça/etnia, idade, identidade de gênero, orientação sexual, local de abrigo, estresse e trauma.[5] Destaca-se que, neste capítulo, os indivíduos LGBTQIA+ não foram apresentados devido à escassez de pesquisas que abordam diretamente o impacto do uso de *Cannabis* nessa população.

A *Cannabis* foi descrita como a droga de escolha entre os indivíduos em situação de rua com transição no tipo de uso ao longo do tempo.[1,21] Um estudo mais antigo realizado na Austrália,[1] ao avaliar o uso de drogas e o perfil de 95 usuários em situação de rua de um alojamento que oferecia suporte em situações de crises, observou uma transição nos padrões de consumo de droga e hábitos dos usuários antes do período de coleta de dados, do consumo regular de heroína para a *Cannabis*, substituindo uma droga por outra e o comportamento do uso de múltiplas substâncias. Mais da metade da amostra (55%) havia mudado o tipo de droga usada em relação à substância previamente consumida de forma regular (heroína, 51%; *Cannabis*, 21%; e anfetaminas, 17%), sendo que as drogas de escolha de maior uso no momento da entrevista foram *Cannabis* (39%), heroína (25%), anfetaminas (12%) e álcool (12%). Além disso, 98% reportaram história prévia de uso de maconha, e 92% haviam consumido essa droga nos últimos seis meses.[1]

Pouco se sabe sobre o uso de *Cannabis* entre mulheres em situação de rua, uma vez que são sub-representadas nas estatísticas, já que, em diversos países, os resultados publicados são predominantemente gerados por avaliações entre homens.[9,22,23] Assim, em relação às mulheres em situação de rua, sobretudo entre as mais jovens, é fundamental a oferta de abordagens preventivas aos diversos problemas relacionados à saúde da mulher. Além disso, adolescentes em situação de rua têm quatro vezes mais chances de engravidar (sem planejamento) e são mais propensas a um maior número de gestações do que as demais adolescentes.[22,24]

Ao examinar os efeitos do uso diário de *Cannabis* em indivíduos no início da transição para a situação de rua usando dados australianos, com análises estatísticas robustas, foi observado que a frequência de consumo aumenta substancialmente as probabilidades de transição apenas entre os homens jovens, em comparação às mulheres jovens. Em contraste, o início da vivência em situação de rua aumenta a probabilidade de consumir diariamente a *Cannabis* entre as mulheres jovens, mas não entre os homens jovens. Em uma avaliação trivariada, o uso de outras drogas ilícitas, pelo menos semanalmente, não teve efeito adicional sobre as transições quando comparado o sexo, houve um efeito maior, para início da vivência de situação de rua, em relação ao uso semanal de *Cannabis* entre as mulheres jovens.[9]

Entre adolescentes do sexo masculino (N = 198) em situação de rua, 69% apresentavam critérios diagnósticos para o uso de pelo menos uma substância, com problemas maiores relacionados à heroína e menores relacionados a maconha,[25] álcool (20% abuso e 61% dependência) e outras substâncias (30% abuso e 55% dependência).[26] Em um estudo com jovens em situações de rua em Los Angeles, Califórnia, 57% relataram uso recente de maconha.[27]

Santa Maria e colaboradores[16] examinaram os efeitos dos impulsos sobre o uso de substâncias em jovens (18 a 25 anos), por meio da Ecological Momentary Assessments (EMA). Em relação aos resultados de 66 jovens em situação de rua, a *Cannabis* natural (86%) e a artificial ("Kush", "K2" e incenso) foram as mais usadas. O uso diário de drogas foi relatado por 26% dos participantes, associado à discriminação e ao consumo de pornografia, bem como ao impulso para drogas, álcool e furto.[16]

Com a crescente onda de resultados adversos associados ao uso de canabinoides sintéticos em populações vulneráveis, uma pesquisa avaliou 948 pacientes atendidos em serviço de emergência psiquiátrica, dos quais 11,6% eram usuários dessas substâncias.[15] O resultado mais importante foi o uso de *Cannabis* sintética altamente disseminado entre os indivíduos em situação de rua ou moradores de abrigos (*odds ratio* ajustado [ORa] = 17,8; 95% intervalo de confiança [IC] = 9,74-32,5), além de outras características, como sexo masculino (ORa = 5,37; 95% IC = 2,04-14,1), não branco (ORa = 2,74; 95% IC = 1,36-5,54) e jovem (ORa = 0,961; 95% IC = 0,940-0,980). Os autores ressaltam que os indivíduos em situação de rua representam uma população com necessidades clínicas e sociais peculiares e, portanto, devem ser alvo de ações para prevenção do uso de substâncias e tratamento, pois o consumo de canabinoides sintéticos e os transtornos mentais nessa população são questões preocupantes no âmbito da saúde pública.[15]

Nesse sentido, os indivíduos em situação de rua, independentemente do uso de *Cannabis*, são conhecidos por subutilizarem o sistema de saúde, sobretudo os serviços de atenção primária, algumas vezes por motivos burocráticos que exigem documentação (que a maioria não tem devido a extravio ou roubo), comprovação de moradia e outras barreiras mais graves, como discriminação e descaso por parte dos profissionais da saúde nos referidos serviços.[10] No entanto, observa-se maior uso de serviços secundários e terciários de saúde por parte dessa população, uma vez que busca assistência quando os problemas de saúde tornam-se mais graves ou em situações agudas, utilizando com mais frequência as unidades de emergência por tempo mais prolongado. As taxas estimadas de tempo de internação foram de 2 a 7 vezes maiores em comparação às da população geral, e, nos hospitais psiquiátricos, de 5 a 100 vezes maiores.[10] Foi identificado, ainda, que essa população pouco adere às intervenções ambulatoriais e abandona mais facilmente os tratamentos, uma vez que se ocupa com outras necessidades essenciais, como a busca por comida, lugar para dormir, dinheiro para sobreviver e substâncias para usar.[6,10]

Assim, promover uma melhora no estado de saúde e mais acesso aos serviços para essas pessoas pode contribuir para o alívio do sofrimento psíquico e ajudar a modificar diversos comportamentos sociais, de saúde e relacionados ao uso de substâncias. Melhorias nessa área podem, em médio e longo prazos, reduzir os custos de serviços sociais e de saúde.[7,28] As recomendações específicas para a área da saúde incluem a expansão e a integração de serviços especializados aos da atenção primária, com locais de alojamento/acomodação para pessoas em situação de rua e equipes multidisciplinares para oferecer assistência integral e humanizada nos cuidados sociais e de saúde, a fim de atender prontamente as complexas necessidades dessa população.

PRESIDIÁRIOS

A *Cannabis* é a droga que leva a maioria das pessoas ao contato com o sistema de justiça criminal a nível global. No entanto, os dados sobre as pessoas suspeitas de violar as leis sobre drogas devem ser interpretados com cautela, pois refletem uma infinidade de fatores, como políticas nacionais de drogas, prioridades e estratégias de direcionamento, bem como atividades e eficácia da aplicação da lei em diferentes países.[29]

O Relatório Mundial sobre Drogas de 2019,[28] com base em um total de 149 estudos de 62 países, estimou que uma em cada três pessoas detidas em prisões em todo o mundo usou drogas pelo menos uma vez enquanto encarcerada (mediana e média = 31%) e uma em cada cinco usou no último mês (mediana e média = 19%). **Considerando o presídio como um ambiente comunitário onde as condições de vida têm sido muito precárias, a *Cannabis* é a droga de uso mais popular.**[30] O uso de *Cannabis* (natural e sintética) tem sido abundante em prisões de vários países (12 a 70% dos presos já experimentaram a droga), associado ou não ao consumo de outras substâncias, e continua endêmico independentemente da legalização da maconha, sendo mais alto que na população geral.

As necessidades de saúde nos presídios são complexas, sobretudo em relação a infecções sexualmente transmissíveis (ISTs; como vírus da imunodeficiência humana/síndrome da imunodeficiência humana [HIV/aids] e hepatites [B e C]), tuberculose, comorbidades psiquiátricas e risco de mortalidade, além de outros aspectos, como hierarquia de traficantes, dívidas, drogas mistas e de má qualidade (com pureza incalculável das substâncias), e seringas contaminadas e compartilhadas.[31] Nos ambientes carcerários, o uso de substâncias pode ser cessado, mantido, reduzido ou iniciado quando do ingresso na prisão, uma vez que os detentos usuários de drogas podem "ditar a rotina diária" nos presídios.[30]

O Relatório Mundial sobre Drogas de 2019[28] mostra que cerca de dois terços da população carcerária mundial pertencem a países de baixa e de média renda. **Uma revisão sistemática, que avaliou a prevalência do uso de drogas em diversos países, estimou que uma em cada quatro pessoas na prisão usava drogas.**[32] Esse índice foi maior para consumo de álcool (uma em cada seis pessoas), **com prevalência menor, mas significativa, do uso de *Cannabis* (17%) e opiáceos (6%) durante a prisão.**

O encarceramento é um estressor altamente comum em indivíduos em situação de rua, sobretudo os jovens.[7,33] O grupo de pares é um fator influenciador para ambas as situações, mas os efeitos da composição da rede social desses jovens e o uso de maconha e/ou outras drogas têm sido negligenciados.[33] Nesse sentido, Zhao e colaboradores investigaram as associações diretas e indiretas entre a história prévia de aprisionamento e o uso de substâncias (por meio da rede social) em 1.047 jovens em situação de rua em Los Angeles, Califórnia. A história do encarceramento foi positivamente associada a *Cannabis* entre os jovens. Foram observadas associações entre as variáveis amigos/pares que são usuários de maconha, história de prisão e uso de *Cannabis*.[33]

Ao contrário de outros estudos que mostraram o uso de *Cannabis* de forma crescente entre presidiários, o New Zealand Arrestee Drug Use Monitoring (NZ-ADUM), na Nova Zelândia, acompanhou o consumo de drogas nessa população durante seis anos, mostrando um declínio de 7% (76% em 2011 para 69% em 2015) no consumo de maconha.[34] Algumas justificativas foram a opção pelo uso da *Cannabis* sintética, uma vez que não é detectada nos testes de *screening* para diagnóstico de uso, e o medo das pessoas em relatar esse consumo devido a sua condição de penitenciário. Porém, outras drogas ilícitas consideradas mais graves, do ponto de vista criminal, foram relatadas.[34]

Recentemente, as drogas sintéticas vêm sendo incorporadas nos padrões de consumo de substâncias nas prisões, substituindo o uso das substâncias ilegais tradicionais e dos medicamentos. Assim, o impacto da substituição das *legal highs* por drogas ilegais foi analisado em um total de 848 detidos pela polícia em quatro delegacias centrais na Nova Zelândia.[35] Da amostra, 96% dos que usavam *legal highs* haviam consumido também canabinoides sintéticos, e, daqueles que relataram a substituição de uma droga, 94% trocaram a *Cannabis* natural. No geral, 54% da amostra não haviam usado canabinoides sintéticos, 34% haviam usado, mas não mudaram seu consumo de *Cannabis* natural, 9% usavam em menor quantidade e frequência ou pararam de usar a *Cannabis* natural e 3% usaram *Cannabis* sintética e mais *Cannabis* natural. Isso significa que, enquanto 20% dos usuários de *Cannabis* artificial e natural reduziram ou pararam o uso, 5% aumentaram o uso da *Cannabis* natural. Os autores sugerem a necessidade de pesquisas que avaliem o impacto dessas substituições na redução de danos nessa população usuária.[35]

Na Espanha, foi avaliada a prevalência de mortes ocasionadas pelo uso de substâncias no sistema penitenciário em virtude de seu evidente crescimento.[36] Entre os indivíduos da amostra, 17,2% usavam *Cannabis* e as principais causas de morte foram as reações agudas às drogas, com uma porcentagem de ocorrência significativa (7,3% do total). Em relação às características dos indivíduos detidos, não houve distinção nos aspectos sociodemográficos, porém, quanto ao tipo de droga, houve diferenças significativas, especialmente no consumo de metadona, maconha e álcool.[36]

Em países do bloco europeu, drogas como heroína e *Cannabis* são preferidas pelos prisioneiros devido a seus efeitos sedativos e analgésicos, pois aliviam o estresse, facilitam o sono, ajudam a lidar com o tédio do "tempo ocioso" e a atenuar as "dores de prisão".[37] Dessa maneira, o uso de drogas foi analisado como uma forma de lidar com sentimentos, afetos e emoções ou como uma forma de automedicação. Sob tal perspectiva, as drogas assumem significados entrelaçados diferentes, altamente influenciados pelos arranjos institucionais da prisão. Além disso, os medicamentos também assumem o significado das drogas ilegais, como uma restrição do autodesenvolvimento desejável no tratamento.

O consumo de *Cannabis* e outras substâncias em adolescentes também tem sido muito comum, tendo em vista as vulnerabilidades biopsicossociais e o risco para o uso, as diversas consequências sociais (delinquências) envolvidas e as motivações.[38] Um estudo envolvendo 1.829 adolescentes afro-americanos encarcerados, brancos não hispânicos e hispânicos (1.172 homens, 657 mulheres, com idades entre 10 e 18 anos), avaliou os padrões e a prevalência de uso de substâncias por meio da Diagnostic Interview Schedule for Children da 3ª edição do *Manual diagnóstico e estatístico de transtorno mentais – Texto Revisado* (DSM-III-R). Quase metade dos adolescentes presos apresentava um ou mais transtornos por uso de substâncias (TUSs) e 21% tinham dois ou mais TUSs. A prevalência na combinação de TUSs foi o uso de álcool e de maconha (17,25% do sexo feminino e 19,42% do sexo masculino).[38]

As condições de saúde mental e o uso de substâncias entre indivíduos em ambientes penitenciários estão sob análise em alguns estudos, os quais avaliam os dados epidemiológicos, os efeitos, as motivações e os contextos do histórico prévio relacionado ao uso de drogas.[28,39,40] Apesar de ser um tema sensível e polêmico, o medo de sanções, punições e mais vigilância é encarado como uma barreira por parte dos usuários, influenciando o autorrelato de forma aberta nas prisões, e o histórico de consumo muitas vezes ocorre previamente ao período do encarceramento, o que tem sido avaliado em pesquisas nessa população, apesar das limitações.[39,41]

Os dados de uma revisão sistemática constataram que quase metade (48%) da amostra tinha usado drogas pelo menos uma vez antes do encarceramento (95% IC = 41-55).[41] Embora o uso de *Cannabis* tenha sido mais comum, também foi observado o uso de opiáceos na vida por 10,4% (95% IC = 7-14), bem como história de uso de drogas injetáveis por 9,5% (95% IC = 7-13) da amostra.

No Brasil, um estudo realizado em uma penitenciária do Rio Grande do Sul mostrou que 54,4% das mulheres presas usavam drogas atual e/ou anteriormente à prisão, e a maconha foi uma das substâncias que mais acarretou problemas (11,5%). A idade de início de consumo ocorreu aos 9 anos.[40] Destaca-se que o consumo de maconha entre as mulheres presas difere significativamente do uso entre aos homens, com níveis de uso (concomitante a outras drogas), motivações e consequências comportamentais distintos.

No sistema carcerário do Rio de Janeiro, o consumo de maconha ocorre majoritariamente entre os homens, tendo início antes da prisão. Os usuários apresentaram 3,4 vezes mais chances de também consumir cocaína, em comparação aos indivíduos não usuários de maconha. Em relação a essas duas substâncias, 70% dos presidiários do sexo masculino referiram o uso de pelo menos uma delas antes da prisão e, em 33%, ele se manteve durante o encarceramento. O uso de maconha dentro do presídio esteve presente em ambos os sexos.[39] Ainda, em relação aos homens, foi notado que o uso anterior de maconha esteve relacionado à prisão por tráfico de drogas.[39]

Dados de um levantamento realizado em Salvador, na Bahia, com 290 presidiários, mostraram que, durante a prisão (regime fechado), a droga mais usada na vida e associada à dependência (4%) foi a maconha (14,8%). Desses indivíduos, 6,5% apresentavam uso abusivo da droga.[38] O uso da substância também foi identificado em pessoas que cumpriam pena em regime semiaberto, com maiores índices de dependência na vida (20%), prejuízos no último ano (9,5%) e abuso recente (9,5%).[42]

Os dados do Relatório Mundial sobre Drogas[28] destacam os potenciais riscos que surgem não só durante o tempo despendido no próprio ambiente prisional, mas também em períodos de transição entre as prisões e a volta para o contexto na comunidade, o que pode resultar no retorno ao consumo de substâncias, perda de contato com os serviços de saúde, abandono ou descontinuidade do tratamento e possibilidade de vivência em situação de rua.[43,44]

No Plano de Estratégia e Ação para a Droga da União Europeia (2013-2020), uma ação fundamental consiste em incrementar o desenvolvimento, a disponibilidade e a cobertura das medidas de cuidados de saúde para os usuários de drogas na prisão e após a libertação, com o objetivo de alcançar os níveis de qualidade dos cuidados equivalentes aos fornecidos na comunidade.[45]

Sobre tal questão, uma investigação em 27 países europeus mostrou que ainda são necessárias melhorias na qualidade, na oferta e no acesso aos cuidados de saúde, a fim de disponibilizar tratamento medicamentoso baseado em evidências e reduzir os danos no ambiente prisional para todos os indivíduos que o necessitem.[46]

Uma análise das complexas necessidades dos prisioneiros que acessam serviços de tratamento para dependência química nas prisões inglesas e das características dos usuários que entraram em tratamento no Drug Recovery Wings na Inglaterra e no País de Gales[47] mostrou amplas necessidades em relação a uso de substâncias, saúde mental, atitudes associadas à criminalidade e motivações para o tratamento. Foi observado que o processo de tratamento da dependência química e a "desistência" da criminalidade exigem não só serviços eficazes, mas também uma vasta gama de apoio e de intervenções para o enfrentamento das complexas necessidades, tanto na prisão como no contexto comunitário.[47]

Assim, é necessária uma resposta para o complexo e abrangente fenômeno da dependência de drogas, incluindo a de *Cannabis*. Os problemas relacionados ao uso de drogas nas prisões devem ser abordados por meio de prevenção, assistência e reintegração social, mediante avaliações, aconselhamentos em níveis diferenciados, estratégias de redução de danos, com a abstinência como "pano de fundo", uso de psicofármacos, grupos de autoajuda e acompanhamento posterior ao encarceramento. Programas de prevenção e educação em saúde devem ser implementados em todos os centros penitenciários, inclusive pelos mediadores de saúde recrutados entre os detentos. Os programas de saúde implementados nas prisões também devem incluir aconselhamento, tratamento dos TUSs e estratégias de redução de danos. O tratamento voltado ao uso de substâncias dentro das prisões pode ser fornecido em parceria com várias áreas (saúde, psicologia e segurança), em estreita cooperação com instituições disponíveis fora da prisão, como centros de tratamento de drogas, serviços sociais e organizações não governamentais.[48]

Os serviços de tratamento de drogas nas prisões devem ter como objetivo, no mínimo, ajudar os detentos a sair do presídio em um estado de saúde mais saudável do que quando entraram, a alcançar estabilidade psicossocial e a manter o tratamento após o cumprimento da pena.[31]

Assim, o objetivo final de todo o processo terapêutico para a dependência química, em âmbito individual, é alcançar a abstinência, com ou sem tratamento medicamentoso. Nas prisões, o uso de drogas ilegais é uma infração penal, e, sendo as intervenções baseadas na abstinência, trata-se de metas compatíveis com o objetivo dos sistemas prisionais de cessar o consumo de substâncias. A abstinência corrobora e reforça os objetivos de custódia penal e está prevista para que os detentos evitem cometer infrações após a saída do sistema prisional. As prisões oferecem programas de reabilitação para os usuários de drogas com base em diferentes abordagens terapêuticas e seus pressupostos. Tais programas destinam-se a reduzir o risco de reincidência, aliviando os problemas dos prisioneiros em relação ao uso de drogas.[31] A seguir, são descritas algumas abordagens usadas no tratamento da dependência química entre essa população.[31,49]

A **terapia cognitivo-comportamental** (**TCC**) em diferentes níveis de intensidade (programa de baixa/média intensidade, especificação de gênero e curta duração) tem por objetivo alcançar experiência de aprendizagem social, compreender e tratar o comportamento problemático ocasionado pelo uso e sua associação ao crime.

O **programa de 12 passos** baseia-se na aprendizagem social por meio de uma abordagem de pares, com novos membros do grupo recebendo orientações sobre formas de levar uma vida livre de drogas por aqueles membros que estão há mais tempo na prisão. Essa abordagem funciona na suposição de que a dependência é uma doença ao longo da vida que pode ser controlada, mas não curada por completo. Os programas são de alta intensidade para os prisioneiros dependentes, seja qual for a droga de uso (podem durar de 15 a 18 semanas).

A **abordagem terapêutica comunitária estruturada** baseia-se no tratamento hierárquico, visa o ensinamento de novos comportamentos, atitudes e valores, reforçados por meio dos pares e de apoio terapêutico comunitário. É disponibilizada para os presos adultos com risco médio ou alto para recondenação e dependência de substâncias.[49]

Os encaminhamentos para esses programas são fundamentados em riscos e necessidades individuais. As diferentes abordagens permitem que os presos, em suas peculiaridades, sejam encaminhados para o tratamento mais adequado de acordo com a gravidade de seu problema e que se encaixem de acordo com suas características e circunstâncias pessoais.

A TCC é adequada para pessoas estabilizadas em programas de substituição de opioides, seja como parte do processo de trabalho para a abstinência, seja para uma melhor estabilização, enquanto os programas de comunidade terapêutica e de 12 passos exigem que os participantes estejam totalmente livres de drogas antes de iniciar a intervenção. Os fatores classificados como bons incluem a qualidade das relações, a facilidade de acesso e a experiência em mudanças profundas e significativas.[49]

Essas abordagens podem ser combinadas com testes de detecção de drogas, que são um incentivo para que os indivíduos permaneçam abstinentes por estarem se recuperando da dependência ou por desejarem seguir recebendo privilégios específicos (licença temporária ou um emprego melhor na prisão). As abordagens também podem ser combinadas com ações ou atividades significativas, como programas de trabalho, educação e estruturação, que parecem ser um aspecto fundamental para a abstinência.

CONSIDERAÇÕES FINAIS

Além de os índices de uso de *Cannabis* serem elevados, o poliuso de substâncias está muito presente tanto entre indivíduos em situação de rua como entre presidiários, sendo que o principal foco de tratamento para essas populações está direcionado para a redução/minimização de danos, sobretudo em relação ao uso de álcool, heroína, metadona, cocaína e metanfetaminas que é geralmente mais grave. **Nesse sentido, vale destacar que o tratamento para dependência química não é específico para o uso de maconha, mas para substâncias em geral, com peculiaridades de cada região avaliada.**

Os indivíduos em situação de rua e os presidiários compõem populações com riscos e vulnerabilidades biopsicossociais peculiares, com algumas características em comum que se entrelaçam nas precárias condições de vida e saúde, nos comportamentos de risco para a saúde, nas elevadas taxas de morbidade e mortalidade e no uso (ou poliuso) de substâncias. E a *Cannabis*, por sua vez, acompanha essa tendência, mas, embora apresente maiores índices de prevalência, o maior foco da prevenção e do tratamento ainda está em outros tipos de drogas, como cocaína (fumada e inalada) e heroína.

REFERÊNCIAS

1. Rayner K. Making change possible sharpening the focus on homelessness and substance use within crisis supported accommodation services in inner Melbourne, Victoria [Doctoral Thesis]. Adelaide: The Flinders University of South Australia; 2003.
2. Shelton KH, Taylor PJ, Bonner A, van den Bree M. Risk factors for homelessness: evidence from a population-based study. Psychiatr Serv. 2009;60(4):465-72.
3. Beijer U, Andreasson S, Agren G, Fugelstad A. Mortality and cause of death among homeless women and men in Stockholm. Scand J Public Health. 2011;39(2):121-7.
4. Linden IA, Werker GR, Schutz CG, Mar MY, Krausz M, Kerry K. Regional patterns of substance use among the homeless in British Columbia. Bc Stud. 2014;(184):103-13.
5. Santa Maria DM, Narendorf SC, Matthew B. Prevalence and correlates of substance use in homeless youth and young adults. J Addict Nursing. 2018; 29(1):23-31.
6. De Tilio R, Vidotto LT, Galego PS. Medos e expectativas de usuários de drogas em situação de rua. Revista da SPAGESP. 2015,16(2):75-87.
7. Brasil. Governo Federal. Política nacional para inclusão social da população em situação de rua. Brasília: Governo Federal; 2008.
8. Coates J, McKenzie-Mohr S. Out of the frying pan, into the fire: trauma in the lives of homeless youth prior to and during homelessness. J Sociol Social Welfare. 2010;37(4):65-96.
9. McVicar D, Moschion J, van Ours JC. Early illicit drug use and the age of onset of homelessness. J R Statist Soc A. 2019;182(1):345-72.
10. O'Reilly F, Barror S, Hannigan A, Scriver S, Ruane L, MacFarlane A, et al. Homelessness: an unhealthy state. Health status, risk behaviours and service utilisation among homeless people in two Irish cities. Dublin: The Partnership for Health Equity; 2015.
11. Childress S, Reitzel LR, Santa Maria D, Kendzor DE, Moisiuc A, Businelle MS. Mental illness and drug use problems in relation to homelessness onset. Am J Health Behav. 2015;39(4):549-55.
12. Edidin JP, Ganim Z, Hunter SJ, Karnik NS. The mental and physical health of homeless youth: a literature review. Child Psychiatry Hum Dev. 2012;43(3):354-75.
13. Mackrae E, Tavares LA, Nuñez Me, organizadores. Crack: contextos, padrões e propósitos de uso. Salvador: EDUFBA; 2013.
14. Roy E, Haley N, Leclerc P, Sochanski B, Boudreau JF, Boivin JF. Mortality in a cohort of street youth in Montreal. JAMA. 2004;292(5):569-74.
15. Joseph AM, Manseau MW, Lalane M, Rajparia A, Lewis CF. Characteristics associated with synthetic cannabinoid use among patients treated in a public psychiatric emergency setting. Am J Drug Alcohol Abuse. 2017;43(1):117-22.
16. Santa Maria D, Padhye N, Yang Y, Gallardo K, Santos GM, Jung J, et al. Drug use patterns and predictors among homeless youth: Results of an ecological momentary assessment. Am J Drug and Alcohol Abuse. 2018;44(5):551-60.
17. Bastos FMIP, Vasconcellos MTL, De Boni RB, Reis NB, Coutinho CFS, organizadores. III Le-

vantamento Nacional sobre o uso de drogas pela população brasileira. Rio de Janeiro: FIOCRUZ; 2017.
18. Laranjeira R, organizador. II Levantamento Nacional de Álcool e Drogas: relatório 2012. São Paulo: Instituto Nacional de Ciência e Tecnologia para Políticas Públicas de Álcool e Outras Drogas, UNIFESP; 2014.
19. A cidade On. 60% dos moradores de rua usam crack ou maconha [Internet]. 2017 [capturado em 26 jan. 2020]. Disponível em: https://www.acidadeon.com/campinas/cotidiano/cidades/NOT,1,1,1255992,60+dos+moradores+de+rua+usam+crack+ou+maconha.aspx.
20. Noto AR, Galduróz JCF, Nappo SA, Fonseca AM, Carlini CMA, Moura YG, et al. Levantamento nacional sobre o uso de drogas entre crianças e adolescentes em situação de rua nas 27 capitais brasileiras, 2003. São Paulo: CEBRID; 2004.
21. Thompson SJ. Risk/protective factors associated with substance use among runaway/homeless youth utilizing emergency shelter services nationwide. Subst Abuse. 2004;25(3):13-26.
22. Berry EH, Shillington AM, Peak T, Hohman MM. Multi-ethnic comparison of risk and protective factors for adolescent pregnancy. Child Adolesc Social Work J. 2000;17(2):79-96.
23. Pleace N. Exclusion by definition: the under-representation of women in European homelessness statistics. In: Mayock P, Bretherton J, editors. Women's homelessness in Europe. London: Palgrave Macmillan; 2016. p. 105-26.
24. Azim KA, MacGillivray L, Heise D. Mothering in the margin: a narrative inquiry of women with children in a homeless shelter. J Social Distress Homeless. 2019;28(1):34-43.
25. Baer JS, Ginzler JA, Peterson PL. DSM-IV alcohol and substance abuse and dependence in homeless youth. J Studies Alcohol. 2003;64(1):5-14.
26. Gomez R, Thompson SJ, Barczyk AN. Factors associated with substance use among homeless young adults. Subst Abuse. 2010;31(1):24-34.
27. Rosenthal D, Mallett S, Milburn N, Rotheram-Borus MJ. Drug use among homeless young people in Los Angeles and Melbourne. J Adol Health. 2008;43(3):296-305.
28. UNODC. World drug report: cannabis and hallucinogens. Vienna: United Nations Office on Drugs and Crime; 2019.
29. United Nations Office on Drugs and Crime. World Drug Report 2020. Vienna: UNODC; 2020 [capturado em 14 jul. 2020]. Disponível em: https://wdr.unodc.org/wdr2020/
30. Montanari L, Royuela M, Pasinetti M, Giraudon I, Wiessing L, Vicente J. Drug use and related consequences among prison populations in European countries. In: World Health Organization. Prisons and health. Geneva: WHO; 2014. Chap. 13, p. 107-12.
31. Stöver H, Kastelic A. Drug treatment and harm reduction in prisons. In: World Health Organization. Prisons and health. Geneva: WHO; 2014. p. 113-33.
32. Mundt AP, Baranyi G, Gabrysch C, Fazel S. Substance use during imprisonment in low- and middle-income countries. Epidemiol Rev. 2018; 40(1):70-81.
33. Zhao Q, Kim BKE, Li W, Hsiao HY, Rice E. Incarceration history, social network composition, and substance use among homeless youth in Los Angeles. J Addict Dis. 2018;37(1-2):64-76.
34. Wilkins C, Prasad J, Parker K, Rychert M, Barnes HM. Recent trends in alcohol and other drug use among police detainees in New Zealand, 2010-2015. Curr Top Beh Neurosc. 2017;34:161-72.
35. Wilkins C, Parker K, Prasad J, Jawalkar S. Do police arrestees substitute legal highs for other drugs? Int J Drug Policy. 2016;31:74-9.
36. Miguel-Arias D, Pereiro-Gómez C, Bermejo-Barrera AM, Vázquez-Ventoso C, Rodríguez-Barca T. Deaths from acute drug reactions in Galician (Spain) Prisons (2001-2010). Rev Esp Sanid Penit. 2017;19(2):49-56.
37. Kolind T, Duke K. Drugs in prisons: exploring use, control, treatment and policy. Drugs Educ Prev Policy. 2016;23(2):89-92.
38. McClelland GM, Elkington KS, Templin LA, Abram KM. Multiple substance use disorders in juvenile detainees. J Am Acad Child Adol Psych. 2004;43(10):1215-24.
39. Carvalho ML, Valente JG, Assis SG, Vasconcelos AGG. Perfil dos internos no sistema prisional do Rio de Janeiro: especificidades de gênero no processo de exclusão social. Ciênc. Saúde Coletiva. 2006;11(2):461-71.
40. Lopes RMF, Mello DC, Argimon IIL. Mulheres encarceradas e fatores associados a drogas e crimes. Ciên Cogn. 2010;15(2):121-31.

41. Walmsley R. World prison population list. 12th ed. London: Institute for Criminal Policy Research; 2018.
42. Freire ACC, Pondé MP, Mendonça MSS. Saúde mental entre presidiários na cidade do Salvador, Bahia, Brasil. In: Coelho MTAD, Carvalho Filho MJ, organizadores. Prisões numa abordagem interdisciplinar. Salvador: EDUFBA; 2012.
43. Rich JD, Beckwith CG, MaCmadu A, Marshall BDL, Brinkley-Rubinstein L, Amon JJ, et al. Clinical care of incarcerated people with HIV, viral hepatitis, or tuberculosis. Lancet. 2016;388 (10049):1103-14.
44. Wirtz AL, Yeh PT, Flath NL, Beyrer C, Dolan K. HIV and viral hepatitis among imprisoned key populations. Epidemiol Rev. 2018;40(1):12-26.
45. European Commission. Drugs strategy (2013-2020). Brussels: European Commission; 2012.
46. Zurhold H, Stover H. Provision of harm reduction and drug treatment services in custodial settings: findings from the European ACCESS study. Drugs Educ Prev Policy. 2016;23(2): 127-34.
47. McKeganey N, Russell C, Page G, Hamilton Barclay T, Lloyd C, Liebling A, et al., Meeting the needs of prisoners with a drug or alcohol problem: no mean feat. Drugs Educ Prev and Policy. 2016; 23(2):120-6.
48. The European Monitoring Centre for Drugs and Drug Addiction. Spain: Country Drug Report 2018 [Internet]. 2018 [capturado em 26 jan. 2020]. Disponível em: http://www.emcdda.europa.eu/countries/drug-reports/2018/spain/drug-use--and-responses-prison_en.
49. Prison Drug Treatment Strategy Review Group. The patel report: prison drug treatment strategy review group [Internet]. London: Department of Health; 2010 [capturado em 26 jan. 20202]. Disponível em: http://www.drugsandalcohol.ie/13941/1/Patel_report_prison_drug_treatment.pdf.

CANABIDIOL E SEUS EFEITOS TERAPÊUTICOS

Alexandre Kieslich da Silva | Nathália Janovik
Ronaldo Rodrigues de Oliveira

O gênero *Cannabis* pode produzir pelo menos 144 compostos naturais conhecidos como canabinoides, sendo os mais amplamente pesquisados o delta-9-tetraidrocanabinol (delta-9-THC) e o canabidiol (CBD). O THC é o constituinte psicoativo principal da *Cannabis*, enquanto o CBD não apresenta tais propriedades. Embora o THC e o CBD sejam os canabinoides mais estudados, há muitos outros identificados até o momento, incluindo o canabinol (CBN), o canabigerol (CBG), a canabidivarina (CBDV) e a tetraidrocanabivarina (THCV), encontrados na "*Cannabis* medicinal".[1]

Preparações medicinais das flores e da resina de *Cannabis sativa* são usadas na China desde aproximadamente 2700 a.C. para tratar distúrbios menstruais, gota, reumatismo, malária e constipação. Nos tempos medievais, os médicos islâmicos usavam a *Cannabis* para tratar náuseas e vômitos, epilepsia, inflamação, dor e febre. A medicina ocidental a utilizava amplamente no século XIX; antes da Aspirina®, a *Cannabis* era um medicamento analgésico comum.[2]

Mais recentemente, embora as evidências de eficácia variem de forma substancial para diferentes indicações, os produtos derivados da *Cannabis* têm sido usados para tratar dor crônica, náusea e vômito secundários à quimioterapia, espasmos musculares intratáveis nas doenças degenerativas, ansiedade e epilepsia. Observa-se, também, que o CBD se mostrou promissor como alvo terapêutico e farmacêutico, apresentando-se como analgésico, anticonvulsivante, relaxante muscular, ansiolítico, antipsicótico, além de apresentar atividade neuroprotetora, anti-inflamatória e antioxidante.[3]

Em abril de 2018, um painel consultivo da Food and Drug Administration (FDA) recomendou, por unanimidade, a aprovação do Epidiolex® (solução oral de CBD – 100 mg/mL) para o tratamento de duas formas raras de epilepsia refratária: a síndrome de Lennox-Gastaut e a síndrome de Dravet. Em 25 de junho de 2018, o Epidiolex® foi aprovado pela FDA, tornando-se o primeiro produto com base de CBD no mercado estadunidense.[3] Até o momento, a *Cannabis* está disponível para uso medicinal em 33 estados norte-americanos e, para uso não medicinal, em 10.

O CBD encontra-se disponível, também, no Canadá, em uma formulação conhecida como nabiximols (CBD 1:1 THC), como o produto de marca Sativex® (delta-9-THC 27 mg/mL mais CBD 25 mg/mL). Seu uso é aprovado no tratamento adjuvante para o alívio sintomático da espasticidade em pacientes adultos com esclerose múltipla. Além disso, o Sativex® recebeu um aviso de conformidade condicional como tratamento adjuvante para o alívio sintomático da dor neuropática em pacientes adultos com esclerose múltipla e no tratamento analgésico adjuvante para dor moderada a grave em pacientes adultos com câncer avançado.[4]

A Organização Mundial da Saúde (OMS) propôs que a maconha seja remarcada dentro do direito internacional devido às crescentes evidências de suas aplicações medicinais em condições bastante específicas. Em dezembro de 2014, o Conselho Federal de Medicina (CFM) autorizou a prescrição de CBD em todo o Brasil, impulsionado pelo crescente número de relatos de casos ao redor do mundo acerca do benefício de seu uso para fins terapêuticos em doenças muito severas, como alguns tipos de epilepsia. Pouco tempo depois, em janeiro de 2015, a Agência Nacional de Vigilância Sanitária (Anvisa) liberou o uso controlado do CBD, que saiu de uma lista de substâncias proibidas (categorias E e F2), passando para o rol de substâncias controladas (categoria C1), o que permitiu a importação desse produto, já que a comercialização segue proibida e ilegal. Ainda em 2015, no mês de abril, a Anvisa normatizou a importação do CBD, estabelecendo que cada paciente deveria cadastrar-se junto à agência, por meio da apresentação de documentos semelhantes aos exigidos atualmente. O cadastro deve ser renovado anualmente, com a apresentação de nova prescrição e laudo médico indicando a evolução do paciente, caso não haja alteração dos dados já informados. A resolução aprovada também permite que associações de pacientes façam a intermediação das importações, o que possibilita a redução dos custos envolvidos no processo de aquisição e transporte. Além disso, a quantidade total de CBD prevista na prescrição pode ser importada em etapas, de acordo com a conveniência dos responsáveis pelo processo.

Em junho de 2019, foi apresentada uma proposta de lei que permite a liberação do plantio de *Cannabis* para fins de pesquisa de medicamentos – somente para empresas especializadas, uma vez que o plantio doméstico permanece ilegal. No entanto, a proposta apenas começou a ser votada na Anvisa em outubro de 2019, sendo que, em novembro do mesmo ano, a agência autorizou a comercialização de produtos à base de canabinoides em farmácias brasileiras, mas o plantio em território nacional segue proibido.

Tal discussão ocorre em meio ao aumento no número de pedidos de importação de produtos à base de derivados da *Cannabis*, como o CBD. Nos últimos quatro anos, 7.785 pacientes tiveram seus pedidos autorizados, sendo que as doenças mais citadas nos laudos médicos foram epilepsia refratária a tratamento convencional, doença de Parkinson, dor crônica e autismo. **Embora as implicações médicas exatas estejam sob investigação, o lugar exato do CBD na prática clínica ainda é muito debatido.** Conforme a literatura científica ganha vigor, a opinião pública e a legislação precisam modular-se significativamente em relação à utilidade e à efetividade do CBD.

CANABIDIOL

O CBD é um dos principais fitocanabinoides presentes na *Cannabis sativa*, sendo responsável pela maioria dos possíveis benefícios terapêuticos da planta. Foi estudado, pela primeira vez, em 1940, a partir do cânhamo selvagem de Minnesota e da resina da *Cannabis indica* egípcia. Entretanto, a caracterização química dos principais canabinoides foi determinada após os estudos do grupo do professor Mechoulam, em 1963.[5]

A partir da década de 1970, houve o primeiro pico de publicações sobre o CBD, com as pesquisas baseando-se principalmente em sua interação com o THC e seus efeitos antiepilépticos. Como observado na Figura 10.1, os últimos anos promoveram um grande número de publicações sobre o CBD, o que foi estimulado, sobretudo, pela descoberta de possíveis novos alvos terapêuticos.[6]

Em relação à farmacodinâmica, observa-se que o CBD tem diversas ações – analgésica, anticonvulsivante, relaxante muscular, ansiolítica, neuroprotetora, antioxidante e antipsicótica (Quadro 10.1). Essa grande variedade de efeitos provavelmente ocorre devido a

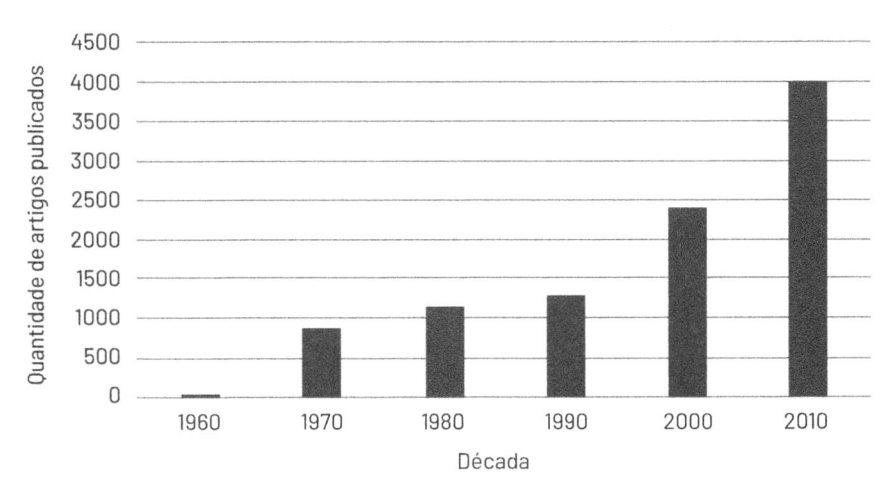

FIGURA 10.1 | Número de publicações sobre CBD por década.

seus complexos mecanismos farmacológicos. O CBD apresenta uma baixa afinidade aos receptores canabinoides do tipo 1 (CB1) e do tipo 2 (CB2) do sistema endocanabinoide, atuando como antagonista indireto desses receptores. Há evidências, também, de que ativa o receptor serotoninérgico 5-HT1A, atuando como agonista parcial. Atua, ainda, nos receptores de potencial transitório vaniloide 1 e 2 (TRPV1 e TRPV2), antagoniza os receptores α1-adrenérgicos e μ-opioides, inibe a recaptação de norepinefrina, dopamina, serotonina, ácido gama-aminobutírico (GABA) e, principalmente, anandamida (AEA), que é o endocanabinoide principal. Além disso, o CBD atua nos estoques de cálcio (Ca^{+2}) das mitocôndrias, bloqueia os canais de Ca^{+2} ativados por baixa voltagem (tipo T), estimula a atividade do receptor inibidor da glicina e inibe a atividade da amida hidrolase de ácidos graxos (FAAH), bem como se mostra um antagonista conhecido do GPR55, o receptor acoplado à proteína G presente no núcleo caudado e no putame.[7]

A biodisponibilidade oral do CBD é de aproximadamente 6% nos seres humanos, enquanto sua biodisponibilidade por inalação é de 11 a 45% (média de 31%). O mecanismo exato de ação do CBD ainda não está totalmente esclarecido. No entanto, sabe-se que os receptores canabinoides são utilizados endogenamente pelo organismo por meio do sis-

QUADRO 10.1 | Efeitos do CBD

- Antipsicótico
- Analgésico
- Antiprocinético intestinal
- Neuroprotetor
- Antiproliferativo/Anticâncer
- Anti-isquêmico
- Vasodilatador
- Ansiolítico
- Anti-inflamatório
- Anticonvulsivante

tema endocanabinoide, que inclui um grupo de proteínas lipídicas, do qual a AEA faz parte, enzimas e receptores envolvidos em muitos processos fisiológicos. Por meio da modulação da liberação de neurotransmissores, o sistema endocanabinoide regula a cognição, a sensação de dor, o apetite, a memória, o sono, a função imunológica e o humor, entre outros sistemas corporais. Esses efeitos são amplamente mediados por dois membros da família de receptores acoplados à proteína G: o CB1 e o CB2. Os receptores CB1 são encontrados no sistema nervoso central (SNC) e no sistema nervoso periférico, com a maioria deles localizada no hipocampo e na amígdala. Os efeitos fisiológicos do uso de *Cannabis* fazem sentido no contexto de sua atividade receptora, uma vez que o hipocampo e a amígdala estão envolvidos principalmente na regulação da memória, do medo e da emoção. Entretanto, os receptores CB2 são encontrados perifericamente nas células imunológicas, no tecido linfoide e nos terminais nervosos periféricos, podendo afetar os processos anti-inflamatórios induzidos por CBD.[8]

Tanto o CBD quanto o THC são metabolizados no fígado por várias isoenzimas do citocromo P450, destacando-se: CYP2C9, CYP2C19, CYP2D6 e CYP3A4. Sabe-se que os canabinoides são distribuídos por todo o corpo, sendo altamente lipossolúveis. Eles podem ser armazenados por até quatro semanas nos tecidos adiposos, dos quais são liberados lentamente em níveis subterapêuticos de volta à corrente sanguínea e metabolizados pelos sistemas renal e biliar. A liberação dos canabinoides do tecido adiposo é responsável pela meia-vida prolongada da eliminação terminal. O principal metabólito primário do CBD é o 7-hidroxicanabidiol. A eliminação do plasma é biexponencial, com meia-vida inicial de 1 a 2 horas. As meias-vidas de eliminação terminal são em torno de 24 a 36 horas ou mais. O Sativex® é excretado na urina e nas fezes.[9]

Em estudos em fase de aprovação, elevações séricas das aminotransferases (alanina aminotransferase [ALT] e aspartato aminotransferase [AST]) surgiram durante a terapia com CBD em 34 a 47% dos pacientes em comparação com 18% dos controles que estavam recebendo outros medicamentos anticonvulsivantes. Elevações três vezes acima dos valores de referência ocorreram em 13% dos pacientes tratados com CBD, em comparação com 1% tratado com placebo. **A terapia com CBD associa-se a elevações séricas de ALT e AST que geralmente surgem nos primeiros dois meses de tratamento e são de gravidade leve a moderada.** A frequência das elevações está relacionada à dose e está mais presente com o uso concomitante de valproato e clobazam. No entanto, elas são geralmente assintomáticas, autolimitadas no curso e não estão associadas à icterícia. Recomenda-se o monitoramento rotineiro dos exames hepáticos antes do início e no primeiro, no terceiro e no sexto mês durante o tratamento, bem como periodicamente depois disso, sobretudo em pacientes que também estão recebendo valproato. O CBD deve ser descontinuado se houver elevação da ALT acompanhada por sintomas de icterícia ou se os níveis aumentarem e persistirem em mais de cinco vezes o limite superior normal. A causa das elevações séricas das aminotransferases ainda não é conhecida, porém, pode ser devida à produção de um intermediário tóxico em seu metabolismo.[10]

INDICAÇÕES TERAPÊUTICAS DO CANABIDIOL

Epilepsia refratária ao tratamento

A epilepsia é um distúrbio neurológico crônico, que afeta mais de 50 milhões de pessoas em todo o mundo. Cerca de 30% dos pacientes com epilepsia são afetados pela epilepsia refratária ao tratamento (TRE), devido ao fracasso das terapias antiepilépticas comuns. Por muito tempo, o CBD foi investigado por seus efeitos anticonvulsivantes, e vários estudos confirmaram sua eficácia no tratamento de crises epilépticas, especialmente em idade pediátrica. **Recentemente, os primeiros resultados dos ensaios clínicos de fase III mostraram efeitos benéficos do CBD (Epidiolex®) em distúrbios convulsivos resistentes ao tratamento, incluindo síndrome de Lennox-Gastaut e síndrome de Dravet.**[11]

O CBD mostra uma baixa afinidade pelos receptores endocanabinoides CB1 e CB2 e realiza seus mecanismos de ação interagindo com outros alvos moleculares. Um dos alvos mais importantes do canal de íons para os quais o CBD mostra uma alta afinidade é o TRPV. Especificamente, o TRPV1 é um canal não seletivo que mostra alta permeabilidade ao Ca^{2+} e está envolvido na modulação de crises epilépticas. De fato, quando ativo, promove a liberação de glutamato e o aumento de Ca^{2+} intracelular, com consequente aumento da excitabilidade neuronal. A ação antiepiléptica do CBD não parece ser decorrente da interação direta com esses alvos moleculares, mas, sim, da ação agonista da substância em relação ao TPRV1, que leva à dessensibilização desses canais, e consequentemente, à normalização do Ca^{2+} intracelular.[12]

Os primeiros estudos de CBD puro no tratamento da epilepsia resistente a medicamentos remontam ao final dos anos de 1970 e 1980, e exploraram doses orais na faixa de 200 a 300 mg/dia. Até meados de 2020, o maior estudo exploratório a respeito da ação anticonvulsivante e da tolerabilidade do CBD refere--se a uma pesquisa que incluiu 11 centros de tratamento de epilepsia nos Estados Unidos.[11] Um total de 214 pacientes com idades entre 1 e 30 anos com epilepsia grave, iniciada na infância e resistente a anticonvulsivantes, recebeu uma formulação líquida à base de óleo de CBD puro a 99% (Epidiolex®), com uma dose inicial de 2 a 5 mg/kg/dia, titulada até intolerância, chegando à dose máxima de 25 mg/kg ou 50 mg/kg por dia, dependendo do local do estudo. A tolerabilidade e a segurança foram analisadas no grupo de 162 pacientes que atingiram, pelo menos, 12 semanas de acompanhamento – incluindo 33 pessoas com síndrome de Dravet e 31 com síndrome de Lennox-Gastaut. Nesse grupo, eventos adversos foram relatados em 128 pacientes (79%), sendo os mais comuns: sonolência (25%), diminuição do apetite (19%), diarreia (19%), fadiga (13%) e convulsão (11%). Eventos adversos que levaram à interrupção do tratamento ocorreram em cinco pacientes (3%). Uma avaliação exploratória da eficácia foi realizada em um subgrupo de 137 pacientes, após excluir aqueles com menos de 12 semanas de acompanhamento (N = 52), sem convulsões motoras (N = 21), com idade inferior a 1 ano ou com doença metabólica progressiva grave (N = 3). Nesses 137 pacientes, houve uma redução média de 35% na frequência dos episódios convulsivos, com a maior redução registrada em pacientes com crises focais (-55%, N = 42) e crises atônicas (-54%, N = 32). Nove pacientes (7%) não tiveram novas crises epilépticas durante as últimas quatro semanas de acompanhamento. Análises adicionais nesse grupo mostraram que pacientes com síndrome de Dravet (N = 32) tiveram uma redução mediana de 43% em todas as crises, enquanto em pacientes com síndrome de Lennox-Gastaut (N = 30), a redução mediana nas crises totais foi de 36%.[7]

Estudos mais recentes seguem avaliando a eficácia terapêutica dos canabinoides, entre eles o CBD, em quadros de epilepsia grave refratária. Devinsky e colaboradores[11] avaliaram o benefício do uso de 20 mg/kg/dia de CBD, comparado com placebo, em 120 crianças e adultos jovens com síndrome de Dravet e outras crises epilépticas refratárias ao tratamento convencional. Os autores concluíram que o CBD reduziu, nos pacientes com síndrome de Dravet, tanto a frequência quanto a duração das crises convulsivas, embora esse grupo estivesse associado às mais altas taxas de efeitos adversos, provavelmente devido à ação inibitória sobre o citocromo P450. Estudos menores e relatos de casos não controlados também sugeriram que o CBD poderia ter valor no tratamento de pacientes com crises epilépticas resistentes ao tratamento convencional associadas à esclerose tuberosa, síndrome da epilepsia relacionada à infecção febril (Fires), síndrome de Sturge--Weber e convulsões parciais migratórias malignas na infância.[13]

Como já mencionado, em junho de 2018, a FDA aprovou a solução oral de Epidiolex® (CBD) para o tratamento de convulsões associadas a duas formas raras e graves de epilepsia: a síndrome de Lennox-Gastaut e a síndrome de Dravet, em pacientes com 2 anos de idade ou mais. Além de ser o primeiro medicamento aprovado pela FDA que contém uma substância medicamentosa purificada derivada da maconha, é também a primeira aprovação de um medicamento para o tratamento de pacientes com síndrome de Dravet feita pela agência.

Dor crônica

O uso de Cannabis medicinal para uma infinidade de problemas de saúde, sobretudo dor crônica, é bem-descrito e bem-apoiado na literatura médica. Em 2017, as Academias Nacionais de Ciências, Engenharia e Medicina dos Estados Unidos publicaram uma declaração de que o uso de produtos derivados da Cannabis para o tratamento da dor crônica em adultos é apoiado por ensaios clínicos bem-controlados. Em 2014, a Canadian Pain Society revisou sua declaração de consenso para recomendar os canabinoides como terapia de terceiro nível para dor neuropática crônica, dada a evidência de sua eficácia no tratamento da dor com um número necessário para tratar (NNT) de 3,4. A maior parte dos registros informa que a dor crônica é a indicação mais comum para o uso medicinal de derivados da Cannabis. No entanto, a maioria desses registros não distingue a dor crônica em diferentes subconjuntos de dor. Também há evidências de apoio para uso dos canabinoides no tratamento de enxaqueca, cefaleia crônica, hipertensão intracraniana idiopática e esclerose múltipla associada à neuralgia do trigêmeo.[14]

O THC é 20 vezes mais anti-inflamatório do que a Aspirina®, duas vezes mais anti-inflamatório que a hidrocortisona, e seus benefícios analgésicos e anti-inflamatórios estão bem-documentados, incluindo condições artríticas e inflamatórias. Muitos estudos positivos em várias síndromes de dor crônica mostraram o benefício do THC em ensaios com maconha fumada ou vaporizada, comparando diferentes doses de THC, geralmente observado em porcentagens mais altas. **No entanto, as composições de outros canabinoides, incluindo CBD, canabinoides menores e outros compostos importantes, como terpenos, não foram avaliadas na maioria desses ensaios. Como os canabinoides e os terpenos influenciam a atividade uns dos outros, resul**tando em características, efeitos e respostas específicas da cepa, muitas vezes não é claro se os efeitos positivos (ou negativos) da Cannabis mostrados nesses estudos se devem apenas ao THC ou à sinergia entre composições indefinidas com outros canabinoides.[15]

Há uma infinidade de pesquisas confirmando o benefício de um spray para mucosa oral chamado nabiximols (Sativex®), aprovado em 30 países para diversas síndromes de dor. O Sativex® é uma tintura feita a partir de plantas de Cannabis, sendo que cada spray fornece uma dose padronizada de 2,7 mg de THC e 2,5 mg de CBD, com canabinoides, flavonoides e terpenos adicionais em pequenas quantidades não medidas. Novamente, há incerteza sobre quais componentes estão fornecendo a maior parte do benefício. Também houve um estudo comparando três variedades desse spray: CBD 1:1 THC versus THC isolado versus CBD isolado, sendo que os sprays que continham THC mostraram o maior benefício para a dor. Outros estudos de extrato de Cannabis contendo apenas THC e CBD em proporções variadas também mostraram benefício para o tratamento da dor crônica, embora esses canabinoides não tenham sido avaliados individualmente.[9]

Nos últimos anos, o CBD ganhou muita atenção devido ao fato de não apresentar efeitos psicoativos, em oposição ao THC. Em novembro de 2017, a OMS anunciou que, em humanos, o CBD não apresenta evidências de potencial de abuso ou dependência, e não há evidências de problemas relacionados à saúde pública associados ao uso da substância pura. Em janeiro de 2018, a World Anti-Doping Agency (Wada) removeu o CBD de sua lista de substâncias proibidas, permitindo seu uso por atletas. O CBD tem poderosos efeitos analgésicos e anti-inflamatórios mediados por inibição da ciclo-oxigenase e da lipoxigenase. Notavelmente, os medicamentos prescritos mais comuns substituídos pela Cannabis medicinal em diversos estudos, que avaliaram sua eficácia em dor crônica, foram os opioides e seus derivados. Dada a epidemia de opiáceos, em particular nos Estados Unidos, os canabinoides têm sido discutidos como uma opção que pode ajudar no processo de desintoxicação de opioides e, talvez, auxiliar no combate às muitas mortes relacionadas a essas substâncias.[16] Demonstrou-se que, no Estados Unidos, os estados com legislação sobre *Cannabis* medicinal apresentam redução da taxa de mortalidade anual por *overdose* de opioides de 24,8% em comparação com os estados sem leis sobre o tema.

Esclerose múltipla

A espasticidade, definida como tônus muscular aumentado de modo anormal, é um sintoma comum em pacientes com esclerose múltipla, frequentemente ocasionando ou piorando diferentes sintomas da doença, em geral com grande impacto na qualidade de vida dos pacientes. Os sintomas mais frequentes associados à espasticidade em pacientes com esclerose múltipla, além do agravamento da mobilidade, são espasmos, dor, má qualidade do sono (associada a dor e espasmos noturnos) e disfunção urinária. **Medicamentos classicamente recomendados para espasticidade generalizada, incluindo baclofeno, tizanidina, dantroleno, benzodiazepínicos e clonazepam, mostraram benefício clínico limitado em revisões sistemáticas.**[17]

Recentemente, canabinoides como dronabinol, nabiximóis e nabilona foram testados para o tratamento de espasticidade e dor em muitas doenças neurodegenerativas. O nabiximols (Sativex®) é uma formulação de pulverização oromucosa, contendo uma proporção fixa de CBD 1:1 THC. Sua principal substância ativa, o THC, atua como agonista parcial dos receptores canabinoides humanos (CB1 e CB2) e pode modular os efeitos dos neurotransmissores excitatórios (glutamato) e inibitórios (GABA), levando ao relaxamento muscular com consequente melhora da espasticidade. Demonstrou-se, ainda, que o CBD antagoniza alguns efeitos indesejados do THC, incluindo intoxicação, sedação, taquicardia, ansiedade e outros sintomas psicoativos. O THC e o CBD apresentam baixa biodisponibilidade quando administrados por via oral. No entanto, é provável que o Sativex® seja facilmente absorvido e tenha uma boa disponibilidade graças a sua administração em superfícies sublingual e oromucosa. Um estudo anterior mostrou que o Sativex® é uma opção complementar eficaz para espasticidade moderada a grave em pacientes com esclerose múltipla (por sua capacidade de melhorar a escala visual analógica da espasticidade) resistente às demais terapias farmacológicas existentes.[17]

Náuseas e vômitos por quimioterapia

O câncer é uma das doenças que mais causa mortes em todo o mundo. A maioria dos indivíduos afetados experimenta não só os sintomas da doença de base, mas também os efeitos colaterais relacionados ao tratamento, o que, consequentemente, reduz a qualidade de vida e prejudica a adesão às terapias contra o câncer.

A náusea e o vômito estão entre os principais sintomas associados à quimioterapia, ocorrendo em 70 a 80% dos pacientes. Além de aumentarem as taxas de abandono de tratamento, tais sintomas podem ser acompanhados por efeitos colaterais psicológicos, fratura de costela, desidratação, perda de apetite, perda de peso e erosões esofágica e dentária. Tanto o CBD quanto o THC reduzem os sintomas de náuseas e vômitos, principalmente durante a quimioterapia. Postula-se que isso ocorra devido a sua capacidade de reduzir a liberação de serotonina das células enterocromafins no intestino delgado, que estão envolvidas no reflexo do vômito.[18]

Os canabinoides orais foram inicialmente aprovados para o tratamento de náuseas e vômitos induzidos por quimioterapia na década de 1980. O THC sintético e seus análogos, como o dronabinol e a nabilona, têm sido usados para atenuar esses sintomas em pacientes com câncer e para a estimulação do apetite em pacientes com vírus da imunodeficiência humana/síndrome da imunodeficiência humana (HIV/aids).[18]

Doenças psiquiátricas

Em uma revisão sistemática de 2019 sobre o papel do CBD na psiquiatria, foram analisados 692 artigos, seis relatos de casos, sete ensaios clínicos randomizados (ECRs) e 21 ensaios clínicos registrados, com um total de 201 indivíduos incluídos. Os níveis de evidência foram divididos de A (a mais forte) a C2 (a mais fraca), conforme a World Federation of Societies of Biological Psychiatry.[19] **Não foram encontradas evidências de que o CBD tenha eficácia nos transtornos depressivos e bipolares.** O nível de evidência para a síndrome de abstinência de maconha é B, e para a dependência de maconha, C2. Em relação ao tratamento de sintomas positivos na esquizofrenia e fobia social, o nível de evidência é C1. Os efeitos colaterais mais frequentemente relatados foram sedação e tontura, sem eventos adversos graves.

Em outra revisão sistemática, foram incluídos 25 ECRs (1.629 participantes) publicados entre 2006 e 2018. Foram avaliados os efeitos do uso dos componentes da *Cannabis* nos seguintes diagnósticos: demência, dependência de *Cannabis* e opioides, psicoses/esquizofrenia, ansiedade social, transtorno de estresse pós-traumático (TEPT), anorexia nervosa, transtorno de déficit de atenção/hiperatividade (TDAH) e síndrome de Tourette. Os autores relataram que os dados eram muito heterogêneos para que se pudesse realizar uma metanálise. **As evidências para o uso medicamentoso com base em THC (nabiximols, dronabinol) na redução dos sintomas de abstinência de *Cannabis* foram contraditórias.** Apenas um estudo demonstrou efeitos positivos na retirada de opioides em dependentes químicos. **Na doença de Alzheimer, os resultados foram inconsistentes na melhora dos sintomas neuropsiquiátricos, no humor e na agitação.** Duas pesquisas reportaram melhora consistente de tiques e problemas comportamentais em pacientes com síndrome de Tourette resistente à terapia. Em um ECR, houve ganho de peso em pacientes com anorexia nervosa resistente à terapia. Em outro ECR, houve melhora de pesadelos e bem-estar em pacientes com TEPT e, em outro ECR com pacientes com TDAH, a melhora no nível de cognição e atividade não atingiu significância estatística.[20]

Estudos pré-clínicos sugerem que o CBD tem efeitos no tratamento da adição de opioides e estimulantes em modelos animais. Além disso, investigações preliminares em humanos sugerem que o CBD reduz o consumo de cigarros e os sintomas da dependência e síndrome de abstinência de *Cannabis*. Contudo, as evidências de eficácia ainda são limitadas ou apresentam resultados mistos sobre o uso do CBD em modelos animais na redução tanto na autoadministração quanto no tratamento dos efeitos negativos da síndrome de abstinência de substâncias, como álcool, tabaco, cocaína, opioides e anfetaminas.[21]

Em um relato de caso recente, um paciente com síndrome de Tourette fez uso autoadministrado de *Cannabis* com altas quantidades de THC, sem melhora dos sintomas, e, em seguida, fez tratamento com dronabinol (medicamento com THC sintético puro), mas também sem redução dos tiques. No entanto, quando recebeu a administração de uma tintura padronizada de *Cannabis* contendo THC e CBD na proporção de 1:2, apresentou uma melhora acentuada na frequência e na gravidade dos tiques após dois meses de tratamento.[22] Esse caso indica que, provavelmente, os efeitos benéficos da tintura de *Cannabis* estavam relacionados à presença do CBD. Isso corrobora a hipótese de uma interação sinérgica entre o THC e o CBD, sendo que o CBD possivelmente reduz os efeitos psíquicos negativos do THC e melhora seus efeitos positivos.

Já está bem-evidenciado que o CBD não tem os mesmos efeitos psíquicos que o THC e, inclusive, bloqueia os efeitos promovidos por ele. Isso apoia a ideia de que o CBD pode ter atividade antipsicótica ou exibir um perfil semelhante aos antipsicóticos atípicos. Todavia, os estudos em relação à substância ainda são contraditórios. Em uma pesquisa com 30 voluntários com traços paranoides, não houve evidência de quaisquer benefícios do CBD na ansiedade ou na ideação persecutória.[23]

O CBD parece ter um efeito ansiolítico, mas os resultados ainda são contraditórios. Em uma revisão, a substância, na dose de 100 mg/kg em ratos, não produziu efeito nos sintomas de ansiedade. Porém, o que melhor explica o fato de o CBD promover efeitos ansiolíticos estaria mais relacionado com uma curva dose-resposta invertida em forma de U: doses mais altas (doses baixas ou doses maiores que 20 mg/kg) seriam ineficazes. Levando isso em conta, pesquisas demonstraram que uma dose única de CBD (300/600 mg/kg) reduziu a ansiedade em voluntários saudáveis durante estudos de neuroimagem e ao falarem em público. Além disso, a mesma dosagem foi eficaz em pacientes com fobia social nunca tratados.[24] Ainda, em uma investigação com tomografia por emissão de fóton único (SPECT), Crippa e colaboradores[25] sugerem que as propriedades ansiolíticas do CBD podem atuar nas regiões cerebrais relacionadas à fobia social, como áreas límbicas e paralímbicas. Isso foi corroborado por outros estudos, com evidências de que a substância age nas áreas relativas à mediação do medo e da ansiedade, tanto em humanos como em animais.

Em uma revisão com estudos experimentais que investigaram a suposta ação antipânico do CBD, os dados sugerem claramente um efeito ansiolítico da substância tanto em modelos animais como em voluntários saudáveis.[26] Já em outro estudo, foram investigados os efeitos do THC sobre a ansiedade. A pesquisa incluiu 15 homens saudáveis, que foram submetidos à ressonância magnética funcional (IRMf) enquanto visualizavam imagens de rostos que provocavam níveis variados de ansiedade. Após cada sessão, os participantes receberam aleatoriamente 10 mg de THC, 600 mg de CBD ou placebo, sendo registradas suas atividades eletrodérmicas e as classificações de ansiedade objetiva e subjetiva. Os resultados foram que o THC aumentou os sintomas de ansiedade, enquanto o CBD reduziu em comparação ao placebo.[1]

Investigações têm demonstrado que o CBD bloqueou respostas relacionadas ao trauma, interferindo no aprendizado e na memória de eventos aversivos, processos que foram associados à fisiopatologia do TEPT. Todavia, em um estudo, a administração repetida de CBD por 14 dias aumentou o estado de medo em ratos, em vez de reduzi-lo.[27]

Em uma revisão sobre o uso de CBD na doença de Parkinson com estudos pré-clínicos e clínicos, foram encontrados quatro ECRs, mas apenas um deles mostrou resultados positivos (reduções na discinesia induzida por levodopa). Foram detectados sete modelos pré-clínicos da doença de Parkinson usando CBD, com seis estudos mostrando efeito neuroprotetor da substância. Em três pesquisas, o CBD apresentou efeitos terapêuticos significativos nos sintomas não motores (psicose, distúrbio do sono, problemas nas atividades diárias). No entanto, o tamanho das amostras foi pequeno e o tratamento com CBD foi curto (até seis semanas).[28]

Estudos têm levantado a hipótese de que o sistema endocanabinoide poderia estar envolvido no fenótipo do autismo, por desempenhar um papel no controle de respostas emocionais, sobretudo em interações sociais. Em pesquisa recente, crianças com transtorno do espectro autista (TEA) apresentaram níveis mais baixos de AEA no plasma do que aqueles encontrados nos controles saudáveis. Além disso, dados preliminares mostraram que o CB2 é altamente expresso em células mononucleares do sangue periférico de crianças com TEA em comparação aos controles.[29]

Outras doenças

Em modelos animais, o CBD produz ações anti-inflamatórias em doenças neurodegenerativas, artrite, colite, asma e retinopatia diabética. Estudos *in vitro* e *in vivo* em animais sugerem que a substância, em altas concentrações, apresenta ações imunossupressoras. Em uma pesquisa com ratos, o tratamento com CBD diminuiu os processos inflamatórios e de remodelação em modelos de asma.[30] Apesar de apresentar propriedades anti-inflamatórias em vários estudos, em uma pesquisa sobre lúpus eritematoso sistêmico com modelo em ratos, o CBD acelerou a progressão da doença glomerular e gerou aumento significativo de proteinúria.[31] Os efeitos terapêuticos do THC ou do CBD na doença de Crohn mostraram dados ainda incertos, tanto em investigações menores como em uma revisão da Cochrane de 2018, com três estudos (93 pacientes).[32]

Descobertas têm evidenciado que o sistema endocanabinoide está envolvido nos mecanismos que regulam o câncer, incluindo angiogênese, apoptose e metástases. Em relação ao CBD, estudos recentes descobriram que ele induz apoptose em células cancerígenas via CB1, CB2 e receptor de canal iônico TRPV1. Em uma pesquisa, a substância induziu apoptose *in vitro* em duas linhagens celulares diferentes de câncer de mama.[33] Em nove pacientes com glioblastoma multiforme, o CBD, sob uma dose diária de 400 mg, associado ao tratamento-padrão de ressecção máxima e radioquimioterapia, aumentou a sobrevida em 22,3 meses (intervalo de 7 a 47 meses), até a publicação do artigo, em relação à média de 14 a 16 meses.[34]

Em uma série com sete pacientes com doença de Huntington, o uso do CBD repercutiu em melhora dos sintomas motores, principalmente distonia, marcha e habilidades motoras finas, bem como do ganho de peso, da irritabilidade e da apatia.[35] Em uma série de seis pacientes com síndrome das pernas inquietas, houve melhora dos sintomas, por autorrelato, em cinco indivíduos que fizeram uso autoadministrado de *Cannabis* fumada e em um sujeito que usou CBD sublingual.[36]

CONSIDERAÇÕES FINAIS

Os estudos das propriedades terapêuticas do CBD e do THC não apenas têm valor significativo no desenvolvimento potencial de novos medicamentos, mas também são de especial importância para a saúde pública. Todavia, a *Cannabis* continua sendo a droga ilícita mais comumente usada no mundo e, conforme mais países legalizam seu uso para fins médicos e recreativos, a percepção do risco associado ao seu uso diminui, aumentando a prevalência de dependência dessa substância. É necessário considerar que a *Cannabis* usada para fins recreativos tem baixas quantidades de CBD e que isso não deve ser justificativa para liberação ou apologia a esse uso. Ao mesmo tempo, a proporção de THC para CBD na maconha aumentou ao longo dos anos –, por exemplo, de 14:1 em 1995 para 80:1 em 2014.[37] Por isso, torna-se fundamental a diferenciação das propriedades terapêuticas do CBD e do THC em relação aos efeitos psíquicos do THC. Acima de tudo, é essencial distinguir claramente os potenciais benefícios para a saúde mental do "CBD medicinal" em relação aos efeitos adversos da maconha com alta potência de THC. Ademais, deve-se atentar aos efeitos colaterais dos canabinoides, como a nabilona, que contém THC, e o Epidiolex®, que contém CBD, que podem aumentar os efeitos dos depressores do SNC, como o álcool. Ainda, o Epidiolex® é metabolizado pelas enzimas do citocromo P450 e pode aumentar o risco de efeitos adversos de outros medicamentos metabolizados por essa via, como o clobazam e o valproato.[38]

Até o momento, grande parte das evidências para o uso dos canabinoides como agentes terapêuticos é anedótica, e poucas pesquisas estão baseadas em estudos pré-clínicos como, por exemplo, modelos animais. Vários estudos clínicos não alcançaram significância estatística, e não existe uma padronização nas dosagens dos canabinoides utilizadas nas pesquisas.

Além disso, o CBD empregado em muitas pesquisas não é puro, trata-se de uma mistura de THC com CBD, na qual a concentração de CBD frequentemente varia. Na literatura, já existem relatos de casos de intoxicação por THC, quando foram usados extratos de CBD para o tratamento de epilepsia.[39] Isso ocorre porque muitos extratos de CBD não são registrados como medicamentos pelos órgãos reguladores, não apresentam controle de qualidade e têm altas concentrações de THC. Além disso, o CBD tem uma farmacodinâmica muito complexa, ainda pouco conhecida, com meia-vida longa e metabólitos ativos, e cuja concentração plasmática é altamente influenciada pela formulação e pela via de administração. **Portanto, várias questões ainda precisam ser elucidadas e mais pesquisas precisam ser feitas para que seja obtido maior nível de evidência tanto dos efeitos positivos como negativos do CBD, bem como sobre quais são os papéis benéficos do THC.**

REFERÊNCIAS

1. Fusar-Poli P, Crippa JAS, Bhattacharyya S, Borgwardt SJ, Allen P, Martin-Santos R, et al. Distinct effects of {delta}9-Tetrahydrocanna-

binol and cannabidiol on neural activation during emotional processing. Arch Gen Psychiatry. 2009; 66(1):95-105.
2. Watson SJ, Benson JA Jr, Joy JE. Marijuana and medicine: assessing the science base: a summary of the 1999 Institute of Medicine Report. Arch Gen Psychiatry. 2000;57(6):547-52.
3. Buracchio T, Bastings E, Dunn B. Briefing information for the April 19, 2018 meeting of the Peripheral and Central Nervous System (PCNS) Drugs Advisory Committee. U.S. Food & Drug Administration; 2018.
4. GW Pharma. Product monograph: sativex. Cambridge: GW Pharma Ltd; 2012.
5. Mechoulam R, Shvo Y. Hashish-I: the structure of cannabidiol. Tetrahedron. 1963;19(12):2073-8.
6. Zuardi AW. Cannabidiol: from an inactive cannabinoid to a drug with wide spectrum of action. Rev Bras Psiquiatr. 2008;30(3):271-80.
7. Scheffer IE. Diagnosis and long-term course of Dravet syndrome. Eur J Paediatr Neurol. 2012; 16(Suppl 1):S5-8.
8. Oakley JC, Kalume F, Catterall WA. Insights into pathophysiology and therapy from a mouse model of Dravet syndrome. Epilepsia. 2011;52(Suppl 2): 59-61.
9. Notcutt W, Price M, Miller R, Newport S, Phillips C, Simmons S, et al. Initial experiences with medicinal extracts of cannabis for chronic pain: results from 34 "N of 1" studies. Anaesthesia. 2004;59 (5):440-52.
10. National Institute of Diabetes and Digestive and Kidney Diseases. Clinical and research information on drug-induced liver injury: cannabidiol. Bethesda: National Institute of Diabetes and Digestive and Kidney Diseases; 2012.
11. Devinsky O, Marsh E, Friedman D, Thiele E, Laux L, Sullivan J, et al. Cannabidiol in patients with treatment-resistant epilepsy: an open-label interventional trial. Lancet Neurol. 2016;15(3): 270-8.
12. Vilela LR, Lima IV, Kunsch ÉB, Pinto HPP, de Miranda AS, Vieira ÉLM, et al. Anticonvulsant effect of cannabidiol in the pentylenetetrazole model: Pharmacological mechanisms, electroencephalographic profile, and brain cytokine levels. Epilepsy Behav. 2017;75:29-35.
13. Nabbout R, Chiron C. Stiripentol: an example of antiepileptic drug development in childhood epilepsies. Eur J Paediatr Neurol. 2012;16(Suppl 1): S13-7.
14. Consroe P, Musty R, Rein J, Tillery W, Pertwee R. The Perceived Effects of Smoked Cannabis on Patients with Multiple Sclerosis. Eur Neurol. 1997; 38(1):44-8.
15. Baron EP. Medicinal properties of cannabinoids, terpenes, and flavonoids in cannabis, and benefits in migraine, headache, and pain: an update on current evidence and cannabis science. Headache J Head Face Pain. 2018;58(7):1139-86.
16. Lucas P. Rationale for cannabis-based interventions in the opioid overdose crisis. Harm Reduct J. 2017;14(58):1-6.
17. Koehler J. Who benefits most from THC:CBD spray? Learning from clinical experience. Eur Neurol. 2014;71(Suppl 1):10-5.
18. Hill AJ, Williams CM, Whalley BJ, Stephens GJ. Phytocannabinoids as novel therapeutic agents in CNS disorders. Pharmacol Ther. 2012;133(1): 79-97.
19. Bandelow B, Zohar J, Hollander E, Kasper S, Moller HJ, WFSBP Task Force on Treatment Guidelines for Anxiety, et al. World Federation of Societies of Biological Psychiatry (WFSBP) guidelines for the pharmacological treatment of anxiety, obsessive-compulsive and post-traumatic stress disorders - first revision. World J Biol Psychiatry. 2008;9(4):248-312.
20. Hoch E, Niemann D, von Keller R, Schneider M, Friemel CM, Preuss UW, et al. How effective and safe is medical cannabis as a treatment of mental disorders? A systematic review. Eur Arch Psychiatry Clin Neurosci. 2019;269(1):87-105.
21. Chye Y, Christensen E, Solowij N, Yücel M. The endocannabinoid system and cannabidiol's promise for the treatment of substance use disorder. Front Psychiatry. 2019;10:63.
22. Pichler EM, Kawohl W, Seifritz E, Roser P. Pure delta-9-tetrahydrocannabinol and its combination with cannabidiol in treatment-resistant Tourette syndrome: a case report. Int J Psychiatry Med. 2019;54(2):150-6.
23. Hundal H, Lister R, Evans N, Antley A, Englund A, Murray RM, et al. The effects of cannabidiol on persecutory ideation and anxiety in a high trait paranoid group. J Psychopharmacol. 2018; 32(3):276-82.
24. Blessing EM, Steenkamp MM, Manzanares J, Marmar CR. Cannabidiol as a potential treatment

for anxiety disorders. Neurotherapeutics. 2015; 12(4):825-36.
25. Crippa JAS, Derenusson GN, Ferrari TB, Wichert--Ana L, Duran FL, Martin-Santos R, et al. Neural basis of anxiolytic effects of cannabidiol (CBD) in generalized social anxiety disorder: a preliminary report. J Psychopharmacol. 2011;25(1):121-30.
26. Soares VP, Campos AC. Evidences for the Anti--panic Actions of Cannabidiol. Curr Neuropharmacol. 2017;15(2):291-9.
27. ElBatsh MM, Assareh N, Marsden CA, Kendall DA. Anxiogenic-like effects of chronic cannabidiol administration in rats. Psychopharmacology. 2012; 221(2):239-247.
28. Crippa JAS, Hallak JEC, Zuardi AW, Guimarães FS, Tumas V, dos Santos RG. Is cannabidiol the ideal drug to treat non-motor Parkinson's disease symptoms? Eur Arch Psychiatry Clin Neurosci. 2019; 269(1):121-33.
29. Karhson DS, Krasinska KM, Dallaire JA, Libove RA, Phillips JM, Chien AS, et al. Plasma anandamide concentrations are lower in children with autism spectrum disorder. Mol Autism. 2018; 9:18.
30. Burstein S. Cannabidiol (CBD) and its analogs: a review of their effects on inflammation. Bioorg Med Chem. 2015;23(7):1377-95.
31. Katz-Talmor D, Kivity S, Blank M, Katz I, Perry O, Volkov A, et al. Cannabidiol treatment in a murine model of systemic lupus erythematosus accelerates proteinuria development. Isr Med Assoc J. 2018;20(12):741–5.
32. Kafil TS, Nguyen TM, MacDonald JK, Chande N. Cannabis for the treatment of Crohn's disease. Cochrane Database Syst Rev. 2017;(11): CD012853.
33. Sultan AS, Marie MA, Sheweita SA. Novel mechanism of cannabidiol-induced apoptosis in breast cancer cell lines. Breast. 2018;41:34-41.
34. Likar R, Koestenberger M, Stultschnig M, Nahler G. Concomitant treatment of malignant brain tumours with CBD: a case series and review of the literature. Anticancer Res. 2019;39(10):5797-801.
35. Saft C, Von Hein SM, Lucke T, Thiels C, Peball M, Djamshidian A, et al. Cannabinoids for treatment of dystonia in huntington's disease. J Huntingtons Dis. 2018;7(2):167-73.
36. Megelin T, Ghorayeb I. Cannabis for restless legs syndrome: a report of six patients. Sleep Med. 2017; 36:182-3.
37. ElSohly MA, Mehmedic Z, Foster S, Gon C, Chandra S, Church JC. Changes in cannabis potency over the last 2 decades (1995–2014): analysis of current data in the United States. Biol Psychiatry. 2016; 79(7):613-9.
38. Freeman TP, Hindocha C, Green SF, Bloomfield MAP. Medicinal use of cannabis based products and cannabinoids. BMJ. 2019;365:l1141.
39. Crippa JAS, Crippa ACS, Hallak JEC, Martín--Santos R, Zuardi AW. Δ9-THC intoxication by cannabidiol-enriched cannabis extract in two children with refractory epilepsy: Full remission after switching to purified cannabidiol. Front Pharmacol. 2016;7:359.

EXPERIÊNCIAS NACIONAIS E INTERNACIONAIS DA DESCRIMINALIZAÇÃO E LEGALIZAÇÃO DO CONSUMO DE MACONHA

Carla Aparecida Arena Ventura | Ana Beatriz Rizzo Zanardo
Nicole L. Henderson | Lucilene Cardoso

A maconha é uma substância mundialmente conhecida e utilizada há milênios em diferentes sociedades. Por se tratar de um produto natural, de fácil produção e acesso, é considerada inofensiva à saúde por muitos usuários que desconsideram os riscos de dependência, tolerância e agravos a ela relacionados. Embora tenha efeitos terapêuticos evidenciados em alguns estudos científicos, atualmente, na maioria dos países, a maconha ainda é uma droga ilícita.[1,2] Tal classificação está relacionada a seu potencial efeito de dependência química.

Com muitas opiniões diferentes sobre sua utilização, sobretudo considerando a descoberta de propriedades terapêuticas e possibilidades de uso medicinal, o debate sobre a legalização e a descriminalização da maconha tornou-se mais acirrado nas últimas décadas. Muitas manifestações sociais, documentários, artigos científicos e movimentos em redes sociais foram criados para discutir e defender ideias sobre a legalização ou a descriminalização da maconha. Ainda, vários movimentos nesse sentido apresentam amplo espectro de posições: desde as mais radicais, que propõem a liberação da maconha junto a todos os tipos de drogas, até as mais moderadas, que, por exemplo, defendem sua legalização por ser uma droga com maior aceitação social.[3,4]

Levando em conta o panorama mundial e a repercussão desses movimentos, o uso medicinal da maconha foi legalizado em alguns países, entre eles Estados Unidos, Canadá e alguns países-membros da União Europeia, enquanto o consumo recreativo foi permitido no Uruguai e em alguns estados dos Estados Unidos. Atualmente, na Colômbia, existe um projeto de lei no Congresso que visa regulamentar o consumo e a produção de maconha para uso medicinal, que já foi aprovado em vários debates,[3,5] e o Uruguai estatizou o processo de produção e distribuição para uso por sua população.[3] Em nenhum país da União Europeia, até o momento, foi legalizado amplamente o uso de *Cannabis* para fins recreativos, porém existem modelos em que há o controle do consumo, como nos cafés holandeses e em clubes sociais espanhóis.[6] Em 2018, o governo do Canadá anunciou a legalização da venda e do consumo para fins recreativos.

Como resultado dessas experiências, as comunidades médica e científica têm publicado evidências cada vez mais robustas sobre os impactos do consumo de maconha na saúde dos usuários, assim como lições aprendidas com relação às experiências de legalização de seu uso.[6]

Ressalta-se, nesse contexto, que legalização e descriminalização são conceitos diversos. Na legalização, todas as possíveis sanções são eliminadas, ao passo que, na descriminalização, o ato deixa de ser ilícito apenas na perspectiva penal. Neste capítulo, serão discutidos alguns aspectos relevantes sobre o tema, bem como as experiências mundiais.

Considerando a importância do debate sobre o assunto, aqui se pretende fomentar reflexões pautadas em evidências científicas, princípios éticos e legais, dignidade e liberdade das pessoas em seu contexto social, não perdendo o foco nas diferentes possibilidades de exercício dos direitos humanos e a responsabilidade social do Estado. Em um mundo cada vez mais globalizado e conectado, refletir sobre essa questão tão atual e polêmica constitui um desafio extremamente necessário.

EXPERIÊNCIAS INTERNACIONAIS DE LIBERAÇÃO DO USO DE MACONHA

Nos Estados Unidos, o estado da Califórnia aprovou, em 1996, o uso medicinal da maconha. Atualmente, 14 estados e territórios tinham aprovado o consumo adulto/recreativo da *Cannabis* (Alasca, Califórnia, Colorado, Distrito da Columbia, Guam, Illinois, Maine, Massachusetts, Michigan, Nevada, Oregon, Vermont e Washington). Ainda, outros 24 estados permitem o uso de *Cannabis* para fins medicinais no país: Arizona, Arkansas, Connecticut, Delaware, Flórida, Havaí, Louisiana (*a lei ainda não está em vigor, mas já foi aprovada*), Maryland, Minnesota, Missouri, Montana, New Hampshire, New Jersey, Novo México, Nova York, Dakota do Norte, Ohio, Oklahoma, Pensilvânia, Porto Rico, Rhode Island, Ilhas Virgens Americanas, Utah e West Virginia.[7]

Um estudo desenvolvido nos Estados Unidos, por meio de recrutamento *on-line*, com 506 participantes de uma plataforma digital, demonstrou que eles foram mais a favor da legalização e descriminalização de ambos os tipos de uso da maconha, medicinal e recreativo, do que da legalização ou descriminalização da heroína e da cocaína. Ao examinar os grupos específicos de uso de substâncias, as pessoas sem nenhum consumo de substâncias no ano anterior à coleta de dados obtiveram classificações mais baixas em relação a legalização e descriminalização da maconha, ou seja, eram menos favoráveis, em comparação a outros grupos de uso de substâncias primárias. Do mesmo modo, pessoas que já haviam consumido maconha tiveram classificações mais altas com relação a legalização e descriminalização da substância, sendo mais favoráveis à legalização.[8]

Outra pesquisa realizada anualmente nos Estados Unidos demonstrou, em 2014, mudanças significativas relacionadas ao uso de substâncias em adolescentes, uma vez que os níveis mais baixos de percepção de risco associados ao consumo de maconha, desde 1991, foram registrados na população escolar.[5] Ainda nos Estados Unidos, um estudo, desenvolvido com adultos residentes em estados em que o consumo recreativo da *Cannabis* é permitido (Alasca, Califórnia, Colorado, Maine, Massachusetts, Nevada, Oregon, Washington e Washington DC), concluiu que eles são mais propensos a acreditar que a maconha tem benefícios e que seu uso é mais seguro do que o do tabaco. Moradores de estados em que o uso recreativo é legal tiveram as maiores taxas de consumo de diferentes preparações da substância.[9]

Dessa forma, o consumo de maconha, de 2002 a 2017, aumentou constantemente nos Estados Unidos. No Alasca, observou-se aumento flutuante no número de usuários de maconha, provavelmente porque, durante esse período, a substância ainda permaneceu ilegal na maioria dos estados do país. Em 2014, o percentual total de usuários de maconha era de 20%. Com a legalização e o surgimento de comerciantes de varejo, constatou-se aumento no número de usuários (24,5%) no país. O estado da Califórnia também vivenciou aumento contínuo na porcentagem de usuários de maconha de 2002 (11,7%) para 2014 (14,7%), indicando incremento gradual de 3% ao longo dos anos. Em 11 de setembro de 2016, o estado legalizou o porte de maconha, mas nenhum varejista comercial havia sido autorizado para venda. No período de 2002 a 2014, ocorreu um aumento de até 19,93% em todo o estado da Califórnia com relação ao consumo da droga.[10]

No entanto, a legalização ainda é relativamente recente, e as pesquisas que examinam os resultados e as implicações dessa mudança de política ainda são limitadas. Além disso, a política relacionada à *Cannabis* nos Estados Unidos está em constante evolução, representando um cenário bastante complexo para análise. Estudos longitudinais nos próximos anos serão valiosos para determinar os resultados da legalização em longo prazo, já que, conforme a legislação é alterada, as respostas a essas questões são imprevistas e a familiarização cultural aumenta, podendo gerar mudanças no consumo. Além disso, são observados maiores riscos entre os usuários adolescentes, combinados com mudanças nas visões culturais em direção à maior aceitação do uso da droga.

É importante, portanto, entender a influência das mudanças nas políticas visando-se promover a redução de danos. Além disso, conforme as alterações legislativas e culturais afetam a maneira como as pessoas veem e usam a maconha, novos problemas podem surgir, exigindo transformações políticas inovadoras e intervenções que atuem nas mudanças de atitudes e crenças.[11]

Como nos Estados Unidos, algumas províncias canadenses demonstram maior rigor na aplicação da proibição da *Cannabis* do que outras. Assim, no Canadá, a Lei da *Cannabis* (implementada em 17 de outubro de 2018) criou uma estrutura legal rigorosa para controlar a produção, a distribuição, a venda e a posse da substância em todo o país. A lei visa alcançar três objetivos: manter a maconha longe dos jovens, manter os lucros fora dos bolsos dos criminosos e proteger a saúde e a segurança pública, permitindo que os adultos tenham acesso à *Cannabis* medicinal de forma legal.[12] As províncias e os territórios são responsáveis por determinar como a maconha é distribuída e vendida dentro de suas jurisdições. Portanto, estabelecem regras sobre como a *Cannabis* pode ser vendida, onde as lojas podem estar localizadas e como devem ser operadas, bem como quem tem permissão para comercializá-la. As províncias e os territórios também têm a flexibilidade de definir restrições adicionais, incluindo a redução dos limites de posse, o aumento da idade mínima para consumo, a delimitação de onde a maconha pode ser usada em público e o estabelecimento de requisitos adicionais sobre cultivo pessoal. Além disso, cada província e território tem o próprio selo para produtos de *Cannabis* legais (exceto produtos sem tetraidrocanabinol [THC]).[13] O atual regime de maconha medicinal vai continuar permitindo o acesso à substância para pessoas que tenham autorização médica.[12]

De acordo com o *Statistics Canada*, mais de 699 mil canadenses têm antecedentes criminais como resultado de condenações por porte de maconha, muitos dos quais de décadas atrás, durante a adolescência e antes da entrada em vigor da Youth Criminal Justice Act. Esse é certamente um efeito prejudicial importante da proibição do porte de maconha, e a legalização ou a descriminalização impediriam que isso se repetisse no futuro. A legalização está em harmonia com o ideal democrático de restringir a liberdade de ação individual somente quando necessário para o bem comum, mas julgar o que constitui o "bem comum" requer conhecimento abrangente das consequências de cada opção política, o que ainda não se tem.[14]

Na Colômbia, grande parte do debate sobre a legalização da maconha para uso medicinal tem sido mais sociopolítico do que acadêmico, visando os problemas associados ao tráfico ilegal de substâncias e à criminalização dos consumidores. Considera-se que a legalização poderia minimizar os problemas relacionados à ilegalidade da substância, diminuindo o tráfico, a violência e a corrupção, com a gestão da saúde pública que descriminaliza o consumidor e reduz os custos do sistema judicial.[15]

Um estudo sobre a percepção dos benefícios e o uso da maconha analisou a atitude dos jovens em relação à substância e sua possível intenção de consumo em um contexto de mudanças regulatórias na Colômbia. A pesquisa contou com a participação de 268 alunos da 9ª à 11ª série de duas escolas públicas, e os dados demonstraram que, em relação à intenção de uso aos 18 anos em um ambiente de mudanças regulatórias, 52% deles relataram que não usariam maconha mesmo que fosse legal, 36% experimentariam ou continuariam a consumir a droga e 12% disseram que não usariam. Entretanto, os resultados revelaram que quase metade (46%) tinha uma posição favorável em relação ao uso de maconha para fins medicinais e 16% disseram concordar com o consumo adicional dessa substância para fins medicinais e recreativos, enquanto 26% informaram que a maconha não deve ser usada em nenhum contexto.[5]

No Uruguai, o uso da maconha é legalizado desde 2013 e, com a aprovação da Lei nº 19.172/2013, a comercialização está sujeita a uma série de regulamentações, tributos e fiscalizações.[16,17] A legislação vigente permite a compra e o consumo de *Cannabis*, em farmácias credenciadas, com o limite de 10 gramas semanais. A comercialização segue um controle de qualidade e a droga é vendida em embalagens que impossibilitam sua violação. Além disso, é proibida qualquer forma de publicidade veiculada pelos meios de comunicação, uma vez que o combate ao tráfico de drogas ainda está em vigor.[18]

A legalização ou descriminalização está sendo considerada também no Chile, onde a posse de pequenas quantidades de algumas drogas já é "informalmente" descriminalizada. Nesse país, também está localizada a maior fazenda de *Cannabis* medicinal da América Latina. Já o Peru tem um estatuto que especifica limites de volume abaixo dos quais a posse de um único tipo de droga é descriminalizada, e a Costa Rica, por sua vez, descriminalizou a posse de pequenas quantidades para uso pessoal.[19]

No Brasil, em 2016, uma pesquisa, desenvolvida com o objetivo de contribuir para a melhor compreensão das percepções sobre descriminalização e legalização da maconha, demonstrou que

> [...] a maioria absoluta dos entrevistados, 57,8%, não se considera bem informada para participar de debates sobre a substância, sendo que 46,6% deles disseram estar "mal informados" e 11,2%, "muito mal informados". Por outro lado, 37,9% declararam-se, de alguma maneira, informados, sendo 2,9% "muito bem informados" e 33% "bem informados" [...].[3]

Nesse contexto, é

> [...] interessante apontar que 53% dos entrevistados responderam que sabem que "descriminalizar a maconha significa uma mudança na lei, pela qual quem fuma maconha deixa de cometer um crime", enquanto 67,8% sabem que "legalizar a maconha significa que a compra e a venda de maconha em estabelecimentos oficiais passam a ser legais, e que as bocas de fumo continuam sendo crime" [...].[3]

Um estudo brasileiro desenvolvido por Wink e colaboradores,[20] realizado com 20 participantes que foram recrutados por conveniência em uma clínica psiquiátrica e comunidade terapêutica no norte do estado do Rio Grande do Sul, teve como objetivo verificar a percepção de usuários de maconha que estavam em reabilitação e de psiquiatras sobre a legalização da maconha no País. Entre os participantes, dez eram psiquiatras e dez, usuários em recuperação. Os resultados apontaram que a maioria dos participantes do estudo (90% dos psiquiatras e 80% dos usuários de maconha em recuperação) era contra a legalização da droga no Brasil. Os posicionamentos centrados na não legalização da substância no País estavam relacionados à falta ou à ineficácia de políticas públicas de saúde, educação e segurança. Os participantes destacaram, ainda, que eram contra em razão do possível desenvolvimento da dependência cognitiva, do trabalho e deficiências psiquiátricas e do desenvolvimento de patologias graves, como condições psicóticas. Em relação à sociedade, os participantes demonstraram preocupação com a legalização devido à falta de estrutura do Estado. Em suma, não houve consenso entre em relação a esse problema. No entanto, com pouca supervisão nas fronteiras brasileiras, deve-se considerar que esse poderia ser mais um problema para uma nação que investe tão pouco em políticas públicas.[20]

Em contraposição, economicamente a descriminalização da *Cannabis* altera a demanda e a oferta. Acredita-se que a legalização do consumo pode mudar a curva de procura para cima, aumentando a quantidade demandada a um determinado preço. A legalização da oferta pode mudar a curva de oferta para baixo, reduzindo o preço de venda da *Cannabis* e aumentando a quantidade demandada. Para desencorajar o consumo, as autoridades públicas podem influenciar ainda mais o mercado. Os impostos e a redução de vendedores também podem resultar em mudanças ascendentes na curva de oferta, nos níveis de produção, na distribuição, no atacado e nos suprimentos de impostos que aumentam os custos de insumos. É possível que a legalização do consumo reduza as despesas de repressão e aplicação da lei, além de gerar receitas fiscais que podem ser usadas para outros recursos e objetivos, como educação e prevenção.[21]

Recentemente, a Diretoria Colegiada da Agência Nacional de Vigilância Sanitária (Anvisa) aprovou a regulamentação do uso medicinal de maconha no Brasil, e a medida entrará em vigor em 2020. Com essa decisão inédita, produtos à base de *Cannabis* serão vendidos em farmácias por todo o Brasil e sujeitos à vigilância sanitária. Com tramitação legal em andamento, o mercado dessas substâncias no País será devidamente regulamentado e deverá acarretar a atualização das políticas públicas, com impactos econômicos para a sociedade.

A norma aprovada, denominada Resolução da Diretoria Colegiada (RDC), dispõe sobre procedimentos para concessão de autorização sanitária para fabricação e importação de produtos à base de *Cannabis*, assim como estabelece regras para comercialização, prescrição, monitoramento e fiscalização dos produtos para fins medicinais com o princípio ativo, com obrigatoriedade de prescrição médica e retenção de receita.[22] Porém, a descriminalização do porte de drogas para consumo e cultivo da planta ainda está pendente para julgamento pelo Supremo Tribunal Federal (STF).

Nenhum país-membro da União Europeia apoia a legalização da venda de *Cannabis* para uso recreativo, e todos os países preveem sentenças de prisão por fornecimento ilegal. Na Holanda, os *coffee shops* são pontos de venda de maconha e geralmente de consumo no local que começaram a aparecer na década de 1970. A venda e a posse pessoal são puníveis com prisão sob a lei holandesa, mas as cafeterias são toleradas desde que sigam critérios rígidos publicados em uma diretiva do promotor público. No entanto, não há tolerância à produção e ao estoque, o que gera uma anomalia legal conhecida na Holanda como "problema da porta dos fundos". Em vários países europeus, grupos de usuários formaram "clubes sociais de *Cannabis*". Essas iniciativas não são oficialmente aprovadas pelos governos locais, e algumas regiões da Espanha tentaram aprovar regulamentos para limitar a proliferação de tais clubes. Em 2015, o Supremo Tribunal Espanhol declarou que "[...] o cultivo e a distribuição organizados, institucionalizados e persistentes de *Cannabis* entre uma associação aberta a novos membros são considerados tráfico de drogas [...]".[23]

Já para o uso medicinal, alguns países permitem que os pacientes tenham acesso à *Cannabis* por meio de padrões estabelecidos (importados ou cultivados domesticamente). Outros países permitem que os pacientes tenham acesso à *Cannabis* para uso medicinal sob a forma manipulada (maconha crua transformada em preparação para consumo por um farmacêutico). Vários países europeus estabeleceram alguma forma de programa de uso excepcional ou outros regimes especiais para permitir o acesso à *Cannabis* para o tratamento de uma gama *específica* de condições médicas. Entre esses países, destacam-se Alemanha, Croácia, Dinamarca, Finlândia, Holanda, Itália, Noruega, Polônia, República Tcheca e Suécia. Já Luxemburgo e Portugal aprovaram leis sobre o uso medicinal da *Cannabis* em 2018.[24]

Na Estônia, as preparações padronizadas de *Cannabis* medicinal precisam ser submetidas à Agência Estatal de Medicamentos. Na Finlândia, o uso médico é parcialmente permitido. Na Suécia e na Noruega, apenas um pequeno número de pacientes recebeu permissão para usar as preparações de *Cannabis*. Na Polônia, a preparação de medicamentos padronizados de *Cannabis* não está disponível.[23] No Reino Unido, foi aprovado o uso da maconha para fins medicinais.[25]

Em diferentes países, há posicionamentos diversos a respeito do tema. Na Polônia, uma pesquisa desenvolvida com estudantes de medicina concluiu que os futuros médicos do país percebem as propriedades medicinais da maconha, mas a chance de exigirem acesso legal a ela é bem pequena, uma vez que aprendem nada ou muito pouco sobre suas vantagens. É enfatizado, todavia, que a mídia divulga rotineiramente histórias sobre os perigos de se fumar maconha ou os riscos em manter plantações ilegais.[26]

Alguns medicamentos à base de *Cannabis* são legalizados na Sérvia, no entanto, de acordo com a legislação existente, a posse, a produção e o comércio de maconha são ilegais no país. Uma pesquisa desenvolvida com estudantes de medicina sérvios destacou que a maioria dos participantes do estudo apoiava a legalização da maconha medicinal, mas não a legalização para uso recreativo. As atitudes dos estudantes em relação à legalização da *Cannabis* medicinal foram significativamente correlacionadas com uso anterior de maconha e álcool, conhecimento sobre indicações médicas e efeitos colaterais e suas crenças em relação aos benefícios e riscos à saúde do consumo medicinal da substância.[27]

Na Alemanha, as demandas por legalização da *Cannabis* aumentaram. Em vários estados do país, projetos-modelo para o uso legalizado de maconha não medicinal, ou seja, recreativo, foram propostos ou solicitados. Os argumentos incluem a descriminalização dos usuários da substância e o tratamento desigual entre o álcool e a *Cannabis*.[28]

Em Portugal, a descriminalização da posse e do consumo de drogas foi aprovada, em 2001, pela Assembleia da República, que reconheceu que os comportamentos aditivos têm por base uma condição de saúde. Assim, foi assumido pelo legislador que a via criminal em nada poderia contribuir para a redução do consumo e que tais comportamentos deixaram de ser alvo de processo-crime. Contrariando os receios verificados à época, não se observou aumento do consumo em Portugal (em comparação aos demais países da União Europeia), nem se verificou incremento do chamado "turismo de narcóticos" no país. Na realidade, Portugal tornou-se referência mundial pelo caráter inovador da legislação, pela redução da carga que os casos relacionados a drogas passaram a representar no sistema judicial, e, sobretudo, por assumir a questão da dependência química como um problema de saúde individual e pública.[6] Todavia, a publicação recente de um artigo demonstra que, em Portugal, o número de internações psiquiátricas associadas ao consumo de maconha aumentou em 30 vezes entre 2000 e 2015. O estudo, conduzido por Gonçalves-Pinho e colaboradores,[29] não permite o estabelecimento de nexo causal entre o processo de flexibilização da lei e o aumento de internações, mas serve como um alerta que deve ser observado. O aumento da codificação secundária do diagnóstico e a mudança nos padrões de consumo de *Cannabis* entre os portugueses, com uma frequência crescente de usuários de maconha de dose moderada a alta, podem explicar o maior número de hospitalizações.[29]

DESAFIOS RELACIONADOS À LEGALIZAÇÃO DO USO DE MACONHA

A discussão a respeito da legalização da maconha é bastante controversa e permeia diferentes aspectos: poder do Estado, direitos individuais e coletivos, direitos humanos, interesses econômicos, impactos sociais, cultura, religiosidade, entre outros. Debater a legalização e a descriminalização da maconha requer envolvimento de toda a sociedade, bem como refletir sobre o impacto social mundial decorrente dos posicionamentos, uma vez que, embora seja uma das substâncias mais consumidas no mundo e amplamente estudada nos meios acadêmicos, não há evidências consolidadas sobre o impacto de sua legalização em termos sociais, econômicos e relativos à saúde da população.

Na perspectiva da legalização da maconha para fins recreativos, é possível observar diferentes posicionamentos. O principal deles relaciona-se diretamente a descriminalizar o uso de pequenas quantidades, como argumenta Ferreira:[30]

> Da quantidade que cada um poderia portar sem ser enquadrado como traficante, evitando sua prisão inconveniente; da luta contra a injustiça de ter nas prisões simples usuários e, como em todos os casos, a maioria de negros e pobres, enquanto os verdadeiros donos das drogas não aparecem sequer no noticiário, não sendo reconhecidos na sociedade como tal; de liberar a comercialização e consumo da droga hoje "ilícita", para que possa ser adquirida em quantidades preestabelecidas em lojas, "pontos" credenciados pelo governo, tudo organizado e controlado, para que diminua a venda ilegal.

Nesse sentido, a legalização do uso recreativo da maconha estaria relacionada a uma possível diminuição do consumo ilícito da droga e à redução de danos, assim como de prisões, crimes, tráfico e violência, representando ato de combate às drogas, ao evitar a comercialização por traficantes e retirar-lhes o lucro, dissolvendo quadrilhas organizadas.[6] Portanto, pode ser vista como ação revolucionária capaz de reduzir drasticamente a comercialização e o consumo de drogas ilícitas. Em contrapartida, esses resultados não foram evidenciados cientificamente, uma vez que não há, na literatura, estudos que comprovem os benefícios do uso recreativo de maconha.[31,32]

Defensores desse posicionamento inclusive questionam estudos que apontam potencial risco para dependência e agravos à saúde relacionados ao uso da substância. A crítica a tais argumentos em prol da legalização da maconha pauta-se no fato de estarem desconectados de uma avaliação real de seus malefícios à saúde, principalmente para crianças e adolescentes.[8,16,30] Investigações sobre esse tema irão contribuir sobremaneira para o debate, com base em fatos concretos e confiáveis quanto a impactos sociais, culturais e relacionados à saúde pública.

Em oposição ao movimento de legalização da maconha, diversos estudos científicos baseados em evidências e experimentos laboratoriais demonstram que o consumo crônico da substância pode levar a tolerância e dependência, contribuindo e facilitando a instalação de quadros psicóticos graves, como a esquizofrenia, além de déficits cognitivos.[2,33]

Um estudo desenvolvido nos Estados Unidos demonstrou que a associação entre legalização do uso recreativo de maconha e do uso de outras substâncias além dela depende da idade. A legalização do uso recreativo da maconha foi associada à redução na prevalência de consumo excessivo de álcool em pessoas com 21 anos ou mais e a aumento na prevalência de uso indevido de sedativos em menores.[34]

Dessa forma, nos Estados Unidos, há uma discussão crescente sobre como, após a legalização da maconha, há aumento da despesa em saúde, apesar de a droga ser usada para fins medicinais. Pesquisas demonstram que mais pacientes procuraram o pronto-socorro com sintomas físicos ou psicológicos associados à *overdose* decorrente de algum dos produtos à base de *Cannabis*. Em contraposição, o abuso de álcool foi o mais alto em pacientes internados em instituições de tratamento de dependência, em comparação com a maconha, no Colorado. Após a legalização, não foi observado aumento significativo de admissões de pessoas que buscam tratamento decorrente do uso de maconha. Além disso, mais de 20% das pessoas que buscavam tratamento por abuso de substâncias não relataram a maconha como sendo a substância principal. Ainda, os indivíduos que receberam tratamento frequentemente usavam maconha, mesmo que a causa da admissão fosse outra.[10]

Por sua vez, um estudo demonstra que o número total de tratamentos de dependência de *Cannabis* está aumentando na Europa e nos Estados Unidos. Segundo a opinião de psiquiatras, isso também se aplica à Alemanha.[28]

É importante ressaltar que pesquisas sobre o uso de maconha para fins medicinais aumentaram na última década.[5,11] Esses dados incentivam e impulsionam movimentos para legalização e descriminalização da droga para diferentes fins.

Com a liberação do uso recreativo e medicinal de *Cannabis*, surgiram debates comparando o consumo de maconha, por exemplo, com o de álcool e seus efeitos em relação ao ato de dirigir. Nos Estados Unidos, é ilegal dirigir sob a influência da maconha em todo o país. Resultados de pesquisas apontam que o processo de legalização da droga não tende a aumentar as taxas de direção sob influência em nenhum estado.[10] Nesse contexto, o Uruguai também proibiu a direção sob influência de maconha e estabeleceu o limite para a direção prejudicada para um nível sérico de THC de 10 ng/mL.[35] Nesse país, observou-se que, entre 2013 e 2016, houve aumento significativo no autorrelato do consumo de maconha e álcool antes e durante a gravidez. O consumo de cocaína e pasta-base de cocaína permaneceu estável durante esse período. Já o uso de tabaco diminuiu significativamente em mulheres grávidas.[36]

Ainda, há relevantes desdobramentos econômicos relacionados a tais questões. Além de abrir um novo mercado com infinitas possibilidades para a criação de produtos à base da planta, estudos sugerem que a introdução de maconha vendida legalmente pode atrapalhar e reduzir as compras ilegais, contribuindo para a redução dos possíveis danos associados ao mercado ilegal.[37] Por sua vez, a legalização da maconha beneficiaria a arrecadação financeira do Estado ao possibilitar tributação cobrada sobre os produtos vendidos legalmente, bem como permitiria uma economia de gastos aplicados na proibição do uso. Por sua vez, a legalização da maconha beneficiaria a arrecadação financeira do Estado ao possibilitar tributação cobrada sobre os produtos vendidos legalmente, bem como permitiria uma economia de gastos aplicados na proibição do uso.

Nos Estados Unidos, alguns grupos de advogados acreditam que a legalização aumenta a receita, diminui os gastos com justiça criminal, melhora a saúde pública e a segurança no trânsito e estimula a economia. Além disso, pode reduzir a taxa de criminalidade relatada nos estados que legalizaram o uso recreativo. Porém, os críticos defendem que a legalização exacerba o consumo de maconha, aumenta o crime e levanta questões legais, afetando a saúde e a segurança pública, e diminui o desempenho educacional dos adolescentes. Outrossim, enfatiza-se que, na verdade, não há respostas definitivas a respeito dos efeitos da legalização da maconha e suas repercussões no sistema de saúde pública.[10]

De maneira complementar, outro estudo estadunidense destaca a preocupação de que, se a legalização da maconha diminuir ainda mais o controle social sobre o uso de substâncias por adultos jovens (adolescentes), pode haver impactos negativos no desenvolvimento desse grupo já sensível da população.[34] Entre as preocupações existentes, aponta-se o fato de que houve aumento nas taxas de homicídios de 2010 a 2018. Contudo, apesar de o recente aumento de crimes violentos e homicídios nas grandes cidades ter recebido muita atenção da mídia, o papel da *Cannabis* nessas situações ainda não está claro.[10]

Em Denver, a taxa de homicídios subiu constantemente para um pico de 67 casos em 2018. De acordo com o relatório da Drug Enforcement Administration, no estado do Colorado, houve um aumento preocupante das redes criminosas desde 2014. Nesse contexto, o prefeito de Colorado Springs afirmou que "os cartéis mexicanos não estão mais enviando maconha para o Colorado, agora estão cultivando no Colorado e enviando de volta ao México e a qualquer outro lugar". Um estudo publicado em 2019 afirma que o Serviço Postal dos Estados Unidos registrou quantidade crescente de maconha do mercado negro do Colorado vinculada a outras jurisdições. Ainda, a demanda pela droga foi aumentando conforme os usuários passaram a ter menos medo de ser presos, juntamente à disponibilidade da substância subsidiada ou de baixo custo.[10]

Entretanto, outra pesquisa revela que o número de indivíduos presos sob a influência de maconha diminuiu ao longo do tempo após a legalização da droga em todos os estados favoráveis à *Cannabis* no país.[10] Além disso, a receita correspondente foi alocada para apoiar serviços sociais, como programas de educação e saúde.[10] Ainda, do ponto de vista médico, processar criminalmente os usuários de *Cannabis* pode significar estresse psicossocial adicional, o que pode desestabilizar ainda mais esses indivíduos. Em contraposição, há argumentos de que o contato com o judiciário também pode oferecer a oportunidade de se aproximar dos usuários.[28]

Os estudos alertam sobre a necessidade de políticas públicas e estratégias abrangentes que possam manter a substância longe de crianças e pessoas vulneráveis, além de aumentar a conscientização e o conhecimento sobre os efeitos nocivos relacionados ao uso de *Cannabis*.[38,39] Sabe-se que a dependência química relacionada ao consumo de maconha acarreta, além de prejuízos sociais importantes, custos significativos relacionados à saúde pública, incluindo gastos com serviços de saúde, equipes multiprofissionais e medicamentos.[40]

Assim, cada vez mais, é provável que os profissionais da saúde encontrem pacientes consumidores de *Cannabis* ou que tenham dúvidas a respeito de seu uso.[41] Dessa forma, o cenário em mudança da legislação sobre *Cannabis* nos Estados Unidos teve impacto na prevalência e nas percepções de segurança e prejuízos relacionados a seu consumo. Com frequência cada vez maior, os usuários do sistema de saúde estão recorrendo a profissionais para obter informações sobre um espectro completo dos efeitos da *Cannabis*: do uso médico a possíveis prejuízos. Dado o uso generalizado da substância para gerenciar sintomas de dor crônica, ao mesmo tempo que o país enfrenta uma epidemia de opioides, não é incomum que os pacientes tenham dúvidas sobre o uso de maconha e de opioides para o tratamento da dor. Então, é imperativo que os profissionais da saúde compreendam as evidências para iniciar discussões fundamentadas com os usuários de seus serviços. Além disso, é fundamental que tenham ferramentas para avaliar o uso problemático de *Cannabis*, bem como um mecanismo para encaminhar os pacientes para tratamento, se indicado.[41]

Em suma, não há evidências suficientes para sugerir que os benefícios em longo prazo da *Cannabis* superem os prejuízos. Embora não exista evidência conclusiva para apoiar o uso medicinal da maconha pelos prestadores de serviços da saúde, a realidade da prática clínica hoje é que os pacientes têm acesso e estão usando *Cannabis*, restando aos profissionais, como seu dever, atuar na redução de qualquer probabilidade de prejuízo.[41]

CONSIDERAÇÕES FINAIS

Este capítulo destacou as iniciativas de descriminalização e legalização do uso de maconha para fins medicinais e recreativos. Nesse sentido, foram apresentados vários estudos, sobretudo desenvolvidos nos Estados Unidos, em especial nos estados da Califórnia, do Colorado e de Denver, assim como no Alasca, que legalizaram o uso recreativo da maconha. Também foi apresentado o caso do Uruguai, onde o consumo recreativo foi legalizado.

Quanto ao uso medicinal da maconha, foram discutidas pesquisas realizadas nos Estados Unidos, no Canadá e na União Europeia, assim como iniciativas de transformações legais empreendidas na Colômbia e no Brasil. Além disso, foram demonstradas as iniciativas de descriminalização em Portugal, Peru e Costa Rica.

Em geral, as iniciativas em prol da legalização defendem a revisão das políticas públicas de saúde, sugerindo que a descriminalização dos mercados domésticos pode representar alternativa para reduzir alguns dos impactos negativos da maconha na sociedade.

Todavia, apesar da agenda de redução de danos ter ganho aceitação mais ampla e a legalização do uso de substâncias como a maconha ter ocorrido rapidamente em vários países ocidentais, o movimento de descriminalização parece não ter conseguido a mesma adesão. Dessa forma, o uso de maconha continua sendo aspecto relevante da agenda de segurança, em detrimento, na maioria das vezes, de sua importância para a agenda da saúde.

Assim, o convite para o debate sobre a regulamentação da maconha e a construção de estruturas regulatórias distintas que atendam às especificidades de cada país não pode ser reduzido apenas à ideia de defender ou de promover o uso. Nessa perspectiva, este capítulo apresentou experiências locais e nacionais distintas, as quais contribuem para uma reflexão mais detalhada a respeito de possíveis benefícios e malefícios, assim como alguns impactos observados até o momento e derivados de experiências de descriminalização e/ou legalização do uso de maconha para fins medicinais e recreativos.

REFERÊNCIAS

1. Horta RL, Mola CL, Horta BL, Mattos CNB, Andreazzi MAR, Oliveira-Campos M, et al. Prevalência e condições associadas ao uso de drogas ilícitas na vida: Pesquisa Nacional de Saúde do Escolar 2015. Rev Bras Epidemiol. 2018;21(suppl 1): E180007.
2. Vanjura MDO, Fernandes DR, Pontes LF de, Santos JC dos, Terra Júnior AT. Drogas de abuso: maconha e suas consequências. Rev Científica FAEMA. 2018;9(esp):565-9.
3. Moreira MR, Carvalho AI de, Ribeiro JM, Fernandes FMB. Agendas democráticas para o século XXI: percepções dos(as) brasileiros(as) sobre descriminalização e legalização da maconha. Saúde em Debate. 2016;40(spe):163-75.
4. Landim-Almeida CAP, Rodrigues HGP, Magalhães JM, Fernandes MA. Fatores associados à opinião favorável (ou contrária) à liberação da maconha em uma amostra de docentes e discentes universitários. SMAD Rev Eletrônica Saúde Ment Álcool e Drog. 2016;12(1):12-21.
5. Rodriguez MFR, Khenti A. Perception of harm and benefits of marijuana and its relationship with the intention of use and consumption in colombian adolescents. Texto Context - Enferm. 2019, 28(spe):e158.
6. Baptista-Leite R, Ploeg L. The road towards the responsible and safe legalization of cannabis use in Portugal. Acta Med Port. 2018;31(2):115-25.
7. National Conference of State Legislatures. State Medical Marijuana Laws [Internet]. 2019 [capturado em 26 jan. 2020]. Disponível em: http://www.ncsl.org/research/health/state-medical-marijuana-laws.aspx.
8. Hammond AS, Dunn KE, Strain EC. Drug legalization and decriminalization beliefs among substance-using and nonusing individuals. J Addict Med. 2019 Aug 2. [Epub ahead of print].
9. Steigerwald S, Cohen BE, Vali M, Hasin D, Cerda M, Keyhani S. Differences in opinions about marijuana use and prevalence of use by state legalization status. J Addict Med. 2019 Dec 4. [Epub ahead of print].
10. Zvonarev V, Fatuki TA, Tregubenko P. The public health concerns of marijuana legalization: an overview of current trends. Cureus. 2019;11 (9):e5806.
11. Parnes JE, Smith JK, Conner BT. Reefer madness or much ado about nothing? Cannabis legalization outcomes among young adults in the United States. Int J Drug Policy. 2018;56:116-20.
12. Department of Justice. Cannabis Legalization and Regulation [Internet]. 2019 [capturado em 26 jan. 2020]. Disponível em: https://www.justice.gc.ca/eng/cj-jp/cannabis/
13. Government of Canada. Cannabis in the provinces and territories [Internet]. 2018 [capturado em 26 jan. 2020]. Disponível em: https://www.canada.ca/en/health-canada/services/drugs-medication/cannabis/laws-regulations/provinces--territories.html.
14. Kalant H. A critique of cannabis legalization proposals in Canada. Int J Drug Policy. 2016;34:5-10.
15. Castaño Pérez G, Velásquez E, Olaya Pelaéz A. Aportes al debate de legalización del uso medicinal de la marihuana en Colombia. Rev Fac Nac Salud Pública. 2017;35(1):16-26.
16. Marsiglia FF, Kulis SS, Kiehne E, Ayers SL, Libisch Recalde CA, Sulca LB. Adolescent substance-use prevention and legalization of marijuana in Uruguay: A feasibility trial of the keepin' it REAL prevention program. J Subst Use. 2017;23(5):457-65.
17. Uruguay. Ley nº 19.172, de 10 de diciembre de 2013 [Internet]. Montevideo: Presidencia de la República Oriental del Uruguay; 2013 [capturado em 26 jan. 2020]. Disponível em: http://archivo.presidencia.gub.uy/sci/leyes/2013/12/cons_min_803.pdf.
18. Ferrari DFM, Neres GM. Políticas públicas no Uruguai em tempos de Mujica: o impacto da legalização do aborto e da maconha sobre a mídia digital brasileira. Tempo da Ciência. 2015;22(43): 55-62.
19. Mendiburo-Seguel A, Vargas S, Oyanedel JC, Torres F, Vergara E, Hough M. Attitudes towards drug policies in Latin America: results from a

20. Wink GA, Méa CPD, Rossi T. Cannabis legalization: perceptions of psychiatrists and recovering users. Temas em Psicol. 2019;27(3):721-33.
21. Ogrodnik M, Kopp P, Bongaerts X, Tecco JM. An economic analysis of different cannabis decriminalization scenarios. Psychiatr Danub. 2015;27 (Suppl 1):S309-14.
22. ANVISA. Cannabis: Dicol delibera sobre plantio e registro [Internet]. Brasília: ANVISA; 2019 [capturado em 26 jan. 2020]. Disponível em: http://portal.anvisa.gov.br/noticias/-/asset_publisher/FXrpx9qY7FbU/content/produto-de-cannabis-aprovado-regulamento-para-uso-medicina/219201?p_p_auth=i0KKRM5M.
23. European Monitoring Centre for Drugs and Drug Addiction. Cannabis policy: status and recent developments [Internet]. Lisbon: EMCDDA; 2019 [capturado em 26 jan. 2020]. Disponível em: http://www.emcdda.europa.eu/publications/topic-overviews/cannabis-policy/html_en.
24. European Monitoring Centre for Drugs and Drug Addiction. Medical use of cannabis and cannabinoids. Lisboa: Publications Office of the European Union; 2018.
25. UK Legislation. The Misuse of Drugs (Amendments) (Cannabis and Licence Fees) (England, Wales and Scotland) Regulations 2018 [Internet]. London: Crown; 2018 [capturado em 26 jan. 2020]. Disponível em: http://www.legislation.gov.uk/uksi/2018/1055/contents/made.
26. Rogowska-Szadkowska D, Strumiło J, Chlabicz S. Is medical marijuana legalisation possible in Poland? Cent Eur J Public Health. 2018;26(1):45-8.
27. Vujcic I, Pavlovic A, Dubljanin E, Maksimovic J, Nikolic A, Sipetic-Grujicic S. Attitudes toward medical cannabis legalization among serbian medical students. Subst Use Misuse. 2017;52(9):1229-35.
28. Havemann-Reinecke U, Hoch E, Preuss UW, Kiefer F, Batra A, Gerlinger G, et al. Zur Legalisierungsdebatte des nichtmedizinischen Cannabiskonsums. Nervenarzt. 2017;88(3):291-8.
29. Gonçalves-Pinho M, Bragança M, Freitas A. Psychotic disorders hospitalizations associated with cannabis abuse or dependence: a nationwide big data analysis. Int J Methods Psychiatr Res. 2019:e1813.
30. Ferreira S. Liberação da maconha. Rev Bioética. 2017;25(3):431-6.
31. Červený J, Chomynová P, Mravčík V, van Ours JC. Cannabis decriminalization and the age of onset of cannabis use. Int J Drug Policy. 2017;43:122-9.
32. Hall W, Lynskey M. Why it is probably too soon to assess the public health effects of legalisation of recreational cannabis use in the USA. Lancet Psychiatry. 2016;3(9):900-6.
33. Renard J, Rushlow WJ, Laviolette SR. Effects of adolescent THC exposure on the prefrontal GABAergic system: implications for schizophrenia-related psychopathology. Front Psychiatry. 2018;9:281.
34. Alley ZM, Kerr DCR, Bae H. Trends in college students' alcohol, nicotine, prescription opioid and other drug use after recreational marijuana legalization: 2008-2018. Addict Behav. 2019; 102:106212.
35. Spithoff S, Emerson B, Spithoff A. Cannabis legalization: adhering to public health best practice. Can Med Assoc J. 2015;187(16):1211-6.
36. Moraes Castro M, Pinto F, Pereiras C, Fischer Castells A, Vogel Agoglia C, Duarte V, et al. Autodeclaración del consumo de marihuana, tabaco, alcohol y derivados de cocaína en embarazadas en 2013 y 2016, Montevideo, Uruguay [Internet]. Adicciones. 2019 Mar 28 [capturado em 26 jan. 2020]. Disponível em: http://adicciones.es/index.php/adicciones/article/view/1107.
37. Amlung M, Reed DD, Morris V, Aston ER, Metrik J, MacKillop J. Price elasticity of illegal versus legal cannabis: a behavioral economic substitutability analysis. Addiction. 2018;114(1):112-8.
38. Hajizadeh M. Legalizing and regulating marijuana in Canada: review of potential economic, social, and health impacts. Int J Heal Policy Manag. 2016;5(8):453-6.
39. Kiepper A, Esher Â. Regulation of marijuana by the Brazilian Senate: a public health issue. Cad Saude Publica. 2014;30(8):1588-90.
40. Ritmontree S, Kanato M, Leyatikul P. The health, economic, and social effects of cannabis use in Thailand. F1000Research. 2019;8:614.
41. Kansagara D, Becker WC, Ayers C, Tetrault JM. Priming primary care providers to engage in evidence-based discussions about cannabis with patients. Addict Sci Clin Pract. 2019;14(1):42.

MACONHA SINTÉTICA: A "MACONHA" QUE NÃO É *CANNABIS*

Sandra Cristina Pillon | Richard Salkeld
Christopher Wagstaff

Ao longo das últimas décadas, diversas tecnologias têm sido empregadas no desenvolvimento de novas gerações de canabinoides sintéticos, os quais, notadamente desde 2004, surgiram no mercado global de drogas e se espalharam por todo o mundo.[1-3] São compostos artificiais inseridos na maconha ou em outros produtos à base de ervas, também conhecidos como drogas de especiarias (*spice*) ou drogas legais (*legal highs*).[1,2] As informações descritas nas embalagens normalmente contêm os ingredientes vegetais considerados inertes, como água branca e azul-lírio, azul-lótus e rosa-lótus, entre outros. No entanto, não apresentam os reais componentes das plantas que têm alcaloides psicoativos.[3]

A descoberta do sistema endocanabinoide como um sistema neuromodulatório composto por receptores, ligantes endógenos (endocanabinoides) e enzimas responsáveis por sua síntese e degradação, junto aos recentes achados farmacológicos em relação ao canabinoide, promoveu maior interesse em medicamentos que agem sobre esse conjunto.[1]

As chamadas novas substâncias psicoativas são os análogos ou derivados químicos de drogas ilícitas controladas, projetadas para produzir efeitos semelhantes, mas, ao mesmo tempo, evitar processos legais, já que sua estrutura se difere das drogas ilegais em diversos países.[4,5] Elas surgiram sobretudo no mercado europeu e representam um tipo relativamente novo de "droga desenhada" (*designer drugs*). **Foram recentemente lançadas no mercado de drogas recreativas e, muitas vezes, são vendidas pela internet ou em mercados de rua, postos de gasolina, lojas de conveniência e outros estabelecimentos** (*head shop* é um termo em inglês usado para designar a loja que vende produtos relacionados principalmente ao uso de *Cannabis*), como as *smoke shops* que atuam sem restrição de idade.

A maconha artificial tem diversos nomes: *drogas designer, drogas legais,* "*research chemicals*", "sais de banho", incenso de ervas, K2, *Black Mamba, Blue Lotus, Cloud 9, Chill Out, Dream, Forest Humus, Fake Weed, Galaxy, Godfather, Genie, Kronic, Lightning Gold, Moon Rocks, Magic, Mojo, Northern Lights, Rainbow, Scene, Scooby Snax, Skunk, Smoke, Scope Vanilla, Silent Black* e "Spice", como *Spice Diamond, Spice Gold, Spice Arctic Energy, Voodoo* e *Yucatan Fire*, entre outros. Ao longo da última década, também foram agrupadas como fenetilaminas, piperazinas, canabinoides sintéticos ou catinonas.[4-8] De acordo com o European Monitoring Centre for Drugs and Drug Addiction (EMCDDA),[9] essas substâncias talvez sejam fabricadas na China, mas ainda não está claro onde e como sua produção de fato ocorre. Muitos nomes foram adotados para "escapar" do controle da legislação.[10]

O EMCDDA destacou em seu relatório que os canabinoides sintéticos não são controlados internacionalmente como droga, não existindo informações consistentes sobre eles serem autorizados como medicamento na União Europeia.[9] Esse órgão adverte que não há evidências oficiais sobre o uso seguro dos canabinoides e muito pouco se sabe sobre seus efeitos em seres humanos. Em virtude de algumas características, como a volatilidade (fumar) e a ação de pequenas doses, esses compostos são desafios para a toxicologia. Desse modo, países do bloco europeu uniram-se para adotar políticas públicas a fim de controlar e banir esses tipos de substância.[9] No Brasil, a Agência Nacional de Vigilância Sanitária (Anvisa) disponibiliza em sua *home page* uma lista das substâncias controladas em todo o território nacional (Portaria nº 344/98).[11]

O uso dessas substâncias está se tornando uma grande preocupação de saúde pública, devido não apenas a seu consumo crescente, mas também a potência, eficácia e duração de sua ação, tornando seus efeitos e sua toxicidade imprevisíveis, além de serem mais potentes e levarem a abuso e dependência. De forma semelhante aos canabinoides naturais (tetraidrocanabinol [THC]), a versão sintética pode ser fumada, vaporizada ou ingerida, gerando potentes efeitos psicoativos[9,12] e ocasionando diferentes perfis de ações comportamentais e fisiológicas.[13] A falta do controle de qualidade leva a diferenças nas concentrações de canabinoides artificiais em cada produto "K2" ou "Spice", por exemplo. Além disso, muitos dos canabinoides sintéticos encontrados em "especiarias" eram 4 a 100 vezes mais potentes do que o THC, e seus efeitos psicoativos e colaterais também foram potencialmente mais fortes.[14]

Na Europa, há uma onda crescente de interesses relacionados ao "Spice", que se encontra disponível abertamente para venda *on-line*.[3-9] O desejo e a promessa de uma sensação mais intensa do que a da *Cannabis*, bem como a viabilidade, o baixo custo, o fácil acesso e a não detecção em testes toxicológicos padronizados de drogas, provavelmente contribuem para seu uso cada vez maior entre os mais jovens.[15]

Em comparação à *Cannabis* tradicional, os produtos da versão sintética são relativamente mais baratos, tornando-se extremamente tentadores, e estão disponíveis para os adolescentes e jovens que querem consumir maconha ou outras drogas, mas temem suas consequências legais ou sociais.[12]

Assim, este capítulo tem por objetivo apresentar dados farmacológicos, históricos, epidemiológicos e sobre as principais formas de uso, problemas de saúde, consequências e tratamento em relação ao consumo da maconha artificial.

FARMACOLOGIA

Os **canabinoides** pertencem a uma classe de compostos químicos diversos que agem em receptores canabinoides em células que modulam a liberação de neurotransmissores no sistema nervoso central (SNC). A composição, a biodisponibilidade, a farmacocinética e a farmacodinâmica da *Cannabis* botânica se diferem das dos extratos de canabinoides individuais purificados. Eles são basicamente derivados de três fontes: (1) fitocanabinoides, compostos canabinoides produzidos pelas plantas *Cannabis sativa* ou *Cannabis indica*; (2) endocanabinoides, neurotransmissores produzidos no cérebro ou em tecidos periféricos, que agem sobre os receptores canabinoides; e (3) canabinoides sintéticos, compostos sintetizados em laboratório e estruturalmente análogos aos fitocanabinoides ou endocanabinoides, que agem por mecanismos biológicos semelhantes.

Dois principais receptores canabinoides foram descobertos na década de 1980. O receptor canabinoide do tipo 1 (CB1), encontrado sobretudo no SNC, está associado a efeitos psicoativos, enquanto o tipo 2 (CB2) está associado ao sistema imune, o que pode explicar a ação dessas substâncias sobre dores e inflamações. A anandamida (AEA), descoberta em 1992, foi a primeira substância identificada de vários agonistas endógenos intimamente relacionados a esses receptores canabinoides.

Os canabinoides também são usados terapeuticamente (p. ex., para formas raras de epilepsia em crianças). Existem vários tipos de canabinoides sintéticos, e cada um tem uma afinidade única de ligação com os receptores. Mais de 20 estruturas de canabinoides artificiais diferentes foram identificadas, e outras novas continuam a ser sintetizadas.[15]

Os **agonistas sintéticos** do receptor canabinoide, denominados "canabinoides sintéticos", fazem parte de uma grande família de estruturas quimicamente independentes que funcionam de forma semelhante ao delta-9--tetraidrocanabinol (delta-9-THC), o princípio ativo da *Cannabis*.[9] As características farmacocinéticas e farmacodinâmicas da maioria dos canabinoides artificiais em humanos estão começando a ser exploradas. Relatos de casos indicam biodisponibilidade oral e inalação, mas o grau de biodisponibilidade ainda está sendo investigado.

Os canabinoides sintéticos foram desenvolvidos ao longo dos últimos 40 anos como potenciais agentes farmacêuticos, muitas vezes destinados ao controle da dor. No entanto, provou-se ser difícil separar as propriedades desejadas de efeitos psicoativos indesejados.[9] A produção, a distribuição e/ou o uso desses produtos à base de plantas não são controlados e tampouco ilegais. Mesmo quando misturados com canabinoides artificiais, são caracterizados como agonistas completos com alta afinidade nos receptores CB1 em humanos. Embora os rótulos indiquem claramente "não é para o consumo humano", "incenso" ou "apenas para o uso em aromaterapia", toxicologistas e clínicos entendem que esses produtos são comumente usados para a obtenção de efeitos psicológicos semelhantes aos do delta-9--THC.[13,16]

FATOS INTERESSANTES NA HISTÓRIA E A CORRIDA POR DESCOBERTAS DE NOVOS TIPOS DE MACONHA ARTIFICIAL

O CP 47497 é um canabinoide sintético, desenvolvido nos primórdios da década de 1980 pelo laboratório Pfizer (o acrônimo CP traz as iniciais de Charles Pfizer, químico alemão, fundador do laboratório), para fins de pesquisa científica. Posteriormente, fabricantes de maconha artificial começaram a produzir e vender esse composto como droga de abuso.[9,17]

Os JWHs (018, 073, 200 e outros) são canabinoides sintéticos criados nos anos de 1990 e trazem o nome de seu criador, o professor de química da Harvard University, John W. Huffman, que buscava medicamentos para aliviar o sofrimento de pacientes com síndrome da imunodeficiência adquirida (aids) e câncer. No entanto, os canabinoides artificiais acabaram se transformando em drogas. Huffman, hoje com mais de 80 anos, está aposentado e não gosta de falar sobre o tema. Mas, no ano em que a maconha sintética começou a ganhar força, declarou a uma rádio da Carolina do Norte: "Você não pode ser responsabilizado pelo que idiotas [os usuários] fazem".[3,9,17]

O JWH-018 tem sido estudado devido a suas características estruturais, que podem apresentar certo potencial cancerígeno. Além disso, a *overdose* acidental, com risco de complicações psiquiátricas graves, é mais provável de ocorrer devido ao tipo e à quantidade de canabinoide, que variam consideravelmente em cada produto. Em geral, pode haver o risco de presença de um agonista completo do receptor canabinoide, levando a óbito em caso de *overdose* (ao contrário do THC, que atua apenas como um agonista parcial). Além disso, a tolerância a esses canabinoides sintéticos pode levar ao desenvolvimento rápido de tolerância e, sem dúvida, de dependência.[9,18]

Embora alguns desses canabinoides sintéticos tenham sido descobertos nas décadas de 1980 e 1990, os produtores de *Cannabis* artificial mudam rapidamente os rumos na corrida por novas classes dessa droga. Somente em junho de 2009, o HU-210 foi identificado pela primeira vez na Europa e no Reino Unido. Recentemente, dois novos canabinoides sintéticos, o naptoilindol JWH-398, no Reino Unido, e o fenilacetilindol JWH-250, na Alemanha, foram identificados em produtos como "Spice".[9]

CONTEXTO SOCIOCULTURAL E PERFIL DO USUÁRIO DE MACONHA SINTÉTICA

De acordo com a Global Drug Survey de 2015, realizada com 107.624 participantes de diferentes países, a prevalência global do uso de *Cannabis* sintética foi de 8,7%, de uso no último ano, de 1,7%, e, no último mês, de 0,6%.[19] No Brasil, a prevalência foi de 1,8%, e, no Reino Unido, de 2,3%. Da amostra total, 61,9% dos usuários de *Cannabis* sintética apresentaram como motivação de uso a maior rapidez dos efeitos da droga.[19]

Outros estudos, realizados em escolas, salas de emergências e via internet, mostraram que indivíduos mais jovens e adolescentes compõem o maior grupo de usuários de maconha sintética, concomitantemente ao consumo de outras substâncias legalizadas, como tabaco e álcool, colocando-a em segundo lugar depois do uso da forma natural de *Cannabis*.[18-24]

A maioria dos casos clínicos descreve intoxicação e graves consequências físicas após o uso de maconha artificial em adolescentes do sexo masculino e, em menor grau, em mulheres jovens.[18,22,25] Um estudo investigou a prevalência do uso concomitante de maconha sintética e outras substâncias de abuso, como nicotina e maconha natural, em universitários.[24] Os resultados mostraram que 8% dos estudantes entrevistados usaram "Spice", e a maioria era dos primeiros anos dos cursos, sobretudo do sexo masculino, e usava a droga concomitantemente a tabaco em narguilé (88%), maconha (91%) ou cigarros (77%). O uso concomitante de "Spice" e álcool foi observado em 10 dos 11 adolescentes avaliados (15 a 19 anos) no South Miami Hospital Addiction Treatment & Recovery Center em Miami-Dade County, Flórida.[23]

Uma pesquisa realizada *on-line* envolvendo 168 usuários de canabinoides sintéticos mostrou que eram homens, solteiros e brancos, com nível de instrução de pelo menos ensino médio.[12] Da amostra, notou-se que 1 em cada 9 estudantes do ensino médio admitiu usar "K2" em 2011, tornando essa substância a segunda droga ilícita mais prevalente após a maconha.[12]

O levantamento norte-americano de amostras de escolares, conhecido como The Monitoring the Future (MTF), avaliou o consumo de canabinoides sintéticos e iniciou o monitoramento do uso de catinona sintética (sais de banho) nessa população.[26] Em 2011, a prevalência anual de uso foi de 11,4% entre os estudantes mais velhos do ensino médio, identificando essa substância como a droga mais prevalente usada após a maconha natural.[26,27] Em 2018, os dados do MTF mostraram um aumento substancial no uso de *vaping* de maconha entre os anos de 2017 a 2018, em estudantes do 8º ano, 10ª e 12ª séries de centenas de escolas estadunidenses,[26] enquanto o uso de canabinoides sintéticos vem diminuindo consideravelmente nos últimos cinco anos nos três níveis de ensino avaliados. Esse declínio foi observado no ano de 2011, entre os alunos da 12ª série (11,4 para 3,5%) para o uso no último ano. E, em 2012, entre os estudantes do 8º ano (4,4 para 1,6%) e da 10ª série (8,8 para 2,9%). Quanto ao uso de catinonas, houve uma diminuição entre os alunos da 12ª série de 1,3 para 0,6% em 2018. O uso entre os alunos do 8º ano e da 10ª série permaneceu bastante baixo.[26]

Os índices também foram avaliados na Global Drug Survey, que entrevistou 3.300 estadunidenses via internet, em 2012, e descobriu que 14% dos participantes haviam usado canabinoides sintéticos.[28] Na Austrália, Barratt e colaboradores[29] avaliaram 316 usuários de canabinoides artificiais, a maioria deles composta por homens com idade de 20 anos, empregados ou estudantes. Dos entrevistados, 96% disseram ser usuários de *Cannabis* natural.[29]

Embora o uso de maconha sintética tenha se tornado mais prevalente, um estudo mostrou que 93% dos usuários tinham preferência pelo uso da forma natural devido aos efeitos mais prazerosos quando estavam "altos". Eles também relataram mais efeitos de ressaca e efeitos negativos mais intensos quando estavam "altos" com o uso de canabinoides sintéticos. Apenas 7,2% preferiam a maconha artificial devido a sua conveniência, baixo custo, efeitos psicoativos elevados e difícil detecção. De 14.966 entrevistados *on-line*, 17% relataram o uso de maconha sintética, 41% haviam usado nos últimos 12 meses e eram concomitantemente consumidores de *Cannabis* natural.[30]

No contexto de tratamento, Glue e colaboradores[22] estudaram 17 pacientes, os quais tiveram um total de 21 internações entre janeiro e abril de 2013; isso representou 13% de todas as admissões na ala durante esse período. Essa foi a primeira internação para quatro pacientes. Dos 13 pacientes com internação psiquiátrica prévia, nove apresentaram recorrências de distúrbios preexistentes e quatro pacientes apresentaram novos sintomas psicóticos.[22]

EFEITOS AGUDOS

Um estudo de revisão identificou, por meio de relatos de casos e investigações retrospectivas, que a intoxicação aguda por *Cannabis* sintética está altamente relacionada a uma ampla gama de efeitos adversos fisiológicos e psiquiátricos, os quais variam em duração e gravidade.[13,31]

Em geral, as **manifestações clínicas** e os **sintomas de intoxicação** por maconha sintética incluem déficits cognitivos, boca seca, ansiedade, crises de pânico, vermelhidão nos olhos, agitação, náuseas, vômitos, taquicardia, tontura, dor no peito, dor de cabeça e zumbido.[32] Após o uso, esses sintomas geralmente duram de 2 a 6 horas.

Os efeitos tóxicos mais graves do uso de canabinoides artificiais incluem psicose, depressão respiratória, eventos cardíacos (como parada cardíaca), problemas nefrológicos, distúrbios gastrintestinais (incluindo hiperemese), rabdomiólise grave, hipertermia, isquemia cerebral aguda e convulsões.[13,32] Testes em animais mostraram que a inalação de maconha sintética interrompe a função endotelial e a vasodilatação, o que explica a reação hipertensiva após o uso.[33]

As diferenças entre os efeitos da *Cannabis* natural e os da artificial provavelmente se devem às características farmacológicas e aos metabólitos que se distinguem dos canabinoides sintéticos em relação ao THC e seus metabólitos. Muitos canabinoides artificiais e metabólitos têm maior afinidade e eficácia de vinculação no receptor CB1 em relação ao THC, que prevê maiores efeitos mediados pelo receptor canabinoide no SNC e no sistema nervoso periférico.[34]

Em comparação com a maconha, os canabinoides sintéticos são mais propensos a induzir complicações mentais e comportamentais graves, incluindo agitação, alucinações e comportamentos violentos, e podem exacerbar a psicose em indivíduos vulneráveis ou desencadear psicose em indivíduos sem história prévia do transtorno.[13,31,35-38]

SINAIS E SINTOMAS DE ABSTINÊNCIA

Há um número crescente de estudos detalhando os efeitos adversos associados à abstinência e ao uso diário de canabinoides sintéticos. Os pacientes relatam sintomas de abstinência como a principal razão para a manutenção do uso.[39]

Recentemente, metade dos indivíduos que procuram tratamento para uso de canabinoide sintético foi recomendada para a assistência hospitalar, e a outra metade, para atendimento ambulatorial. O grupo que necessitava de cuidados de internação foi o terceiro maior grupo de clientes internados em serviços de desintoxicação em Auckland, Nova Zelândia.[39]

A abstinência logo após fumar foi relatada por um paciente que informou acordar a cada 45 minutos ao longo da noite para fumar, a fim de aliviar os sintomas da abstinência.[40] A parada abrupta do uso diário de canabinoide sintético foi associada a sintomas graves, como convulsões recorrentes e distúrbios cardiovasculares e respiratórios (taquicardia, dor torácica, palpitações, dispneia). Efeitos adversos comuns em nível moderado incluem dor de cabeça, ansiedade severa, insônia, náuseas[13,18,39,40] e vômitos, perda de apetite e diaforese.[41]

A gravidade dos sintomas depende da quantidade diária utilizada. Por exemplo, em média, pacientes tratados para a abstinência, que necessitam de cuidados ambulatoriais, fumavam menos (4,6 g/ dia) canabinoide sintético em comparação aos que precisavam de desintoxicação medicamentosa supervisionada em uma unidade de internação (5,2 g/dia); três pacientes que careciam de cuidados mais intensos no manejo dos sintomas de abstinência fumavam, em média, 8,5 g/dia.[39]

Os sintomas de abstinência mais moderados relacionados ao uso de canabinoide sintético são semelhantes aos da abstinência de Cannabis natural, incluindo falta de apetite, irritabilidade e distúrbios do sono.[13] No entanto, o início e a gravidade dos sintomas da abstinência de canabinoide sintético refletem maior eficácia do receptor CB1 e diferenças farmacocinéticas em relação ao THC. Nesse aspecto, gerenciar e tratar a abstinência de maconha artificial representa um desafio clínico singular.

Tais resultados demonstram que existe um subgrupo de usuários de maconha artificial que procura tratamento e que os sintomas de abstinência variam de leves (requerem cuidados ambulatoriais) a graves (necessitam de monitoramento e cuidados mais intensivos em ambiente hospitalar).[13]

TOXICIDADE E ALTERAÇÕES PSIQUIÁTRICAS

Um estudo[42] comparou os canabinoides sintéticos e a exposição à maconha por meio dos dados do Texas Poison Control. O número de casos relatados por toxicidade de maconha sintética foi quatro vezes maior do que o de maconha natural. Os 418 casos relatados de intoxicação por maconha sintética apresentavam os seguintes efeitos clínicos: taquicardia (36,6%), agitação e irritabilidade (19,1%), sonolência (17,5%), alucinações ou delírios (11,2%), hipertensão (9,6%), náuseas (9,3%), confusão (8,9%), tonturas e vertigem (8,9%) e dor no peito (6,9%).[42]

Outra análise[43] realizada nos Texas Poison Control Centers, de janeiro de 2010 a junho de 2011, comparou, com base em 749 casos de exposição a canabinoides sintéticos, usuários adolescentes e adultos intoxicados. Os 10 efeitos adversos mais comuns em adultos e adolescentes foram, respectivamente, taquicardia (38 e 41,6%), sonolência/letargia (14,6 e 24,3%), agitação/irritabilidade (24,9 e 16,4%), vômitos (16 e 13,1%), alucinações ou delírios (11,3 e 11,5%), náuseas (10,1 e 8,5%), confusão (11,3 e 8,2%), hipertensão (11,3 e 7,5%), dor no peito (5,6 e 6,9%) e tonturas e vertigem (8,2 e 5,2%).[43]

Os efeitos adversos do uso de maconha artificial incluem agitação e ansiedade graves, alucinações intensas, episódios psicóticos, pensamentos ou ações suicidas, hipertensão, taquicardia, náuseas e vômitos, espasmos musculares, convulsões, tremores, lesões nos rins e infarto do miocárdio e acidente vascular cerebral (AVC), muitas vezes em indivíduos jovens saudáveis.[5,32] O consumo de maconha sintética também foi associado a níveis de abstinência mais graves em comparação ao uso de maconha natural.[44]

Em indivíduos diagnosticados com transtornos psiquiátricos (esquizofrenia e transtorno bipolar), os usuários de maconha artificial apresentaram mais ocorrências de recaídas psicóticas, quadros de ansiedade e sintomas psicóticos mais graves e agudos.[13,23,25] Além disso, a prevalência de sintomas psicóticos e o aumento da agitação e agressão em pacientes psiquiátricos foram maiores em usuários de canabinoides sintéticos em comparação àqueles que usavam Cannabis natural.[38,23,25]

Toxicidades cardiovasculares (isquemia cerebral aguda, infartos do miocárdio), renais e gastrintestinais (hiperemese) também foram associadas ao uso de Cannabis artificial.[2] Os problemas pulmonares associados geralmente não são ocasionados pelo uso, mas, sim, durante a produção dos canabinoides artificiais. A lesão por inalação foi relatada durante a produção da "cera", da maconha de alta potência, feita com a extração de butano para remover os canabinoides das plantas. Quando o butano evapora, os canabinoides se concentram, formando um material "ceroso" que contém cerca de 85% da concentração de THC. Existem relatos da explosão de vários butanos durante a evaporação, resultando em lesões por inalação, pneumotórax e pneumomediastino.[13,25,35,45]

POTENCIAL USO TERAPÊUTICO

Com base nos mecanismos de ação, interações farmacológicas para as substâncias canabinoides e o sistema endocanabinoide, e com o desenvolvimento tecnológico, alguns canabinoides sintéticos foram produzidos com propósito terapêutico, principalmente para controle da dor, embora os diversos resultados de estudos em relação a suas evidências sejam controversos e gerem polêmica nas discussões de políticas públicas para a liberação de seu uso e suas reais indicações.[1,2,13,21,25,35] Eis alguns deles:

- **Dronabinol:** nome genérico da forma oral de delta-9-THC sintético, vendido em cápsulas gelatinosas que contêm 2,5, 5 ou 10 mg da substância dissolvida em óleo de gergelim. Nos Estados Unidos, é comercializado como Marinol®, mas não tem aprovação da Food and Drug Administration (FDA). No Canadá, foi disponibilizado em forma de cápsulas, no entanto, parou de ser vendido desde fevereiro de 2012 (não por razões de segurança). É indicado para o tratamento de náuseas e vômitos causados por quimioterapia em pacientes com câncer grave e para anorexia e perda de peso associadas à aids.[35,46]
- **Nabilona:** nome genérico para um análogo estrutural sintético administrado oralmente do delta-9-THC, comercializado no Canadá como Cesamet®, disponível em formas genéricas (p. ex., RAN-nabilona, PMS-nabilona, TEVA-nabilona, CO-nabilona, ACT-nabilona). Está disponível em cápsulas (0,25, 0,5 e 1 mg) e é indicada para tratamento de náuseas e vômitos causados por quimioterapia em pacientes com câncer grave.[35] Resultados de ensaios clínicos mostraram que a nabilona, um agonista do receptor canabinoide sintético, pode aliviar dor neuropática crônica, fibromialgia (dor musculoesquelética difusa) e dor de cabeça.[36,47]
- **Nabiximols:** nome genérico do extrato de plantas com duas diferentes cepas de *Cannabis sativa*, mas padronizadas. É disponibilizado como *spray* oronasal que contém quantidades de 27 mg/mL de delta-9-THC, 25 mg/mL de canabidiol (CBD) e outros canabinoides, terpenoides e flavonoides em cada 100 µL de *spray*. No Canadá, é comercializado como Sativex® e indicado para uso adjuvante no tratamento de espasticidade, dor neuropática e dor (moderada a severa) em adultos com câncer em fase avançada, que não responderam adequadamente a outros tipos de terapia.[35]

Algumas evidências (limitadas) sugerem que a *Cannabis* e a prescrição de canabinoides (p. ex., dronabinol, nabilona ou nabiximols) podem ser úteis para aliviar vários sintomas individuais ou concomitantes encontrados com frequência em pacientes de ambientes de cuidados paliativos.[35]

O Epidiolex® é a marca de um extrato de plantas inteiras de uma cepa de *Cannabis sativa* com elevada concentração de CBD, um produto de solução oral à base de óleo contendo mais de 98% de CBD em uma concentração de 100 mg/mL. Recebeu da Orphan Drug Designation, dos Estados Unidos, a indicação de medicamento para o tratamento da síndrome de Lennox-Gastaut, da síndrome de Dravet e do complexo de esclerose tuberosa. Esse medicamento não é comercializado no Canadá.[35]

POSSIBILIDADES DE TRATAMENTO PSICOTERÁPICO E FARMACOLÓGICO

Existem estudos sobre as abordagens baseadas em evidências para o tratamento de transtornos relacionados ao uso de substâncias associados à maioria das drogas de abuso, no entanto, pouco mencionam sobre a melhor forma de tratar os sintomas relacionados à dependência de maconha sintética, por ser um problema novo com uma questão clinicamente significativa e emergente.[13]

A maioria das pesquisas direciona a assistência para o tratamento medicamentoso tanto na intoxicação quanto na abstinência, as quais estão sendo muito estudadas. Quanto à abordagem psicoterapêutica, segue as propostas do tratamento para maconha, com estratégias de entrevista motivacional (EM), terapia cognitivo-comportamental (TCC), prevenção de recaída, estratégias de enfrentamento dos sintomas e outros métodos de redução de danos.[48,49]

Todavia, embora a abstinência não tenha sido caracterizada de forma sistemática e a efetividade dos tratamentos não tenha sido elucidada, alguns medicamentos estão sendo usados para o alívio de sintomas, como os benzodiazepínicos e o antipsicótico atípico quetiapina. Em virtude do uso contínuo e do abuso de maconha artificial, estudos empíricos que caracterizem os efeitos agudos, a abstinência e a pós-abstinência do uso, bem como as estratégias de tratamento eficazes para transtornos relacionados ao uso de canabinoides sintéticos, são urgentemente necessários.[13]

Alguns efeitos adversos associados à intoxicação aguda são semelhantes aos sintomas da abstinência, portanto, o tratamento segue a mesma proposta. Atualmente, os benzodiazepínicos são os medicamentos mais indicados para o tratamento dos pacientes com quadro de irritabilidade, agitação, ansiedade e convulsões associadas a intoxicação ou abstinência.[13,31,39,40] Os neurolépticos muitas vezes são indicados para casos de psicose aguda e agitação e mania com sintomas psicóticos.[13,50]

O uso da quetiapina tem sido eficaz no tratamento dos sintomas de abstinência em pacientes que não responderam aos benzodiazepínicos.[39] A naltrexona foi prescrita para usuários de canabinoide sintético em desintoxicação e apresentou melhora do desejo de uso.[13,40] Entre os sintomas clínicos, para hiperemese, os antieméticos geralmente são administrados, embora nem sempre sejam eficazes.[13,31]

Por fim, deve-se considerar os sintomas que parecem relacionados à abstinência dos canabinoides sintéticos, mas que podem ser decorrentes de condições subjacentes exacerbadas pelo uso dessas substâncias. A abstinência tem sido observada, também, em pacientes saudáveis. Um relatório mostrou que três indivíduos que necessitavam de doses maiores de quetiapina para aliviar sintomas da abstinência eram saudáveis, sem história psiquiátrica prévia.[39] Porém, eram usuários pesados de canabinoides sintéticos, sugerindo novamente que a magnitude da abstinência pode estar atrelada à quantidade de uso.

Dados da Global Drug Survey de 2017 mostraram que mais de 65% dos usuários de canabinoides sintéticos (pelo menos 50 dias no último ano) experimentaram três vezes ou mais sintomas de abstinência. Portanto, a abstinência é bastante complexa e os problemas são diversos para os indivíduos.[21]

CONSIDERAÇÕES FINAIS

Os profissionais da saúde devem considerar que as evidências científicas sobre o efeito do uso de canabinoides sintéticos em humanos ainda são limitadas. Os canabinoides artificiais podem ser popularmente vistos como uma alternativa mais segura à maconha, contudo, podem ser muito mais potentes e, por conseguinte, apresentar maior risco de toxicidade. Desse modo, é preciso ter atenção redobrada para os possíveis efeitos adversos e "contaminantes" presentes em diferentes amostras dessas substâncias.[51]

A comunidade científica deve entender que, ao mesmo tempo que existe uma preocupante probabilidade de abuso e dependência grave produzidos por essas substâncias, há também um interesse no potencial valor terapêutico de alguns canabinoides.[52]

A contínua popularidade dos canabinoides sintéticos aponta para a necessidade urgente de estudos controlados a fim de caracterizar e desenvolver estratégias eficazes de tratamento de riscos associados à intoxicação aguda e ao uso crônico.[13]

Evidências destacam fortemente, também, a necessidade de se avaliar melhor os efeitos dos canabinoides sintéticos *in vivo* para aumentar a compreensão de como esses compostos interagem com os receptores canabinoides e não canabinoides no SNC e no sistema nervoso periférico, melhor caracterizar a farmacologia e a toxicologia, delinear adequadamente a programação e a legislação sobre medicamentos, desenvolver tratamentos para intoxicação e implementar políticas eficazes, como programas de monitoramento esportivo e no local de trabalho.[53]

REFERÊNCIAS

1. De Luca MA, Fattore L. Therapeutic use of synthetic cannabinoids: still an open issue? Clin Ther. 2018;40(9):1457-66.
2. Mills B, Yepes A, Nugent K. Synthetic cannabinoids. Am J Med Sci. 2015;350(1):59-62.
3. Dresen S, Ferreirós N, Pütz M, Westphal F, Zimmermann R, Auwärter V. Monitoring of herbal mixtures potentially containing synthetic cannabinoids as psychoactive compounds. J Mass Spectrom. 2010;45(10):1186-94.
4. Sutlović D, Prkačin I, Vaiano F, Bertol E, Bratinčević MV, Definis-Gojanović M. A case of synthetic cannabinoid poisoning in Croatia. Arh Hig Rada Toksikol. 2018;69(2):186-90.
5. Palamar JJ, Acosta P. Synthetic cannabinoid use in a nationally representative sample of US high school seniors. Drug Alcohol Depend. 2015;149: 194-202.
6. Nakajima J, Takahashi M, Seto T, Suzuki J. Identification and quantitation of cannabimimetic compound JWH-250 as an adulterant in products obtained via the internet. Forensic Toxicol. 2011; 29(1):51-5.
7. Psychonaut Web Mapping Research Group. Psychonaut web mapping project: final report. London: Institute of Psychiatry, King's College London; 2010
8. Zawilska JB. "Legal Highs": new players in the old drama. Curr Drug Abuse Rev. 2011;4(2):122-30.
9. European Monitoring Centre for Drugs. Understanding the 'Spice' phenomenon. Lisbon: EMCDDA; 2009 [capturado em 26 jan. 2020]. Disponível em: http://www.emcdda.europa.eu/html.cfm/index90917EN.html.
10. Wilson-Hohler M, Fathy WM, Mozayani A. How present synthetic cannabinoids can help predict symptoms in the future. MOJ Toxicol. 2016;2(1): 18-24.
11. ANVISA. Canabidiol e THC: norma permitirá registro de produto. Brasília: ANVISA; 2016.
12. Vandrey R, Dunn KE, Fry JA, Girling ER. A survey study to characterize use of Spice products (synthetic cannabinoids). Drug Alcohol Depend. 2012; 120(1-3):238-41.
13. Cooper ZD, Haney M. Cannabis reinforcement and dependence: role of the cannabinoid CB1 receptor. Addict Biol. 2008;13(2):188-95.
14. Ashton JC. Synthetic cannabinoids as drugs of abuse. Curr Drug Abuse Rev. 2012;5(2):158-68.
15. Fattore L, Fratta W. Beyond THC: the new generation of cannabinoid designer drugs. Front Behav Neurosci. 2011;5:60.
16. Penn HJ, Langman LJ, Unold D, Shields J, Nichols JH. Detection of synthetic cannabinoids in herbal incense products. Clin Biochem. 2011; 44(13):1163-5.
17. Maconha sintética e a era das drogas de laboratório [Internet]. Super Interessante. 31 out. 2016 [capturado de 26 jan. 2020]. Disponível em: https://super.abril.com.br/ciencia/maconha-sintetica-e-a-era-das-drogas-de-laboratorio/.
18. Zimmermann US, Winkelmann PR, Pilhatsch M, Nees JA, Spanagel R, Schulz K. Withdrawal phenomena and dependence syndrome after the consumption of "Spice Gold". Dtsch Arztebl Int. 2009; 106(27):464-7.
19. Winstock A, Barratt M, Ferris J, Maier L. Global Drug Survey 2015 [Internet]. London: Global Drug Survey; 2015 [capturado em 26 jan. 2020]. Disponível em: https://www.globaldrugsurvey.com/the-global-drug-survey-2015-findings/.
20. Winstock A, Lynskey M, Borschmann R, Waldron J. Risk of emergency medical treatment following consumption of cannabis or synthetic cannabinoids in a large global sample. J Psychopharmacol. 2015;29(6):698-703.
21. Winstock A, Barratt M, Ferris J, Maier L. GDS 2017 [Internet]. London: Global Drug Survey; 2017 [capturado em 26 jan. 2020]. Disponível em: https://www.globaldrugsurvey.com/past-findings/gds-2017-launch/.
22. Glue P, Al-Shaqsi S, Hancock D, Gale C, Strong B, Schep L. Hospitalisation associated with use of the synthetic cannabinoid K2. N Z Med J. 2013; 126(1377):18-23.
23. Castellanos D, Singh S, Thornton G, Avila M, Moreno A. Synthetic cannabinoid use: a case

series of adolescents. J Adolesc Health. 2011;49(4):347-9.
24. Hu X, Primack BA, Barnett TE, Cook RL. College students and use of K2: an emerging drug of abuse in young persons. Subst Abuse Treat Prev Policy. 2011;6:16.
25. Schneir AB, Cullen J, Ly BT. "Spice" girls: synthetic cannabinoid intoxication. J Emerg Med. 2011;40(3):296-9.
26. National Institute on Drug Abuse. Synthetic Cannabinoids (K2/Spice) [Internet]. Bethesda: NIH; 2018 [capturado em 26 jan. 2020]. Disponível em: https://www.drugabuse.gov/publications/drugfacts/synthetic-cannabinoids-k2spice.
27. Johnston LD, O'Malley PM, Miech RA, Bachman JG, Schulenberg JE. Monitoring the future national survey results on drug use: 1975-2014 [Internet]. Ann Arbor: The University of Michigan; 2015 [capturado em 26 jan. 2020]. Disponível em: https://deepblue.lib.umich.edu/bitstream/handle/2027.42/137913/mtf-overview2014.pdf?sequence=1&isAllowed=y.
28. Rogers S. Which drugs do you take? US and the UK compared by the global drug survey. The Guardian; 2012.
29. Barratt MJ, Cakic V, Lenton S. Patterns of synthetic cannabinoid use in Australia. Drug Alcohol Rev. 2013;32(2):141-6.
30. Winstock AR, Barratt MJ. Synthetic cannabis: a comparison of patterns of use and effect profile with natural cannabis in a large global sample. Drug Alcohol Depend. 2013;131(1-2):106-11.
31. Hermanns-Clausen M, Kneisel S, Szabo B, Auwärter V. Acute toxicity due to the confirmed consumption of synthetic cannabinoids: clinical and laboratory findings. Addiction. 2013;108(3):534-44.
32. Centers for Disease Control and Prevention. Opioids drive continued increase in drug overdose deaths [Internet]. 2013 [capturado em 27 jan. 2020]. Disponível em: https://www.cdc.gov/media/releases/2013/p0220_drug_overdose_deaths.html
33. Pinnamaneni K, Sievers RE, Sharma R, Selchau AM, Gutierrez G, Nordsieck EJ, et al. Brief exposure to second hand smoke reversibly impairs endothelial vasodilatory function. Nicotine Tob Res. 2014;16(5):584-90.
34. Castaneto MS, Gorelick DA, Desrosiers NA, Hartman RL, Pirard S, Huestis MA. Synthetic cannabinoids: epidemiology, pharmacodynamics, and clinical implications. Drug Alcohol Depend. 2014;144:12-41.
35. Minister of Health Canada. Cannabis (marihuana, marijuana) and the cannabinoids: dried or fresh plant and oil for administration by ingestion or other means psychoactive agent. Ottawa: Minister of Health; 2018.
36. Castle D, Murray R, D'Souza DC, editors. Marijuana and madness. 2nd ed. Cambridge: Cambridge University Press; 2012.
37. Fattore L. Synthetic cannabinoids: further evidence supporting the relationship between cannabinoids and psychosis. Biol Psychiatry. 2016;79(7):539-48.
38. Bassir Nia A, Medrano B, Perkel C, Galynker I, Hurd YL. Psychiatric comorbidity associated with synthetic cannabinoid use compared to cannabis. J Psychopharmacol. 2016;30(12):1321-30.
39. Macfarlane V, Christie G. Synthetic cannabinoid withdrawal: a new demand on detoxification services. Drug Alcohol Rev. 2015;34(2):147-53.
40. Rodgman CJ, Verrico CD, Worthy RB, Lewis EE. Inpatient detoxification from a synthetic cannabinoid and control of post detoxification cravings with naltrexone. Prim Care Companion CNS Disord. 2014;16(4):104088.
41. Sampson CS, Bedy SM, Carlisle T. Withdrawal seizures seen in the setting of synthetic cannabinoid abuse. Am J Emerg Med. 2015;33(11):1712.e3.
42. Forrester MB, Kleinschmidt K, Schwarz E, Young A. Synthetic cannabinoid and marijuana exposures reported to poison centers. Hum Exp Toxicol. 2012;31(10):1006-11.
43. Forrester MB. Adolescent synthetic cannabinoid exposures reported to Texas Poison Centers. Pediatr Emerg Care. 2012;28(10):985-9.
44. Nacca N, Vatti D, Sullivan R, Sud P, Su M, Marraffa J. The synthetic cannabinoid withdrawal syndrome. J Addict Med. 2013;7(4):296-8.
45. Schneberk T, Sterling GP, Valenzuela R. 390 "A little dab will do ya": an emergency department case series related to a new form of "High-Potency" marijuana known as "Wax". Ann Emerg Med. 2014;64(4):S139.

46. Badowski ME, Perez SE. Clinical utility of dronabinol in the treatment of weight loss associated with HIV and AIDS. HIV AIDS. 2016;8:37-45.
47. Rahn EJ. Hohmann AG. Cannabinoids as pharmacotherapies for neuropathic pain: from the bench to the bedside. Neurotherapeutics. 2009; 6(4):713-37.
48. National Institute on Drug Abuse. Available treatment for marijuana use disorders [Internet]. Bethesda: NIH; 2016 [capturado em 26 jan. 2020]. Disponível em: https://www.drugabuse.gov/publications/research-reports/marijuana/available-treatments-marijuana-use-disorders.
49. Lee J. Synthetic marijuana withdrawals: strategies for coping with common symptoms [Internet]. 2016 [capturado em 26 jan. 2020]. Disponível em: https://www.choosehelp.com/topics/detox/synthetic-marijuana-withdrawal-strategies-for--coping-with-common-symptoms.
50. Ustundag MF, Ozhan Ibis E, Yucel A, Ozcan H. Synthetic cannabis-induced mania. Case Rep Psychiatry. 2015;2015:310930.
51. Alipour A, Patel PB, Shabbir Z, Gabrielson S. Review of the many faces of synthetic cannabinoid toxicities. Ment Health Clin. 2019;9(2):93-9.
52. Le Boisselier R, Alexandre J, Lelong-Boulouard V, Debruyne D. Focus on cannabinoids and synthetic cannabinoids. Clin Pharmacol Ther. 2017; 101(2):220-9.
53. Seely KA, Lapoint J Moran JH, Fattore L. Spice drugs are more than harmless herbal blends: A review of the pharmacology and toxicology of synthetic cannabinoids. Prog Neuro-Psychopharm Biol Psych. 2012;39(2):234-43.

ECONOMIA, "NOVOS MERCADOS" E MACONHA

Paula Becker

A discussão sobre a economia relacionada à maconha, assim como seus novos mercados, remete a conceitos centrais de uma área específica do conhecimento denominada economia da saúde. **Os estudos econômicos em saúde podem produzir estimativas sobre o impacto econômico do uso problemático e precoce da droga para determinado país ou região e são importantes ferramentas para o desenvolvimento de avaliações de políticas públicas e estratégias de prevenção e tratamento.** Tais dados podem servir de subsídio aos gestores públicos ou privados no processo de tomada de decisão quanto à alocação do recurso disponível para o enfrentamento dos danos causados pelo consumo da droga.

A prevalência do uso de maconha vem alcançando níveis cada vez mais preocupantes no Brasil e no mundo, e pesquisas apontam uma tendência mundial de que a idade da primeira experimentação iguale-se à do álcool e à do tabaco,[1] como já ocorre na Espanha.[2] Com isso, a *Cannabis* tem estado no centro de amplos debates sobre os possíveis malefícios e benefícios de seu uso, tanto em âmbito individual, com polêmicas sobre seu efeito "medicinal", quantidade, qualidade e idades seguras para consumo, quanto em âmbito social, no que diz respeito a criminalização, legalização ou descriminalização por meio de políticas públicas.

Os questionamentos ainda remanescentes nesses debates podem ser esclarecidos por meio de estudos conduzidos com métodos científicos seguros e confiáveis que traduzam a realidade em dados, de acordo com a demanda da sociedade e no dinâmico *timing* dos gestores e da política. Tais dados, quando efetivamente consultados e traduzidos para a linguagem popular, permitem que os valores da sociedade estejam representados nos espaços públicos deliberativos. A prática baseada em evidências é ainda a melhor alternativa para o estabelecimento de ações equitativas e que busquem maximizar a saúde de uma população.

Este capítulo tem por objetivo apresentar os métodos pelos quais a economia da saúde pode colaborar com a produção de evidências científicas que traduzam parte da realidade sobre o consumo de maconha em cenários específicos, adicionando mais uma perspectiva na análise do complexo fenômeno que é o uso dessa droga, além de apresentar as atuais evidências disponíveis sobre a temática.

ECONOMIA DA SAÚDE E POLÍTICAS SOBRE DROGAS: DA HISTÓRIA AO FUTURO

A economia da saúde é uma ramificação da economia como ciência social que compreende o estudo da atividade econômica que engloba a produção, a distribuição e o consumo de bens e serviços. A convergência dos conhecimentos em economia com a área da saúde é imprescindível para a gestão dos sistemas e redes de cuidado, a fim de produzir o maior ganho em saúde possível com os recursos disponíveis.

O deslocamento dos conhecimentos em economia para a área da saúde começou com o fim da Segunda Guerra Mundial, quando o setor da saúde experienciou significativas mudanças de paradigma ao redor do mundo. Isso ocorreu sobretudo nos Estados Unidos, onde, à época, houve um aumento expressivo do conhecimento acerca de meios para diagnosticar e tratar doenças, além de maior disponibilidade de medicamentos sofisticados. Naquele período, a área da saúde atravessava uma "revolução" em sua expansão, racionalização e organização assistencial,[3,4] levando a uma mudança no conceito de saúde.

A ideia de saúde evoluiu de um estado de mera ausência de doença para um entendimento mais amplo e complexo expresso pelo bem-estar físico, mental e social.[5] Com essa nova concepção, a saúde passou a ser entendida como socialmente construída, e gestores e governantes foram desafiados a reestruturar a organização assistencial em saúde provida à população. Foi nesse contexto que princípios econômicos foram inseridos na área da saúde, partindo-se do pressuposto básico de que as demandas (desejos e necessidades) para acessar um benefício (bem ou serviço) são sempre maiores que os recursos disponíveis.[6]

Apesar de os conceitos da economia da saúde serem aplicados nas diversas áreas da medicina e em vários contextos sociais ao redor do mundo há mais de cinco décadas, apenas a partir dos anos de 1990 que estudos econômicos em psiquiatria começaram a ser desenvolvidos. Alguns fatores importantes contribuíram para isso, entre eles o fato de, até as décadas de 1950 e 1960, a assistência em psiquiatria dar-se quase que exclusivamente dentro de hospitais psiquiátricos (os recursos eram direcionados de modo específico para esses serviços), não haver variedade de abordagens terapêuticas disponíveis, além do estigma social relacionado aos transtornos mentais, que levava ao desconhecimento quanto à existência dessas doenças e, por conseguinte, à baixa procura por tratamento[6] e à ausência de iniciativas em prevenção.

A partir da grande demanda assistencial em saúde e da cobrança social por equidade na distribuição dos recursos disponíveis, teorias e métodos de estudos econômicos foram desenvolvidos com o intuito de embasar o processo de tomada de decisão focado em políticas de saúde, alocação de recursos e promoção de equidade em assistência à saúde.[6] Ou seja, estudos econômicos na área surgiram como uma ferramenta para seleção de alternativas na alocação de recursos,[7] partindo-se do pressuposto de que as demandas de cuidados em saúde são quase sempre maiores que os recursos disponíveis.[8,9]

Desde então, o grande propósito de se aplicar conceitos econômicos na área da saúde é guiar o tomador de decisão na escolha entre dois ou mais tratamentos, serviços de saúde ou programas, agregando o maior valor possível para o recurso aplicado de acordo com os valores e as necessidades de sua comunidade. Para tanto, diversas metodologias foram desenvolvidas e podem ser didaticamente divididas em duas modalidades:[6] (1) estudos baseados exclusivamente na estimativa de custos, chamados de "[...] estudos de análise de custos"; e (2) estudos baseados na relação entre custos e desfechos, chamados de "estudos de avaliação econômica" ou de "avaliação econômica completa [...]".[6]

Os estudos de análise de custos apresentam diferentes desenhos metodológicos que dependem dos objetivos da pesquisa, que podem ser estimar o impacto econômico, a carga da doença e o custo de intervenções, serviços ou programas de saúde específicos. Por exemplo, a compreensão da variação dos custos dos tratamentos e serviços de saúde é essencial para a qualificação de seu financiamento.[10] Tais análises podem prover informações aos responsáveis por estabelecer taxas de reembolso adequadas, sejam elas relacionadas a planos privados de saúde ou a transferências de recursos entre diferentes esferas do governo para custeio de ações de saúde pública.[11]

Os estudos de análise de custos também podem ser a base para o desenvolvimento de avaliações econômicas completas como as de custo-efetividade, custo-utilidade, custo-benefício e custo-minimização. Essas avaliações produzem, por meio de métodos específicos, um índice que expressa a relação entre os custos e os benefícios de determinados serviços ou programas, demonstrando a viabilidade de sua implementação ou manutenção ao longo do tempo.

Os estudos econômicos são métodos que vão além da avaliação específica de eficácia de estratégias em saúde, considerando também seus custos e sua aplicabilidade no contexto real. Contudo, na área da saúde, as análises econômicas enfrentam desafios complexos, como o entendimento de que tudo deve ser provido pelo Estado sem qualquer necessidade de análise ou avaliação de processos que envolvam questões pragmáticas, como a escassez de recursos e o processo de tomada de decisão necessário. Knapp,[12] ao analisar como a economia da saúde e seus métodos foram recebidos e percebidos na sociedade ao longo da história, aponta cinco momentos que parecem ser comuns a todos os países ao longo de seu desenvolvimento maturacional na gestão pública de sistemas de saúde:

1. **"Abençoada ignorância".** Uma fase de otimismo inocente, na qual a escassez de recursos não é reconhecida e o pressuposto dominante é que o crescimento orçamentário ano a ano cobrirá os déficits constatados. Tem como consequência a ineficiência e o desperdício dos recursos de saúde.
2. **"Crítica desenfreada".** O comportamento hegemônico é a agressão como forma de rejeição da economia. A saúde é vista como *inestimável*, poucos dados de custos são estimados e analisados, as decisões são tomadas com base apenas em avaliações de resultados e os recursos são alocados aos que "gritam mais alto". A eficiência e a saúde são novamente as vítimas.
3. **"Uso indiscriminado".** A economia é finalmente reconhecida, porém o valor regente é a impetuosidade, representanda por uma busca desesperada por dados de custos. Há um grande risco de tomadas de decisão equivocadas, especialmente pela imprecisão metodológica dos estudos e pela ingenuidade analítica de pesquisadores e gestores.
4. **"Desenvolvimento construtivo".** Finalmente, compreende-se o poder metodológico dos estudos de avaliação econômica. Equidade e eficiência são reconhecidas como interconectadas, modelagens com dados de outros contextos dão espaço para modelos de simulação com dados observacionais e primários do mundo real e ensaios clínicos randomizados (ECRs), com bons componentes econômicos e estudos naturalistas para complementá-los, são conduzidos.
5. **"Sublime sofisticação".** Fase em que estudos econômicos sofisticados são conduzidos, análises e metanálises sistemáticas descrevem um panorama amplo, todas as descobertas relevantes estão disponíveis para profissionais da saúde, gerentes e provedores e eles têm a formação necessária para compreender a linguagem dos estudos e aplicá-los no mundo real.

Agora, apresentamos uma análise sobre em qual momento o Brasil se encontra, especialmente no que diz respeito ao estado da economia da saúde na área da saúde mental e do uso de álcool e outras substâncias. **No Brasil, a cultura de estudos econômicos de avaliação de programas, políticas públicas, serviços ou intervenções ainda é incipiente.** Mesmo pesquisas cujo objetivo é a avaliação econômica de novas tecnologias altamente aceitas pela sociedade, como medicamentos ou tecnologias duras para tratamento de câncer, doenças neurológicas ou doenças crônicas degenerativas, ainda enfrentam dificuldades de aceitação pela sociedade e por alguns setores da comunidade científica e da gestão pública de saúde.

Esse cenário pode ser ainda mais dramático em relação à avaliação econômica de políticas, intervenções e programas relacionados a substâncias de abuso, como a maconha, que carregam consigo questões histórico-sociais, filosóficas e antropológicas, as quais dividem opiniões e promovem um retrocesso às fases iniciais citadas por Knapp.[12]

A seguir, são apresentadas uma breve descrição sobre os métodos dos estudos econômicos em saúde e uma atualização das evidências científicas que revelam informações econômicas sobre a maconha.

MACONHA E ESTUDOS ECONÔMICOS

Impacto econômico: estimativa de custos diretos e indiretos

O impacto econômico do uso de maconha e das políticas públicas relacionadas à droga pode ser mensurado por meio da estimativa de seus custos diretos e indiretos, sempre de acordo com a perspectiva que o estudo adotar. Diversos prismas podem ser adotados em estudos de análise de custos, entre eles o do paciente, o da família, o do provedor de saúde[13] e o da sociedade. (Para maior aprofundamento a respeito dos diferentes métodos de estimativa de custos, consultar Mogyorosy e Smith[14] e Razzouk.[15])

A perspectiva da sociedade é priorizada por estudos de análise de custos interessados em descrever o impacto econômico de determinada condição de adoecimento, incluindo-se os impactos individual e social do sujeito adoecido. Tais investigações baseiam-se nos princípios da Teoria Econômica do Bem-estar Social (do inglês, *Welfare Economics Theory*),[7] que aborda questões relacionadas ao bem-estar social e indica possibilidades de ações estratégicas em saúde que promovam a satisfação de todos os objetivos de uma mesma sociedade.[6]

Os transtornos mentais, sobretudo os relacionados ao uso de substâncias, são condições que impactam negativamente a saúde física e mental do usuário, além de afetar seu contexto social, como a vida de familiares, amigos ou cuidadores próximos, bem como a economia local e de seu país. **Portanto, para a estimativa do impacto econômico do uso problemático de maconha, é mais indicada a perspectiva da sociedade.** Nesse caso, os custos diretos e indiretos a serem considerados são apresentados na Tabela 13.1.

Para compreender o impacto econômico do consumo de maconha para a sociedade, é necessário esclarecer qual o seu papel na evolução dos padrões de uso de drogas pelo sujeito, desde o primeiro contato com a substância até a idade adulta. Palmer e colaboradores[16] mostraram que o consumo de álcool, tabaco e *Cannabis* na adolescência é fator de risco para o desenvolvimento de dependência química no início da idade adulta; que o tabaco é a droga com maior poder aditivo, seguido por maconha e álcool; que o uso de determinada droga na adolescência pode levar ao desenvolvimento de dependência na idade adulta dessa mesma droga e também de outras que não tiveram seu primeiro uso na adolescência; e que o uso de tabaco na adolescência é fator de risco para desenvolvimento de dependência de tabaco, álcool e maconha na idade adulta.

De acordo com a Organização Mundial da Saúde (OMS),[17] o consumo regular de maconha está associado aos seguintes riscos para a saúde: problemas na maturação e no desenvolvimento cerebral de jovens, progressão do uso para outras drogas ilícitas, transtornos depressivos e de ansiedade, bronquite crônica, desenvolvimento de esquizofrenia e transtorno relacionado à dependência de substâncias, além de aumento do risco de morte por acidente de trânsito.

Estudos nacionais também apontam o papel-chave da maconha na cultura do uso de outras drogas na população brasileira. Uma pesquisa que investigou a transição de uso entre drogas ilegais no Brasil[18] concluiu que o consumo de *Cannabis* ocorre quase exclusivamente antes do uso de outras substâncias ilícitas; e outro estudo nacional[1] mostrou que o consumo da substância atua como preditor do uso de álcool, tendo relações significativas com o posterior uso de cocaína, opioides de prescrição e tranquilizantes.

TABELA 13.1 | Classificação dos custos diretos e indiretos do uso problemático de maconha na perspectiva da sociedade

	CONCEPÇÃO	CLASSIFICAÇÃO	EXEMPLOS DE COMPONENTES DE CUSTOS
Custos diretos	São aqueles intimamente relacionados à assistência em saúde, desde o tratamento de saúde em si até o acesso aos serviços e às estruturas físicas necessárias.	Médicos	Consultas com profissionais da saúde, exames laboratoriais, uso de pronto-atendimento, hospitalizações, medicamentos, etc.
		Não médicos	Despesas administrativas, transporte para acesso ao tratamento, etc.
Custos indiretos	São as perdas econômicas não relacionadas à saúde. Esses custos podem ser de âmbito individual, institucional ou social. Estão intimamente relacionados à análise do impacto do uso e da comercialização no contexto social do usuário.	Perda de produtividade	Desemprego, absenteísmo, presenteísmo, morbidade ou mortalidade prematura, tempo que o cuidador em idade produtiva despende com o usuário e deixa de trabalhar, etc.
		Outros aspectos	Violência doméstica, violência contra a mulher, gasto com a aquisição da droga e o fomento da criminalidade e corrupção, uso do sistema judiciário, policiamento, falência escolar, etc.
Custos totais	Somatória dos custos diretos e indiretos em determinado período.	-	-

Portanto, as discussões acerca do impacto econômico do uso de maconha para a sociedade devem ir além de análises simplistas que não consideram o papel que essa substância exerceu (nas etapas iniciais de uso) ou exerce no assolamento da saúde física e mental de usuários adolescentes, adultos jovens ou adultos de outras drogas ilícitas consideradas "mais pesadas", co-mo a cocaína e o *crack*. Logo, de acordo com as evidências científicas, para prevenir os prejuízos causados pela dependência de substâncias no Brasil, a atenção da sociedade e dos formuladores de políticas públicas deve estar voltada às drogas de iniciação pelos adolescentes que, até o momento, são a maconha, o álcool e o tabaco.

Dados científicos sobre os custos diretos e indiretos do uso de maconha podem ser encontrados na literatura internacional, pois, no Brasil, há uma lacuna de estudos de avaliação econômica com esse foco. No Colorado, Estados Unidos,[19] onde o consumo com fins medicinais e recreativos de *Cannabis* foi legalizado (em 2010 e 2014, respectivamente), pesquisas indicam um aumento significativo na utilização de recursos da saúde, sobretudo visitas a pronto-atendimentos e internações em hospitais gerais e psiquiátricos.[20,21] Como o álcool e o tabaco, a maconha pode estar gerando um grande déficit financeiro aos hospitais e demais serviços ambulatoriais, além de estar levando famílias ao empobrecimento devido aos gastos com tratamentos em saúde decorrentes do uso da droga. Um estudo realizado em um hospital da cidade de Colorado Springs, Estados Unidos, mostrou que a instituição sofreu uma perda real de 20 milhões de dólares em taxas não recolhidas após cumprir obrigações contratuais de atendimento de pacientes usuários de maconha (uso recreativo ou com finalidades medicinais) com teste de urina positivo para a droga entre os anos de 2009 e 2014.

Outra pesquisa conduzida nos Estados Unidos, que reúne dados sobre internações de adultos usuários de maconha com idades entre 18 e 39 anos, no período de 2007 a 2014,[22] demonstrou que, em adultos jovens sem uso concomitante de outras substâncias, a frequência de internações por infarto agudo do miocárdio (0,23 vs. 0,14%), arritmia (4,02 vs. 2,84%) e acidente vascular cerebral (AVC; 0,33 vs. 0,26%) foi maior em usuários de maconha em comparação a não usuários (p < 0,001), sendo observado um aumento relativo de 50% nas hospitalizações por infarto agudo do miocárdio, 79% por arritmia, 300% por AVC e 75% por eventos tromboembólicos venosos no período investigado. Tal aumento na frequência de uso de hospitais, tanto nas salas de pronto-atendimento quanto na ocupação de leitos de internação, está acarretando grandes custos ao governo e às seguradoras. Os autores sugerem o desenvolvimento de ações educacionais para jovens a fim de aumentar a conscientização sobre os potenciais efeitos em curto e longo prazo do uso de *Cannabis*, haja vista a crescente diminuição da percepção de risco quanto ao consumo da droga.[22]

No que diz respeito aos custos indiretos por perda de produtividade devido ao consumo de maconha, um estudo, que investigou o possível efeito da legalização do uso da droga na diminuição da produtividade de adultos nos Estados Unidos,[23] mostrou uma queda estatisticamente significativa na produtividade em cerca de 1,3% no ano seguinte à legalização, sendo que esse efeito poderia variar de acordo com os diferentes segmentos de trabalho. Ou seja, o país poderia deixar de produzir 1,3% de riquezas em comparação aos anos anteriores à mudança da política.

A seguir, serão apresentados o método de estimativa da carga da doença, ou *burden of disease*, e os resultados dos últimos estudos produzidos.

Carga da doença

Em face da escassez de recursos, do aumento dos custos e da demanda por assistência médica, bem como do desenvolvimento constante de novas tecnologias em saúde, os governos locais e nacionais precisam determinar prioridades e basearem-se em evidências para tomarem decisões em saúde.

As avaliações quantitativas do estado de saúde de uma população são importantes para esse processo, e, tradicionalmente, eram considerados os índices de mortalidade, expectativa de vida e taxas de incidência e prevalência de doenças. Contudo, devido a mudanças epidemiológicas e demográficas recentes, que demonstram que doenças crônicas não comunicantes que apresentam impactos não fatais e de longo prazo estão cada vez mais prevalentes, esses índices isolados para a análise de cenários de saúde pública se tornaram menos relevantes.

Foi nesse contexto que, em 1991, a OMS e o Banco Mundial lançaram o estudo Global Burden of Diseases (GBD), um avanço na mensuração dos efeitos de doenças, lesões e fatores de riscos em termos de mortalidade, morbidade e impacto econômico. Com o sucesso da pesquisa, a carga da doença, que se tornou predominantemente associada à abordagem do estudo GBD e sua metodologia e usa a métrica "anos de vida ajustados por incapacidade" (DALYs; do inglês, *disability adjusted life years*), hoje é amplamente aceita.[24]

Os DALYs agregam em um único indicador os índices de mortalidade e morbidade referentes a determinada doença que são, respectivamente, representados por anos potenciais de vida perdidos por morte prematura (YLLs; do inglês, *years of life lost due to premature death*) e anos vividos com incapacidade (YLDs; do inglês, *years lived with disability*). Os YLLs corrrespondem ao número de mortes multiplicado pela expectativa de vida-padrão, e os YLDs, ao número de casos de incapacidade (casos de incidência) multiplicados pela duração média da doença/incapacidade e pelas representações ponderadas da incapacidade, denominadas "peso da incapacidade" ou "*disability weights*". O peso da incapacidade mensura os graus de incapacidade impostos por doença e podem variar de 0 a 1, em que 0 representa um cenário de saúde perfeita e 1 é equivalente à morte.[25] Os DALYs correspondem à soma dos YLLs e YLDs, e uma unidade de DALYs representa um ano de vida saudável perdida em decorrência de determinada doença.

O último estudo GBD sobre a carga do uso de álcool e outras drogas em 195 países[26] demonstrou que a dependência de álcool é o transtorno por uso de substância (TUS) mais prevalente no mundo, sendo que, em 2016, 99,2 milhões de DALYs, ou 4,2% de todos os DALYs, e 2,8 milhões de mortes foram atribuídas ao consumo de álcool. O estudo também afirmou que, após o álcool, os TUSs mais comumente encontrados são os relacionados à maconha, com 22,1 milhões de usuários em 2016, e aos opioides, com 26,8 milhões de usuários no mesmo ano. Os transtornos mentais relacionados ao uso de *Cannabis*, opioides, anfetaminas e cocaína, juntos, foram responsáveis por 31,8 milhões de DALYs, ou 1,3% de todos os DALYs no mundo, e 452 mil mortes em 2016.

Outro estudo GBD, agora desenvolvido com dados brasileiros,[27] demonstrou que, entre as doenças que mais contribuem para os DALYs no Brasil, o uso de álcool e outras substâncias passou da terceira posição, em 1990, para a primeira, em 2016, entre os homens, e da décima para a sétima posição entre as mulheres no mesmo período. Outra importante informação é que o consumo de álcool e outras drogas contribuiu significativamente como fator de risco para os DALYs de outras doenças crônicas não comunicantes, como autoflagelação, violências interpessoais e lesões no transporte, enquanto o tabaco contribuiu sobretudo para os DALYs de neoplasias, doenças cardiovasculares e doenças respiratórias crônicas.

Quanto à carga da doença relacionada exclusivamente ao uso de *Cannabis*, um estudo conduzido por Degenhardt e colaboradores[28] mostrou que, em 2010, havia 13,1 milhões de pessoas no mundo que preenchiam os critérios para dependência de maconha, sendo que os maiores índices de incidência eram na população com idade entre 20 e 24 anos, masculina e de países de alta renda. Naquele mesmo ano, a dependência da substância contabilizou 2 milhões de DALYs, um aumento de 22% em relação ao ano de 1999. Os autores relacionam esse aumento com o crescimento populacional. Além disso, o estudo demonstrou que o uso regular de maconha como fator de risco para a esquizofrenia contabilizou 7 mil DALYs em todo o mundo.

Avaliações econômicas completas

As avaliações econômicas completas concernentes ao consumo de maconha podem fornecer informações sobre a relação custo-benefício da implementação de estratégias tanto para o manejo do uso na esfera clínico-assistencial quanto para o embasamento de políticas públicas de proibição, descriminalização ou legalização. Todas as intervenções e políticas públicas deveriam ser avaliadas quanto a seus custos e desfechos, perpassando algumas etapas a fim de garantir sua segurança, relevância, efetividade e aplicabilidade. Idealmente, as etapas a serem seguidas seriam:[29,30]

1. **Avaliação de segurança:** no que diz respeito a uma nova tecnologia, sugere-se o desenvolvimento de estudos experimentais em animais e, posteriormente, em humanos, a fim de determinar a segurança de um produto ou uma intervenção.
2. **Avaliação de eficácia:** pesquisas que buscam avaliar os benefícios de uma nova tecnologia ou intervenção, quando em cenários de condições ideais, geralmente por meio de ensaios clínicos controlados e ECRs.
3. **Avaliação de efetividade:** estudos que demonstram o efeito real de uma tecnologia ou intervenção, quando em condições habituais ou do cotidiano, geralmente desenvolvidos por meio de ensaios clíni-

cos pragmáticos ou estudos observacionais (prospectivos ou retrospectivos).
4. **Avaliação de eficiência:** investigações que consideram não somente a efetividade de uma tecnologia ou intervenção, mas também os recursos necessários para sua implementação, demonstrando a relação entre seus custos e desfechos (benefícios ou consequências). Os métodos mais utilizados são os estudos de custo-efetividade e custo-utilidade.
5. **Avaliação de disponibilidade:** considera a disponibilidade das tecnologias ou intervenções para as pessoas que delas necessitam. Essa avaliação considera as condições mínimas para que os efeitos desejados em determinada população sejam alcançados.
6. **Distribuição da tecnologia ou prestação de serviços:** são considerados os custos de oportunidade do investimento em uma tecnologia ou intervenção. Ou seja, ao escolher alocar os recursos para determinada alternativa, deixa-se de investir os mesmos recursos em outras opções disponíveis. Nesse caso, são necessárias estruturas de modelos de análise de decisão (p. ex., árvores de decisão, modelos de Markov, etc.).

Assim, avaliações econômicas completas podem informar a sociedade sobre os custos e os benefícios da implementação de determinadas políticas públicas, como as relacionadas ao consumo de maconha, além de oferecer o panorama sobre os custos de oportunidades relacionados aos cenários alternativos. Os principais métodos de avaliação econômica estão descritos na Tabela 13.2.

As polêmicas pertinentes às políticas públicas relacionadas ao uso de maconha estão essencialmente vinculadas à análise dos custos e dos benefícios que diferentes contextos políticos, desde o da criminalização, passando pela descriminalização até a total legalização da produção, comercialização e uso, poderiam oferecer à sociedade. **No entanto, até onde foi possível verificar na literatura, poucos estudos realizaram uma análise da relação entre os custos e os benefícios dos possíveis cenários políticos relacionados ao uso de maconha, tanto na perspectiva da sociedade quanto na do próprio usuário da droga.**[31]

Uma das pesquisas encontradas[31] buscou analisar o custo-benefício entre dois cenários diferentes de políticas públicas sobre o uso de maconha: o contexto do *status quo* (no qual o consumo é ilegal) e um suposto quadro de legalização regulada, no contexto da região de New South Wales, Austrália (aproximadamente 7 milhões de habitantes), contabilizando os custos e os benefícios para o ano de 2007. Os custos e os benefícios foram classificados em cinco categorias: custos diretos de intervenção (p. ex., aplicação das leis e regulamentação, serviços correcionais, programa rodoviário de testagem para uso da droga, entre outros); custos ou economias para outras agências (p. ex., tratamento para dependência e outros problemas de saúde, programas de prevenção, tempo que o cuidador despende para comparecer a audiências e deixa de trabalhar); perdas ou benefícios para o indivíduo e sua família (p. ex., valor do prazer do uso, impactos na formação educacional e ganhos subsequentes, número de pessoas com antecedentes criminais e estigma relacionado); outros impactos indiretos (p. ex., perda de produtividade, acidentes e injúrias); e outros efeitos adversos (p. ex., aumento do consumo de tabaco, uso de maconha se torna mais aceitável e, com isso, o número de usuários aumenta). O custo anual do cenário do *status quo* (em dólar australiano) foi de 80,1 milhões, enquanto os benefícios somaram 362,7 milhões, a um benefício social líquido (NBA, do inglês, *net benefit analysis*) de 294,6 milhões. Quanto ao quadro da legalização regulamentada, os custos foram de 90,7 milhões, os benefícios de 318,8 milhões e o NBA de 234,2 milhões. Assim, os autores concluíram que não houve diferença significativa entre os NBAs para os dois cenários analisados.

Outro importante aspecto apontado por estudos recentes concernentes aos efeitos da descriminalização da maconha, que deve ser considerado em avaliações econômicas sobre os impactos em curto, médio e longo prazo de políticas mais flexíveis quanto ao uso da droga, diz respeito ao aumento do consumo

TABELA 13.2 | Descrição dos métodos de avaliação econômica de custo-efetividade, custo-utilidade e custo-benefício

	UNIDADES DE DESFECHO	RESULTADOS	CONTRIBUIÇÃO PARA A TOMADA DE DECISÃO	LIMITAÇÕES
Custo-efetividade	Considera-se apenas um mesmo desfecho para alternativas terapêuticas que competem entre si; geralmente é clínico, mas também pode ser anos de vida salvos.	Custo por unidade de benefício ganho (diferença entre o custo de duas intervenções dividida pela diferença entre as medições de seus desfechos).	Razão de custo-efetividade incremental (ICER, do inglês, *incremental cost-effectiveness ratio*), que compara custos e efeitos de duas intervenções, indicando o custo incremental de cada unidade de efeito.	Impossibilidade de comparar intervenções que diferem em mais de um desfecho ou intervenções em diferentes áreas da saúde.
Custo-utilidade	Anos de vida ajustados pela qualidade (QALYs, do inglês, *quality-adjusted life years*), indicador que pondera os anos de vida ganhos pela qualidade de vida esperada para os anos em questão.	Custo por QALY.	Possibilita a comparação entre diferentes estratégias de intervenção em saúde direcionadas a diferentes condições de saúde ou adoecimento.	Metodologia questionável de mensuração dos QALYs, especialmente quanto ao cálculo do peso atribuído a cada condição de saúde (*multi atribute utility*), difícil aplicação para estados de doença mental.
Custo-benefício	Todos os benefícios das intervenções comparadas podem ser capturados e expressos em termos monetários.	Comparação dos custos.	Benefício social líquido (NBA, do inglês, *net benefit analysis*), ou seja, a soma de todos os benefícios menos a soma de todos os custos avaliados, permitindo saber o quanto a população ou o gestor estariam dispostos a pagar por determinado estado de saúde.	Dificuldade em valorar monetariamente a vida e os diversos aspectos de saúde.

precoce e do uso de forma geral da droga entre adolescentes, efeito mediado pelo aumento da baixa percepção de risco quanto ao uso e da facilidade de acesso à substância.

Por exemplo, um estudo[32] que buscou investigar a descriminalização do uso de *Cannabis* como fator de risco para o aumento da aceitação e do consumo da droga por adolescentes do 8º ano, 10ª e 12ª séries do ensino regular no estado do Colorado, Estados Unidos, comparando informações relativas à percepção quanto ao uso e padrões de consumo nos três anos anteriores e nos três anos posteriores à descriminalização da maconha no estado (que ocorreu em 2010), demonstrou dados alarmantes. Adolescentes da 12ª série, quando comparados com seus pares de estados onde a maconha não havia sido descriminalizada, se tornaram 25% mais propensos a consumi-la nos últimos 30 dias, eram 20% menos propensos a perceber o uso regular da droga como um grande risco à saúde, 20% menos propensos a desaprovar fortemente o consumo regular e 60% mais tendenciosos a afirmar que estariam usando a substância nos próximos cinco anos.

Portanto, análises econômicas que se propõem a investigar os efeitos da implementação de políticas mais flexíveis quanto ao uso de maconha na perspectiva da sociedade devem abranger os impactos diretos e indiretos em longo prazo de um aumento na prevalência do consumo da droga entre crianças e adolescentes. Isso porque evidências apontam que o uso precoce da substância é um fator de risco para o desenvolvimento de dependência e outras comorbidades psiquiátricas na idade adulta, como ideação suicida e depressão,[33-37] baixa qualidade de funcionamento social (conflitos com a lei, poucos vínculos afetivos e sociais)[38] e presença de prejuízos cognitivos,[39-41] que podem levar o usuário a desenvolver problemas em sua formação educacional e profissional (abandono ou falência escolar) e, consequentemente, no ingresso no mercado de trabalho. Tais consequências implicam custos indiretos consideráveis nos cenários microeconômico (autonomia financeira e dinâmica familiar) e macroeconômico (contexto econômico da cidade, estado ou país devido ao desemprego ou à baixa produtividade).[42]

A partir disso, políticas de prevenção ao uso de *Cannabis* entre jovens têm sido amplamente discutidas no cenário internacional. Deogan e colaboradores[43] investigaram dados de custo-efetividade, na perspectiva da sociedade, de um programa de prevenção ao consumo de maconha entre estudantes do 8º ano, denominado Project Adolescent, Learning, Experiences, Resistance and Training (ALERT), em comparação à abordagem convencional do tema de prevenção ao uso de *Cannabis* (*doing nothing*) usada nas escolas da Suécia, em um horizonte temporal de um ano, tendo como desfecho ganhos em QALYs. Os resultados demonstraram que o programa foi custo-efetivo, apresentando uma razão de custo-efetividade incremental (ICER, do inglês, *incremental cost-effectiveness ratio*) de 22,3 mil euros por QALY após ajustes para o contexto sueco e a construção de um horizonte temporal de 20 anos por meio de modelagens (considerando-se o teto da disposição para pagar [*willingness to pay*] de 50 mil euros/QALY). Quando a análise dos dados era restrita a um grupo composto por meninos com condições socioeconômicas (educação e trabalho) não favoráveis, o programa se mostrou custo-efetivo após nove anos e gerou uma economia de custos para a sociedade em uma proporção de 1:3,2 após 20 anos. Os autores sugeriram que programas de prevenção na escola têm o potencial de serem custo-efetivos e gerar economias para a sociedade se implementados em áreas que apresentam baixos indicadores socioeconômicos, especialmente em cenário político relacionado à descriminalização ou à legalização da maconha instável.

NOVOS MERCADOS, ESTRATÉGIAS DE *MARKETING* E RISCOS ASSOCIADOS

A partir do exposto, é inevitável que o debate sobre políticas públicas mais flexíveis quanto à maconha se instale na sociedade e em seus respectivos espaços deliberativos, fato que "convoca" especialistas, cientistas, usuários, famílias e grupos da sociedade organizada a se manifestarem. De um lado, há os ativistas das liberdades individuais, afirmando que a pessoa (adulta) que resolveu usar a droga é responsável pela própria vida e que a liberdade individual é um direito fundamental; do outro, os que defendem a supremacia do interesse público ante o individual, afirmando que os reflexos negativos do uso pessoal recaem sobre a sociedade. Como visto, os custos diretos e indiretos do consumo de maconha podem ser compreendidos como uma importante carga para a sociedade.

O uso de maconha desencadeia danos a saúde física e mental do usuário e, no Brasil, vive-se de acordo com a normativa de que todo cidadão tem direito à assistência pública e de qualidade em saúde, que deve ser provida integralmente pelo Estado. Nesse aspecto, há um exemplo do impasse entre liberdade individual e interesse público, e muitos outros exemplos poderiam ser citados, como acidentes de trânsito e os custos imensuráveis da perda de vidas humanas (muitas vezes de terceiros) e aqueles gerados à administração pública, diminuição ou perda da produtividade e seu impacto na economia do País, danos ao processo de desenvolvimento cerebral dos jovens e seus impactos na dinâmica familiar e condições socioeconômicas futuras para o usuário e sua família, perdas financeiras às famílias relacionadas ao custo de tratamentos em saúde no sistema privado, perda de produtividade do cuidador, entre outros. Além disso, nem mesmo a ciência tem conhecimento suficiente sobre os efeitos em longo prazo do uso moderado ou intensivo de maconha. Portanto, como os governos poderão legitimamente autorizar a produção, a comercialização e o uso de um produto que ainda não foi estudado a fundo em sua relação longitudinal com a saúde da população? Em âmbito individual, como as pessoas poderão tomar uma decisão consciente sobre consumir ou não a substância sendo que as informações que recebem são, quase que exclusivamente, infundadas (via redes sociais e sem bases científicas) e movidas por interesses de mercado?

No Brasil, há uma demanda por estudos sobre a cultura do uso de maconha,[18] a fim de evidenciar qual a função que vem ocupando nos vínculos e nas relações sociais dos jovens, especialmente daqueles que vivem em áreas desprovidas de ações públicas de educação, cultura, esporte e lazer. O aprofundamento do debate acerca da flexibilização ou não das políticas públicas sobre o consumo da droga no País deve ser precedido pelo debate a respeito das oportunidades que os jovens brasileiros têm para ascender em suas vidas e sobre como eles têm feito isso na ausência de políticas de Estado efetivas até o momento. São nessas lacunas das políticas públicas que a indústria da maconha, sobretudo a ilegal, enxerga espaço e investe para seu crescimento.

Na literatura, um dos poucos consensos sobre a *Cannabis* é que seu uso oferece riscos neuropsíquicos para adolescentes.[44] Qualquer discussão sobre a abertura de novos mercados para a comercialização da droga para consumo recreativo, independentemente da forma de apresentação comercial (comestível, fumada ou vaporizada), deve ter em pauta estratégias para proteger crianças e adolescentes de propagandas de *marketing* ou quaisquer outras ações que levem à baixa percepção de risco ao seu uso.

A baixa percepção de risco que hoje existe entre os adolescentes quanto ao consumo de maconha pode ter origem na confusa mensagem transmitida sobre quais e como seriam as aplicações de determinadas substâncias contidas na planta para fins medicinais e a diferença disso em relação ao uso recreativo da droga,[45,46] além da forte capilarização das empresas de *Cannabis* nas mídias sociais, que têm como população-alvo a geração de jovens que vive constantemente conectada à internet.[47,48]

Políticas de regulamentação de publicidade e propaganda de produtos relacionados e que tenham em sua fórmula quaisquer componentes da maconha são necessárias a partir da análise dos processos pelos quais a sociedade passou com o tabaco e o álcool. Por exemplo, pesquisas demonstram que jovens expostos à propaganda do álcool e que nunca beberam ficam mais propensos a beber e a se envolver em episódios de embriaguez.[49] Adicionalmente, a grande carga da doença e os custos sociais relacionados ao uso de álcool fizeram a OMS lançar, em 2018, um pacote técnico de intervenções que sugere cinco estratégias de alto impacto que podem ajudar governos a reduzir o consumo nocivo de álcool e suas consequências sociais, econômicas e de saúde, sendo que uma delas é aplicar proibições ou restrições a publicidade e propaganda, patrocínios e promoções de bebidas alcoólicas.[50]

Com a maconha, as evidências já encontradas levam a crer que o processo não se diferenciará do experienciado com o álcool, mas com um agravante: o *marketing* por meio das plataformas digitais. Nos Estados Unidos,[44] jovens que apontam uma marca favorita de produtos de *Cannabis* ou são envolvidos com mídias sociais de empresas de *Cannabis* (curtiam, comentavam ou seguiam) apresentam mais chance de terem usado maconha no último ano, sendo que, entre aqueles que seguem páginas de empresas de *Cannabis* em mídias sociais, 56,4% o fazem pelo Facebook, 28,2% pelo Twitter e 61,5% pelo Instagram.

Na perspectiva econômica, é plausível a análise das relações entre os custos sociais e os benefícios monetários estatais em um cenário de flexibilização das políticas sobre a maconha. Estudos teorizam que o Estado se beneficiaria da flexibilização das leis devido aos ganhos em arrecadação de impostos decorrentes da comercialização dos produtos de *Cannabis* e com a diminuição dos custos com a aplicação das leis restritivas (policiamento, fiscalização e judiciário). Já a indústria da maconha também teria uma expansão significativa e os benefícios ocasionados por ela atingiriam a sociedade por meio da criação de novos postos de trabalho e pela geração de riquezas. Quanto aos danos adversos ocasionados pela legalização, a sugestão tem sido de que os recursos arrecadados pelo Estado com a produção e a venda da droga sejam investidos em ações sociais, como construção de escolas e postos de saúde, bem como em programas de prevenção ao uso abusivo, a fim de garantir que quaisquer efeitos negativos causados pela legalização sejam pagos por sua própria receita tributária.[51]

Contudo, duas questões centrais precisam ser consideradas. A primeira, é que políticas públicas de saúde devem ter sempre como preocupação e objetivo final a maximização da saúde da população, e não a diminuição de custos ou o aumento de receitas. A segunda, até o momento, é que a argumentação com dados econômicos de experiências de flexibilização de leis é estruturada com base em contextos sociais e econômicos de países desenvolvidos e de alta renda (Estados Unidos, Canadá, Holanda, Portugal, Uruguai), ou seja, cenários que diferem enormemente do contexto socioeconômico, cultural e de assistência social e em saúde do Brasil.

CONSIDERAÇÕES FINAIS

Nesse sentido, a investigação da relação entre os custos e os benefícios de políticas públicas mais flexíveis quanto à maconha, por meio de estudos de avaliação econômica, nos quais também seriam considerados os valores da sociedade, é essencial para que o Brasil possa amadurecer sua análise contextual e, dessa forma, chegar a uma decisão, a qual afetará milhares de vida, com um melhor embasamento em dados científicos condizentes com a realidade do País.

REFERÊNCIAS

1. Castaldelli-Maia JM, Nicastri S, Cerdá M, Kim JH, Oliveira LG, Andrade AG, et al. In-transition culture of experimentation with cannabis in Latin American college students: A new role within a potential drug use sequencing pattern. Drug Alcohol Rev. 2017;37(2):273-81.
2. Ferri López A, Martínez-Martínez MI, Martínez-Raga J, López-Seguí MP, Didia Attas J. Study on drug use among students in the province of Valencia, Spain. Vertex. 2013;24(111):333-41.
3. Mushkin S. Toward a definition of health. Public Health Rep. 1958;73(9):785-94.
4. Rebelo L. The economics of health and health care: assessing health determinants and impacts on an aging population [tese]. Porto: Universidade do Porto; 2011.
5. World Health Organization. Constitution of the World Health Organization. New York: WHO; 1947.

6. Razzouk D. Introduction to mental health economics. In: Razzouk D, organizador. Mental health economics: the costs and benefits of psychiatric care. São Paulo: Springer; 2017. p. 3-18.
7. Byford S, Sefton T. Economic evaluation for complex health and social care interventions. Natl Inst Econ Rev. 2003;186:98-107.
8. Beecham J, Knapp M. Costing psychiatric interventions. In: Thornicroft G, Brewin C, Wing J, organizadores. Measuring mental health needs. 2nd ed. Canterbury: Cambridge University; 1999.
9. Knapp M. Health economics as a tool for decision-making in mental health care. In: Razzouk D, organizador. Mental health economics: the costs and benefits of psychiatric care. São Paulo: Springer; 2017. p. 179-90.
10. Beaston-Blaakman A, Shepard D, Horgan C, Ritter G. Organizational and client determinants of cost in outpatient substance abuse treatment. J Ment Health Policy Econ. 2007;10(1):3-13.
11. Becker P, Razzouk D. Estimation of costs for community mental health services. In: Razzouk D, organizador. Mental health economics: the costs and benefits of psychiatric care. São Paulo: Springer; 2017. p. 239-52.
12. Knapp M. Economic evaluation and mental health: sparse past: fertile future? J Ment Health Policy Econ. 1999;2(4):163-7.
13. Becker P, Razzouk D. Cost of a community mental health service: a retrospective study on a psychosocial care center for alcohol and drug users in São Paulo. São Paulo Med J. 2018;136(5):433-41.
14. Mogyorosy Z, Smith PC. The main methodological issues in costing health care services: a literature review. York: University of York; 2005.
15. Razzouk D, organizador. Mental health economics: the costs and benefits of psychiatric care. São Paulo: Springer; 2017.
16. Palmer RHC, Young SE, Hopfer CJ, Corley RP, Stallings MC, Crowley TJ. Developmental epidemiology of drug use and abuse in adolescence and young adulthood: evidence of generalized risk. Drug Alcohol Depend. 2009;102(1-3):78-87.
17. World Health Organization. Management of substance abuse: cannabis [Internet]. Geneva: WHO; 2019 [captutado em 02 fev. 2020]. Disponível em: https://www.who.int/substance_abuse/facts/cannabis/en/.
18. Castaldelli-Maia JM, Martins SS, De Oliveira LG, Van Laar M, De Andrade AG, Nicastri S. Use transition between illegal drugs among Brazilian university students. Soc Psychiatry Psychiatr Epidemiol. 2014;49(3):385-94.
19. Finn K, Salmore R. The hidden costs of marijuana use in colorado: One emergency department's experience. J Glob Drug Policy Pract. 2016;10(2):1-26.
20. Calcaterra SL, Hopfer CJ, Keniston A, Hull ML. Changes in healthcare encounter rates possibly related to cannabis or alcohol following legalization of recreational marijuana in a safety-net hospital: an interrupted time series analysis. J Addict Med. 2019;13(3):201-8.
21. Kim HS, Anderson JD, Saghafi O, Heard KJ, Monte AA. Cyclic vomiting presentations following marijuana liberalization in colorado. Acad Emerg Med. 2015;22(6):694-9.
22. Desai R, Fong HK, Shah K, Kaur VP, Savani S, Gangani K, et al. Rising trends in hospitalizations for cardiovascular events among young cannabis users (18-39 years) without other substance abuse. Medicina (B Aires). 2019;55(8):438.
23. Albino D. The marijuana policy impact on labor productivity [Internet]. Connecticut: University of Connecticut; 2017 [capturado em 02 fev. 2020]. Disponível em: https://www.researchgate.net/publication/320444400_The_Marijuana_Policy_Impact_on_Labor_Productivity.
24. World Health Organization. About the global burden of disease (GBD) project [Internet]. Geneva: WHO; 2014 [capturado em 02 fev. 2020]. Disponível em: https://www.who.int/healthinfo/global_burden_disease/about/en/.
25. Lajoie J. Understanding the measurement of global burden of disease. Winnipeg: National Collaborating Centre for Infectious Diseases; 2015.
26. GBD 2016 Alcohol and Drug Use Collaborators. The global burden of disease attributable to alcohol and drug use in 195 countries and territories, 1990-2016: a systematic analysis for the Global Burden of Disease Study 2016. Lancet Psychiatry. 2016;5(12):987-1012.
27. GBD 2016 Brazil Collaborators. Burden of disease in Brazil, 1990-2016: a systematic subnational analysis for the Global Burden of Disease Study 2016. Lancet. 2018;392(10149):760-75.

28. Degenhardt L, Ferrari AJ, Calabria B, Hall WD, Norman RE, Flaxman AD, et al. The global epidemiology and contribution of cannabis use and dependence to the global burden of disease: results from the GBD 2010 study. PLoS One. 2013; 8(10):1-13.
29. Chrispim PP. Uma introdução às análises econômicas em serviços de saúde. In: Toma TS, Pereira TV, Vanni T, Barreto JOM, organizadores. Avaliação de tecnologias de saúde & políticas informadas por evidências: temas em saúde coletiva. São Paulo: Instituto de Saúde, Secretaria do Estado de Saúde de São Paulo; 2017.
30. Venancio SI. Desenhos de estudos epidemiológicos. In: Toma TS, Pereira TV, Vanni T, Barreto JOM, organizadores. Avaliação de tecnologias de saúde & políticas informadas por evidências: temas em saúde coletiva. São Paulo: Instituto de Saúde, Secretaria do Estado de Saúde de São Paulo; 2017.
31. Shanahan M, Ritter A. Cost benefit analysis of two policy options for cannabis : status quo and legalisation. PLoS One. 2014;9(4):e95569.
32. Miech RA, Johnston L, O'Maley PM, Bachman JG, Schulenberg J, Patrick ME. Trends in use of and attitudes toward marijuana among youth before and after decriminalization: the case of California 2007–2013. Int J Drug Policy. 2015;26(4): 336-44.
33. Poudel A, Sharma C, Gautam S, Poudel A. Psychosocial problems among individuals with substance use disorders in drug rehabilitation centers, Nepal. Subst Abus Treat Prev Policy. 2016; 11:28.
34. Poudel A, Gautam S. Age of onset of substance use and psychosocial problems among individuals with substance use disorders. BMC Psychiatry. 2017;17:10.
35. Brook DW, Brook JS, Zhang CS, Cohen P, Whiteman M. Drug use and the risk of major depressive disorder, alcohol dependence, and substance use disorders. Arch Gen Psychiatry. 2002;59(11): 1039-44.
36. Brook J, Richter L, Rubenstone E. Consequences of adolescent drug use on psychiatric disorders in early adulthood. Ann Med. 2000;32(6):401-7.
37. Gobbi G, Atkin T, Zytynski T, Wang S, Askari S, Boruff J, et al. Association of cannabis use in adolescence and risk of depression, anxiety, and suicidality in young adulthood: a systematic review and meta-analysis. JAMA Psychiatry. 2019;76(4): 426-34.
38. Squeglia LM, Jacobus J, Tapert SF. The influence of substance use on adolescent brain development. Clin EEG Neurosci. 2009;40(1):31-8.
39. Valente JY, Cogo-Moreira H, Sanchez ZM. Predicting latent classes of drug use among adolescents through parental alcohol use and parental style: a longitudinal study. Soc Psychiatry Psychiatr Epidemiol. 2019;54(4):455-67.
40. Camchong J, Lim KO, Kumra S. Adverse effects of cannabis on adolescent brain development: a longitudinal study. Cerebr Cortex. 2017;27(3):1922-30.
41. Meier MH, Caspi A, Ambler A, Harrington H, Houts R, Keefe RSE, et al. Persistent cannabis users show neuropsychological decline from childhood to midlife. Proc Natl Acad Sci U S A. 2012; 109(40):E2657-64.
42. Ayllón S, Ferreira-batista NN. Unemployment, drugs and attitudes among European youth. J Health Econ. 2018;57:236-48.
43. Deogan C, Zarabi N, Stenstrom N, Hogberg P, Skarstrand E, Manrique-Garcia E, et al. Cost-effectiveness of school-based prevention of cannabis use cost-effectiveness of school-based prevention of cannabis use. Appl Health Econ Health Policy. 2015;13(5):525-42.
44. Trangenstein PJ, Whitehill JM, Jenkins MC, Jernigan DH, Moreno MA. Active cannabis marketing and adolescent past-year cannabis use. Drug Alcohol Depend. 2019;204:107548.
45. Miech RA, Johnston LD, O'Malley PM, Bachman JG, Schulenberg JE, Patrick ME. Monitoring the future national survey results on drug use, 1975–2019: Volume I, secondary school students. Ann Arbor: Institute for Social Research, The University of Michigan; 2020 [capturado em 14 jul. 2020]. Disponível em: http://monitoringthefuture.org/pubs.html#monographs.
46. Sarvet AL, Wall MM, Keyes KM, Cerdá M, Schulenberg JE, O'Malley PM, et al. Recent rapid decrease in adolescents' perception that marijuana is harmful, but no concurrent increase in use. Drug Alcohol Depend. 2018;186:68-74.
47. Anderson M, Jiang J. Teens, social media & technology 2018 [Internet]. Washington: Pew Research Center; 2018 [capturado em 02 fev. 2020]. Disponível em: https://www.pewresearch.org/internet/2018/05/31/teens-social-media-technology-2018/.

48. Núcleo de Informação e Coordenação do Ponto BR. TIC kids online Brasil: pesquisa sobre o uso da internet por crianças e adolescentes no Brasil: 2018 [Internet]. São Paulo Comitê Gestor da Internet no Brasil; 2019 [capturado em 02 fev. 2020]. Disponível em: https://www.cetic.br/media/docs/publicacoes/216370220191105/tic_kids_online_2018_livro_eletronico.pdf.

49. Anderson P, de Bruijn A, Angus K, Gordon R, Hastings G. Impact of alcohol advertising and media exposure on adolescent alcohol use: a systematic review of longitudinal studies. Alcohol Alcohol. 2009;44(3):229-43.

50. World Health Organization. SAFER: a world free from alcohol related harms [Internet]. Geneva: WHO; 2018 [capturado em 02 fev. 2020]. Disponível em: https://www.who.int/substance_abuse/safer/msb_safer_brochure.pdf?ua=1.

51. Hajizadeh M. Legalizing and regulating marijuana in Canada: review of potential economic, social, and health impacts. Int J Heal Policy Manag. 2016;5(8):453-6.

14

TRATAMENTOS FARMACOLÓGICOS E PSICOSSOCIAIS PARA A SÍNDROME DE DEPENDÊNCIA DE MACONHA

Renata Brasil Araujo | Sabrina Presman
Alessandra Diehl

Atualmente, o uso de maconha é bastante prevalente, havendo uma disseminação mundial do consumo de canabinoides tanto naturais quanto sintéticos. **Embora a demanda por tratamento devido a transtornos relacionados ao uso de *Cannabis* nos serviços de saúde esteja aumentando em muitos lugares do mundo, apenas uma minoria dos usuários procura assistência profissional e recebe intervenção especializada.**[1] Por exemplo, nos Estados Unidos, a cada ano, mais de 300 mil indivíduos entram em tratamento para transtornos relacionados ao uso de *Cannabis*.[2] No entanto, **os tratamentos mais eficazes disponíveis para esse transtorno são as abordagens psicossociais, não existindo, até o momento, um tratamento farmacológico plenamente aprovado.**[3]

Existem muitas opções terapêuticas para os transtornos relacionados ao uso de *Cannabis*, mas nem sempre é possível identificar quais delas são, de fato, baseadas em evidências e adequadas a cada contexto clínico.[4] Os ensaios clínicos existentes com tratamentos psicossociais e farmacológicos para os transtornos relacionados ao uso de *Cannabis* utilizam uma ampla variedade de medidas de desfecho para medir seus resultados (p. ex., abstinência, frequência e quantidade autorreferidas de consumo da maconha, gravidade do uso/da dependência ou questionários específicos para avaliar fissura), o que limita a avaliação quantitativa da eficácia das intervenções, dificultando as comparações entre cada uma delas e entre os diferentes estudos.[5]

Assim, o objetivo deste capítulo é atualizar as principais evidências de efetividade quanto ao tratamento para os transtornos relacionados ao uso de *Cannabis* em termos de intervenções tanto psicossociais quanto farmacológicas.

INTERVENÇÕES PSICOSSOCIAIS

O tratamento da dependência de maconha é um tema que ainda carece de estudos que possam definir diretrizes claras para os profissionais que atendem indivíduos que sofrem dessa condição. Entre as pessoas que podem se beneficiar desse tratamento, poucas realmente o recebem, e entre aquelas que são tratadas, a abstinência em longo prazo é alcançada em menos de 20%. Muitos indivíduos têm dificuldade em interromper o uso apesar de receber tratamento.[6] **Os objetivos de consumo moderado de maconha têm sido associados à redução nas consequências negativas para os pacientes, mas o impacto desse tipo de intervenção em longo prazo ainda é desconhecido.**

A duração ideal do tratamento, igualmente, não é clara, e pacientes com comorbidades psiquiátricas ainda não foram adequadamente estudados. O programa de Doze Passos, por sua vez, eficaz para outros transtornos por uso de substância (TUSs), não tem seu papel e sua eficácia na dependência de maconha pesquisados. Tal conjunto de fatores demonstra a necessidade de mais investigações a respeito da dependência dessa substância pela comunidade científica.[7]

Papinczak e colaboradores,[8] ao comparar pacientes que procuravam ou não tratamento para dependência de maconha, verificaram níveis significativamente mais altos de sofrimento psíquico e de dependência autopercebida naqueles que buscaram tratamento em comparação com aqueles que não o fizeram. Os voluntários a tratamento apresentaram níveis significativamente mais altos de expectativa negativa de resultado da maconha e níveis significativamente mais baixos de autoeficácia para recusar a droga ao experimentarem afetos negativos em momentos em que necessitariam de alívio emocional. Essas variáveis também foram pesquisadas em função da possibilidade de desempenharem um papel preditivo no resultado do tratamento da dependência de maconha por meio de terapia cognitivo-comportamental (TCC), demonstrando que apresentar maior autoeficácia ao experimentar afetos negativos e que expectativas negativas quanto aos efeitos da substância foram preditivos de melhores resultados terapêuticos, salientando a necessidade de esses aspectos não só serem avaliados, mas também serem objetos de intervenção pelos terapeutas.[9]

Em uma revisão de ensaios clínicos randomizados (ECRs) e controlados, foi concluído que a TCC, combinada com outras técnicas, tem efeito moderado a grande na diminuição da quantidade de maconha consumida, na síndrome de dependência, bem como no nível do funcionamento psicossocial dos participantes. A terapia familiar multidimensional sistêmica (MDFT) foi considerada benéfica para adolescentes mais jovens que consomem grandes quantidades da substância e apresentam comorbidades psiquiátricas. Intervenções motivacionais de curto prazo foram consideradas eficazes para pacientes com ou sem desejo inicial de alcançar a abstinência de maconha. Todas essas intervenções psicoterapêuticas foram eficazes com bom nível de evidência (Ia).[4] Outro estudo, com delineamento parecido, revisou 33 ECRs, sendo que 26 deles incluíram usuários de maconha. Entre esses, em seis, a TCC (4 a 14 sessões) melhorou significativamente os resultados (consumo da substância, gravidade da dependência e problemas com o uso) em comparação com a lista de espera após o tratamento, o que foi mantido por nove meses no único estudo com acompanhamento posterior. Pesquisas com entrevista motivacional (EM) mais breve ou terapia de aprimoramento motivacional (MET, do inglês, *motivational enhancement treatment*), em 1 ou 2 sessões, encontraram resultados mistos (melhoras em alguns estudos, em comparação à lista de espera). Quatro estudos comparando TCC (6 a 14 sessões) com EM/MET (1 a 4 sessões) também encontraram resultados mistos, porém cursos mais longos de TCC proporcionaram alguns benefícios a mais em relação à EM. Em uma pequena pesquisa, a psicoterapia dinâmica expressiva de suporte (16 sessões) apresentou melhoras significativas em relação à EM de uma sessão. Cursos de outros tipos de terapia (grupo de apoio social, gerenciamento de casos) forneceram ganhos semelhantes aos da TCC com base em dados limitados, o que, segundo os autores, indica que intervenções por telefone ou internet podem ser eficazes. O manejo de contingência (MC) com *vouchers* após a comprovação de abstinência apresentou resultados promissores em curto prazo. Além disso, em acompanhamentos posteriores, os *vouchers* em combinação com a TCC forneceram resultados mais expressivos do que os *vouchers* ou a TCC isolados. Os resultados da TCC para a interrupção do uso de maconha em populações psiquiátricas foram menos promissores, mas podem ter sido afetados pelo fornecimento de tratamento usual nos grupos experimental e controle nas populações referidas.[10]

A TCC, a EM, a prevenção de recaída (PR), a abordagem de reforço da comunidade e o

MC também foram eficazes para a dependência de maconha, segundo Walter e colaboradores,[11] sendo encontrados tamanhos de efeito moderados. A eficácia dessas intervenções foi mais alta na dependência de *Cannabis* do que no tratamento de transtornos por uso de outras substâncias. O MC, por sua vez, não demonstrou efetividade para essa clientela específica em uma pesquisa espanhola.[12]

De acordo com uma metanálise de 10 ECRs controlados de terapia comportamental (MC, PR e MET) comparada com tratamento usual, lista de espera ou placebo psicológico (PP), o grupo que recebeu terapia comportamental se saiu 66% melhor do que os controles quando todas as variáveis de resultado e tempo foram combinadas, 69% melhor nas medidas de frequência e gravidade do uso de maconha e 66% melhor em medidas psicossociais. Nessa pesquisa, não houve uma relação significativa entre tamanhos de efeito e ano de publicação do estudo, amostra (usuários vs. dependentes), formato de tratamento (grupo vs. tratamento individual ou pessoalmente vs. internet ou telefone) ou tamanho da amostra. O número de sessões de psicoterapia não interferiu nos resultados do tratamento, porém os tamanhos de efeito da terapia comportamental foram maiores nos estudos em comparação a controles em lista de espera.[13]

A maioria das evidências, porém, demonstrou que a melhor intervenção psicossocial atual para reduzir o uso de maconha é a combinação de MET e TCC, de preferência acompanhada por MC.[14] As terapias combinadas provaram ser mais eficazes, particularmente aquelas que começam com uma intervenção motivacional, utilizam incentivos para aprimorar o compromisso com a mudança e ensinam habilidades comportamentais e cognitivas para evitar recaídas.[7] Entre os adolescentes, Danovitch e Gorelick[7] defendem que o envolvimento da família e a colaboração com as partes interessadas da comunidade agregam valor substancial ao tratamento e sugerem que para alcançar populações em risco e melhorar a efetividade das intervenções terapêuticas são necessárias inovações que aumentem a sua disponibilidade e acessibilidade, como abordagens por computador e telefone, mídias sociais e terapias breves, que podem ser implementadas em unidades de atenção básica. Segundo Copeland e colaboradores,[14] a base de evidências para essas plataformas tecnológicas como ferramentas de prevenção e intervenção para os transtornos relacionados ao uso de *Cannabis* também está sendo estabelecida, mostrando que esses recursos são úteis na prática clínica.

INTERVENÇÕES FARMACOLÓGICAS

Atualmente, não há farmacoterapia aprovada para o tratamento de transtornos relacionados ao uso de *Cannabis*.[15,16] Segundo a revisão sistemática Cochrane conduzida por Nielsen e colaboradores,[16] na qual foram incluídos 21 ECRs envolvendo 1.755 participantes – 18 estudos recrutaram adultos (idade de 22 a 41 anos) e 3 incluíram jovens (idade média de 20 anos) –, as evidências para todas as farmacoterapias investigadas ainda são incompletas e, para muitos resultados, a qualidade foi baixa ou muito baixa.[16]

A recaptação do ácido gama-aminobutírico (GABA) é modulada pelos agonistas do receptor canabinoide, e há efeitos compartilhados entre os agonistas do receptor canabinoide e o inibidor da recaptação do GABA pela tiagabina. Essa sobreposição de neurofarmacologia poderia sugerir, portanto, que a tiagabina seria útil para o tratamento de usuários de maconha. No entanto, uma investigação conduzida por Wesley e colaboradores[17] aponta que a tiagabina em geral não afetou os efeitos da *Cannabis* ou alterou o uso observado nesse estudo naturalístico. Além disso, a tiagabina produziu pequenos, mas significativos, aumentos em duas subescalas de um questionário sobre o desejo de maconha, além de reduções na quantidade de tempo de sono nas últimas 24 horas e nas classificações de humor positivo ao acordar.[17]

De modo geral, os resultados indicam que antidepressivos inibidores da recaptação de serotonina, antidepressivos de ação mista, bupropiona, buspirona e atomoxetina provavelmente são de pouco valor no tratamento da dependência de maconha.[16] Pesquisas anteriores sugerem que o dronabinol

(THC oral) pode suprimir de maneira dose-dependente a retirada da maconha e reduzir os efeitos agudos da droga fumada, no entanto, a evidência sobre a eficácia das preparações de tetraidrocanabinol (THC) é bastante limitada, já que estudos publicados com amostras muito pequenas impedem generalizações sobre os achados.[18] A base de evidências para a gabapentina, a ocitocina e a N-acetilcisteína também é fraca, mas esses medicamentos parecem merecer uma investigação mais aprofundada.[16]

CONSIDERAÇÕES FINAIS

As taxas de consumo e de transtornos relacionados ao uso de *Cannabis* aumentaram na última década, e, com as mudanças no clima legal e político, favoreceram a descriminalização e a legalização dessa substância.[19] Ao mesmo tempo, e talvez em consequência disso, observa-se que a percepção de que o uso de maconha representa um risco e está associado a consequências negativas diminuiu, dificultando o processo de busca e de manutenção do tratamento pelos usuários.

Alguns fármacos apresentaram efeitos positivos limitados sobre os sintomas de uso e abstinência de maconha, mas nenhum estudo controlado foi capaz de mostrar efeitos fortes e persistentes, com resultados clinicamente significativos. Assim, as intervenções psicossociais permanecem o componente mais importante no tratamento para os transtornos relacionados ao uso de *Cannabis*.[3,20] As taxas de abstinência atualmente alcançadas, mesmo com psicoterapia, ainda são moderadas, sendo imprescindível a realização de mais ensaios clínicos que avaliem de forma isolada ou em combinação as abordagens terapêuticas que tenham a possibilidade de atender às necessidades dos pacientes. Dentre as estratégias psicossociais, é importante identificar e manejar a síndrome amotivacional, havendo também grande necessidade de intervenções focadas na reinserção social, uma vez que não são incomuns prejuízos nas áreas laboral e acadêmica.

É preciso promover avanços no tratamento dos transtornos relacionados ao uso de *Cannabis*. Assim como no tratamento de outros transtornos relacionados ao uso de substâncias, a aplicação de um modelo de assistência continuada, com acompanhamento que se estenda além dos períodos normalmente avaliados nos ensaios clínicos, é essencial. Além disso, é necessário investigar de modo mais aprofundado os fundamentos genéticos e os endofenótipos subjacentes aos transtornos relacionados ao uso de *Cannabis*, a fim de identificar mecanismos neurobiológicos que possam auxiliar em uma prescrição terapêutica individualizada.[7] Embora não haja evidências científicas contundentes em relação aos tratamentos farmacológicos para dependência de maconha, é importante alertar que o tratamento para distúrbios do sono ou sintomas de ansiedade naqueles que usam maconha como automedicação pode aumentar as chances de sucesso na interrupção da droga, assim como o manejo de sintomas-chave de abstinência pode auxiliar na retirada da maconha.

Portanto, o estado atual da pesquisa farmacológica para transtornos relacionados ao uso de *Cannabis* destaca a necessidade de considerar características particulares dos pacientes, como sexo, impulsividade e severidade do consumo, ao selecionar um medicamento no tratamento (ainda *off-label*) da abstinência de *Cannabis*. A busca deve ser por sintomas-alvo e possíveis comorbidades associadas. Assim, tratar a comorbidade psiquiátrica pode ajudar no tratamento da dependência de maconha. Como campo, o corpo de trabalho também expõe algumas áreas que precisam ser aprimoradas no desenho dos estudos, na seleção de medidas de resultados, na interpretação dos resultados e no processo geral de avaliação de medicamentos candidatos. Chegar a um consenso como campo e abordar essas lacunas em pesquisas futuras provavelmente servirá para novos avanços na melhoria da vida de pacientes com transtornos relacionados ao uso de *Cannabis*.[21]

REFERÊNCIAS

1. Gates PJ, Sabioni P, Copeland J, Le Foll B, Gowing L. Psychosocial interventions for cannabis use disorder. Cochrane Database Syst Rev. 2016;(5):CD005336.
2. Herrmann ES, Cooper ZD, Bedi G, Ramesh D, Reed SC, Comer SD, et al. Effects of zolpidem alone and in combination with nabilone on cannabis withdrawal and a laboratory model of relapse in cannabis users. Psychopharmacology. 2016;233(13):2469-78.
3. Levesque A, Le Foll B. When and how to treat possible cannabis use disorder. Med Clin North Am. 2018;102(4):667-81.
4. Walther L, Gantner A, Heinz A, Majić T. Evidence-based treatment options in cannabis dependency. Dtsch Arztebl Int. 2016;113(39):653-9.
5. Lee, DC, Schlienz NJ, Peters EN, Dworkin RH, Turk DC, Strain EC, et al. Systematic review of outcome domains and measures used in psychosocial and pharmacological treatment trials for cannabis use disorder. Drug Alcohol Depend. 2019;194:500-17.
6. Panlilio LV, Justinova Z, Trigo JM, Le Foll B. Screening medications for the treatment of cannabis use disorder. Int Rev Neurobiol. 2016;126:87-120.
7. Danovitch I, Gorelick DA. State of the art: treatment for cannabis dependence. The Pscychiatr Clin North Am. 2012;35(2):309-26.
8. Papinczak ZE, Connor JF, Feeney GF, Young RM, Gullo MJ. Treatment seeking in cannabis dependence: the role of social cognition. Drug Alcohol Depend. 2017;170:142-6.
9. Gullo MJ, Matveeva M, Feeney GFX, Young RM, Connor JP. Social cognitive predictors of treatment outcome in cannabis dependence. Drug Alcohol Depend. 2017;170:74-81.
10. Cooper K, Chatters R, Kaltenthaler E, Wong R. Psychological and psychosocial interventions for cannabis cessation in adults: a systematic review short report. Winchester: NIHR Journals Library; 2015.
11. Walter M, Dürsteler KM, Petitjean SA, Wiesbeck GA, Euler S, Sollberger D, et al. Psychosocial treatment of addictive disorders: an overview of psychotherapeutic options and their efficacy. Fortschr Neurol Psychiatr. 2015;83(4):201-10.
12. Secades-Villa R, García-Rodríguez O, Fernández-Hermida JR. Contingency management for substance use disorders in Spain: Implications for research and practice. Prev Med. 2015;80:82-8.
13. Davis ML, Powers MB, Handelsman P, Medina JL, Zvolensky M, Smits JAJ. Behavioral therapies for treatment-seeking cannabis users: a meta-analysis of randomized controlled trials. Eval Health Prof. 2015;38(1):94-114
14. Copeland J, Gates P, Pokorski I. A narrative review of psychological cannabis use treatments with and without pharmaceutical adjunct. Curr Pharm Des. 2016;22(42):6397-408.
15. Laprevote V, Schwan R, Schwitzer T, Rolland B, Thome J. Is there a place for off-label pharmacotherapy in cannabis use disorder? A review on efficacy and safety. Curr Pharm Des. 2015;21(23):3298-305.
16. Nielsen S, Gowing L, Sabioni P, Le Foll B. Pharmacotherapies for cannabis dependence. Cochrane Database Syst Rev. 2019;(1):CD008940.
17. Wesley MJ, Westgate PM, Stoops WW, Kelly TH, Hays LR, Lile JA. Influence of tiagabine maintenance on cannabis effects and related behaviors in daily cannabis users. Exp Clin Psychopharmacol. 2018;26(3):310-9.
18. Schlienz NJ, Lee DC, Stitzer ML, Vandrey R. The effect of high-dose dronabinol (oral THC) maintenance on cannabis self-administration. Drug Alcohol Depend. 2018;187:254-60.
19. Sherman BJ, McRae-Clark AL. Treatment of cannabis use disorder: current science and future outlook. Pharmacotherapy. 2016;36(5):511-35.
20. Sabioni P, Le Foll B. Psychosocial and pharmacological interventions for the treatment of cannabis use disorder. F1000Res. 2018;7:173.
21. Brezing CA, Levin FR. The current state of pharmacological treatments for cannabis use disorder and withdrawal. Neuropsychopharmacology. 2018;43(1):173-94.

USO DE MACONHA E ABORDAGEM FAMILIAR

Sueli Aparecida Frari Galera | Sonia Regina Zerbetto
Maycon Rogério Seleghim

O uso e, sobretudo, a dependência de maconha são assuntos polêmicos em praticamente todas as culturas e sociedades. Embora avanços científicos importantes tenham sido realizados nas últimas décadas, o tema ainda é desprovido de avaliação crítica baseada em consensos, estudos fisiológicos ou modelos animais, gerando debates e opiniões diversas, inclusive entre os profissionais da assistência quanto à melhor forma de se oferecer cuidados às famílias que vivenciam tal situação.

Os dados mais consistentes, baseados nas perspectivas biológica e da saúde, informam que o risco de dependência aumenta conforme a extensão do consumo e que a maconha é capaz de piorar quadros de esquizofrenia, além de constituir importante fator desencadeador do transtorno em indivíduos predispostos.[1]

Na literatura, ainda não existe uma discussão teórica e/ou metodológica específica sobre como abordar a família em tal situação. Desse modo, este capítulo apresenta um debate mais amplo sobre abordagens da família na dependência de substâncias, fazendo um paralelo com a problemática do uso de maconha em sua forma não medicinal.

A compreensão da dependência de substâncias e do papel da família nessa condição vem mudando ao longo do tempo. Esse processo gerou distorções sociais, julgamentos errôneos e mal-entendidos que permanecem até hoje. Considerando as diversas teorias sobre os fatores para o uso e a dependência de substâncias lícitas e ilícitas, a família foi, e ainda tem sido, descrita como um deles.[2-5]

Nas décadas de 1960 e 1970, período de mudanças sociais, como a revolução e a libertação de jovens adultos ao consumo de substâncias na Europa e na América do Norte, o surgimento do movimento feminista e do divórcio, os estudos apontavam a fragmentação de famílias extensas como causa da dependência. Acreditava-se que as pessoas dependentes de substâncias eram moldadas e sustentadas por uma dinâmica familiar classificada como disfuncional.[6,7]

Naquele período, os modelos de tratamento familiar foram desenvolvidos especificamente para abordar déficits familiares, padrões interacionais e comportamentos disfuncionais. Esses estudos que percebiam falhas morais no âmbito familiar resultaram em culpa e estigmatização das famílias afetadas pela dependência química.[6,7]

Assim, historicamente, **a família tornou-se foco de cuidado terapêutico, desencadeando o surgimento de diversas abordagens familiares,** compreendidas como intervenções de diferentes modalidades no contexto terapêutico, em que há participação dos membros familiares.[8] No contexto da dependência de substâncias, diante da complexidade da situação vivenciada pelos membros da família e pelo usuário de drogas, quatro modelos predominantes de abordagem familiar foram desenvolvidos e são usados como base terapêutica: modelo de doença familiar (com foco na codependência), modelo de sistemas familiares, modelo cognitivo-comportamental e modelo de terapias integrativas ou ecológicas.[9]

As evidências científicas em relação ao modelo teórico de abordagens familiares mais eficazes e eficientes no contexto da dependência química envolvem as perspectivas sistêmica e cognitivo-comportamental. Tal fato justifica-se por serem modalidades que focam os processos relacionais e os padrões comportamentais, sem priorizar o consumo ou a abstinência de substâncias.[10]

Entretanto, considerando a temática deste capítulo, que aborda o uso não médico de maconha e a abordagem familiar, muitos estudos têm salientado a família tanto como fator de risco quanto como fator de proteção para o uso de substâncias,[2-5] bem como cenário de risco e de salvaguarda em relação à complexidade dessa situação.[8,10-12]

No cenário de risco e proteção, o foco se direciona para o contexto familiar permeado por valores, crenças, emoções, atitudes e comportamentos de seus membros,[8,10] sendo que tais aspectos impactam de maneira recíproca e circular todos os indivíduos envolvidos. Quando um integrante da família vivencia uma situação de saúde considerada "problemática" por ela (p. ex., consumo de maconha), há ressonância em todos os constituintes, sendo que todos afetam e são afetados pelo problema. Desse modo, **tais evidências reforçam a importância de envolver a família no processo terapêutico, bem como de auxiliá-la nas interações intrafamiliares.**

Os estudos têm priorizado a visão da família no contexto da dependência de substâncias para abordar déficits familiares, padrões interacionais e comportamentos disfuncionais.[4,13-17] Porém, há pesquisas no contexto da relação entre família e dependência de substâncias que buscam compreendê-la em uma perspectiva de potencial positivo nos processos relacionais,[18-20] salientando temas como resiliência familiar,[19] forças familiares[20] e esperança.[18,21]

O objetivo do capítulo, portanto, é descrever as principais abordagens familiares para o uso de substâncias, com foco no consumo não médico de maconha, bem como salientar a perspectiva de resiliência familiar no enfoque sistêmico, como elemento-chave para compreender a família nesse contexto, reforçando sua capacidade para enfrentar e superar desafios e reafirmando suas possibilidades e potencialidades de interação.

A FAMÍLIA PERCEBIDA COMO FATOR DE RISCO E DE PROTEÇÃO NO CONTEXTO DO USO DE MACONHA

Muitos estudos consideram a família tanto como fator de risco para o início e/ou progressão do uso problemático de substâncias,[2,22] nesse caso a maconha, quanto como fator de proteção para evitar o consumo.[2,22]

O fator de risco é compreendido como variável individual e social que prevê o aumento das chances de uma situação ou problema, que pode ser de doença ou de saúde, ocorrer, se prorrogar ou até mesmo se intensificar. Assim, em relação à maconha, os fatores de risco não são necessariamente causadores do problema, mas se associam a experimentação, uso e progressão do consumo para alto risco e dependência.[23]

O fator de proteção, por sua vez, influencia de maneira saudável o crescimento e o desenvolvimento do indivíduo e da comunidade, de forma a prevenir o agravamento de problemas de saúde e sociais,[2] bem como inibir ou atenuar a probabilidade de ocorrência do problema ou situação.[24] Ambos são independentes entre si, mas impactam diretamente o comportamento humano.[2]

Uma revisão sistemática sobre os fatores associados ao início de uso de maconha, no período de 1999 a 2008, salientou que, no aspecto familiar, baixo monitoramento parental, estilos parentais autoritários e coercitivos, bem como consumo de substâncias pelos pais configuram-se como situações de risco. Entretanto, relações afetivas amorosas e identificação dos filhos com os valores de seus pais resultaram em baixa chance de iniciação/experimentação de *Cannabis*.[25]

A literatura aponta a maconha como a droga de abuso utilizada inicialmente pelos adolescentes, sendo que os principais motivos para tanto envolvem vários eventos desfavoráveis no ambiente familiar, que permeiam dificuldades em seus processos relacionais, como violência física e psicológica intrafamiliar, negligência, abandono dos pais, entre outros.[26]

Alguns estudos têm focado a família como um dos fatores para o uso de maconha.[11,12] Uma pesquisa, ao apontar a articulação entre relação familiar e uso de drogas entre 335 estudantes de nível superior da Jamaica, salienta correlação positiva e significativa entre o consumo de maconha e uma interação familiar disfuncional e estressante. Entretanto, ressalta que relações familiares coesas são fatores protetores para evitar o uso da droga.[11]

Outra investigação desenvolvida com adolescentes em contexto escolar apontou que a qualidade do relacionamento estabelecido entre pais e filhos foi associada a maior chance de recusa à oferta de maconha.[12] Relações de parentalidade positiva e proativa, por exemplo, laços emocionais e expressões de carinho, bem como monitoramento dos pais, foram considerados fatores de proteção para a redução do risco de uso da substância.[12]

Além desses, outro estudo, realizado no Chile, investigou as correlações entre o consumo de maconha familiar e o incentivo para o uso e a dependência dessa substância no adolescente da mesma família. Os resultados apontaram que o adolescente que convive com familiar consumidor de *Cannabis* tem cinco vezes mais probabilidade de iniciar o uso da substância. Em adolescentes que já usaram maconha, a probabilidade de progredirem para um padrão de dependência é três vezes maior. No entanto, referente à influência da idade do adolescente no uso de maconha ou progressão do consumo para a dependência, os dados não indicaram interações estatisticamente significativas.[27]

Posto isso, verifica-se que **não se pode afirmar que exista uma relação absoluta entre fatores de risco e consumo de maconha, bem como não se pode generalizar que os adolescentes que convivem em contextos familiares influenciados por tais fatores de risco podem se tornar usuários de drogas ilícitas.**[23]

Em relação aos resultados de pesquisas científicas, que salientam a iniciação do uso de maconha na adolescência e apontam o contexto familiar como fator de risco, há muitos estudos que investigam as melhores estratégias terapêuticas para adolescentes com transtornos relacionados ao uso de *Cannabis* e seus familiares, envolvendo diferentes modelos de terapias de família.[28-30]

PRINCIPAIS MODELOS TEÓRICOS DE ABORDAGEM FAMILIAR NO CONTEXTO DA DEPENDÊNCIA DE SUBSTÂNCIAS

No que se refere às diferentes abordagens possíveis no contexto da dependência química, um dos maiores desafios pode ser a ampliação do foco de cuidado e tratamento, ou seja, do indivíduo para a família.

Dependendo da perspectiva teórica, tal fato reforça o objetivo terapêutico, que consiste em prestar atenção às demandas e às necessidades de todos os membros e da unidade familiar.[9] Outro desafio envolve a relevância de engajar um integrante ou toda a família no processo de tratamento do usuário de substâncias. **Compreende-se que toda intervenção familiar busca reconstruir ou construir processos relacionais.**[10]

Porém, independentemente da abordagem a ser utilizada pelos profissionais e/ou pelas equipes de saúde, alcançar resultados favoráveis ao usuário de substância e sua família requer considerar as condições de infraestrutura dos serviços, as competências e as habilidades terapêuticas do profissional, bem como seu domínio do conhecimento e da aplicabilidade da abordagem escolhida.[10]

As intervenções familiares têm como foco principal os complexos padrões relacionais de funcionamento da família e buscam gerar mudanças assertivas e produtivas para todo o sistema familiar. As transformações que ocorrem em alguns membros desse sistema podem desencadear ressonâncias em outros integrantes e contribuir para o surgimento de diferentes necessidades ou soluções.[9]

Os quatro modelos predominantes de abordagem familiar no contexto de uso e dependência de substâncias[9] são apresentados na Figura 15.1.

Modelo de doença familiar

Este modelo considera o abuso e a dependência de substâncias, no caso a maconha, condições que afetam toda a unidade familiar, desencadeando atitudes e comportamentos no aspecto negativo. **Os membros familiares que convivem com uma pessoa dependente de substância são considerados adoecidos e codependentes.**

O modelo de doença familiar teve origem nos Alcoólicos Anônimos, em meados de 1940, considerando que o uso de álcool estaria relacionado à manifestação de sintomas específicos no comportamento de familiares de usuários de álcool. Em 1980, com emersão da família como foco de intervenção, o conceito de codependência passou a ser compreendido no enfoque de relações interpessoais disfuncionais de dependência no interior do sistema familiar.[31]

Nessa perspectiva, a família é compreendida como disfuncional e deficitária, devido à evidência das dificuldades e limitações, e o comportamento é visto por meio da codependência.[9]

A codependência é considerada um problema multidimensional e multifatorial, em que os familiares assumem papéis de cuidadores e apresentam laços afetivos com os entes adoecidos de maneira a reforçar padrões comportamentais assumidos pelos dependentes químicos.[17]

Os comportamentos dos familiares considerados codependentes no contexto da dependência de substâncias são reconhecidos quando eles abdicam de seus hábitos diários, de momentos de lazer e até mesmo de cuidados pessoais para ofertar atenção máxima ao familiar dependente químico, passando a ter novas rotinas baseadas na necessidade do usuário.[32]

Um estudo transversal com 505 familiares de dependentes químicos aponta sintomas de codependência elevada no funcionamento familiar, os quais são demonstrados por sobrecarga emocional, autonegligência e autossacrifício, bem como desistência e cancelamento de planos de vida e de trabalho em prol das necessidades e dos comportamentos do membro familiar adoecido.[17] Além disso, o familiar codependente sente a necessidade de cuidar e controlar o comportamento do dependente químico, negligenciando os próprios desejos e necessidades.[16,17]

Assim, a codependência se difere da resiliência, considerando que a primeira se direciona para o sentido patológico e disfuncional das relações familiares, e a segunda contribui para a diminuição da visão deficitária da família.[31]

Modelo de doença familiar	Modelo sistêmico familiar
ABORDAGEM FAMILIAR	
Modelo cognitivo-comportamental familiar	Modelo de terapias integrativas ou ecológicas

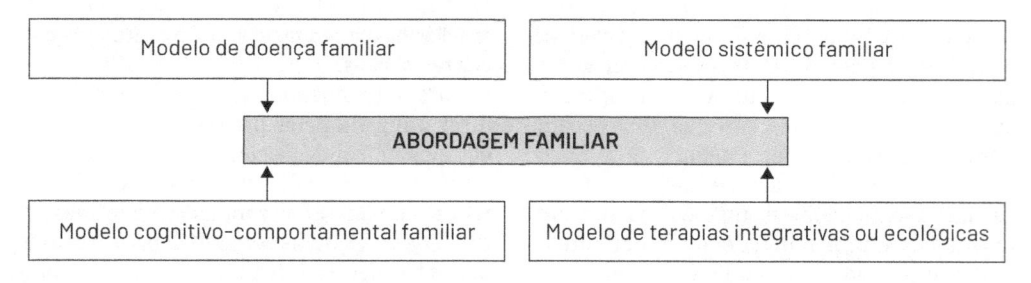

FIGURA 15.1 | Modelos predominantes de abordagem familiar no contexto de uso e dependência de substâncias.

Convém ressaltar que o modelo de doença considera também que o consumo de substâncias tem causa genética, assim como outras morbidades médicas recorrentes, pois há um pressuposto de que a dependência química é uma doença crônica, recorrente, progressiva, incurável e fatal.[9]

Modelo sistêmico familiar

Este modelo parte do pressuposto de que as famílias que vivenciam situações relacionadas ao uso problemático de substâncias, como a maconha, tentam manter um equilíbrio dinâmico entre o consumo e seu funcionamento. A pessoa que consome maconha tem a função de se organizar e manter a homeostase do sistema, mesmo que tal consumo faça parte desse funcionamento familiar e a abstinência possa interferir na homeostase.[10]

Na perspectiva sistêmica, a unidade familiar busca se organizar diante da questão das drogas e do uso de maconha, mesmo que ocorram situações destrutivas e conflituosas entre seus integrantes. O foco desse modelo é proporcionar ferramentas aos membros familiares para construir e reconstruir padrões organizacionais mais assertivos e saudáveis.[9]

Há várias modalidades terapêuticas nessa abordagem teórica, mas, em uma primeira percepção da relação entre família e situações de consumo de substâncias, o modelo sistêmico compreende tal fenômeno como um sintoma das dificuldades no funcionamento da família, que impacta e desencadeia mudanças no comportamento de todos os seus membros. O foco terapêutico não se limita ao usuário de substâncias, mas ao processo relacional entre os componentes familiares.[10]

O processo relacional envolve uma causalidade circular, ou seja, as mudanças impactam e ressoam reciprocamente em todos os membros da família, pois estão conectados e inter-relacionados. Portanto, se uma pessoa é afetada pelo uso problemático de maconha e muda seu comportamento, as outras também serão afetadas e mudarão seu modo de agir, o que, consequentemente, causará mudanças subsequentes naquela que mudou inicialmente.[9] Ainda, os membros do sistema familiar que vivenciam a situação da dependência química não estão conectados somente entre si, mas com suprassistemas, como serviços de saúde e serviço social, agências governamentais, defensoria pública e outras instituições, o que requer que o terapeuta ou o profissional da saúde aborde também tais processos relacionais intra e extrafamiliares.[9]

Modelo teórico cognitivo-comportamental familiar

Este modelo associa construtos teóricos da terapia comportamental e da cognição, bem como influências teóricas da aprendizagem social. Dessa maneira, entende-se que os comportamentos, no caso, o consumo de substâncias como a maconha, são aprendidos, reforçados e mantidos por intermédio das relações familiares.[9,10]

Apropriando-se dos conceitos desenvolvidos por Beck,[33] o modelo indica que as pessoas apresentam reações/comportamentos com base em suas crenças, ou seja, na maneira como pensam, percebem e sentem a situação que estão vivenciando. Assim, o usuário de maconha, ao mudar seus pensamentos, atitudes e crenças considerados inadequados, romperia e eliminaria padrões disfuncionais e gatilhos, os quais são mobilizados pela substância.[33] No contexto familiar, o terapeuta familiar ou o profissional da saúde considera tanto o impacto dos pensamentos, sentimentos e emoções das pessoas em seus comportamentos como a ressonância deles nos membros familiares.[9]

Nessa abordagem, o objetivo consiste em ensinar o usuário e seus familiares a identificar situações, eventos, pensamentos (crenças) e comportamentos de risco para o consumo de substâncias e, diante de tal fato, aprender e promover habilidades intra e interpessoais, de modo que todos possam, de forma colaborativa, interromper esses comportamentos. Tal modalidade terapêutica possibilita fortalecer o usuário de maconha para que identifique situações de risco que possam desencadear a recaída. Além disso, permite identificar as correlações entre crenças, sentimentos e comportamentos, buscando mudá-los.

A terapia cognitivo-comportamental (TCC) proporciona à família habilidades para identificar recursos pessoais e relacionais para mudanças comportamentais, auxiliando-a a reconhecer e a alterar crenças disfuncionais, fortalecendo-a para lidar de maneira mais assertiva e eficiente com o usuário de maconha.[10]

Modelo teórico de abordagem integrativa ou ecológica

Esta modalidade envolve predominantemente conceitos de terapia familiar sistêmica e ecológica, considerando que as pessoas estão inseridas em sistemas complexos e interconectados que permeiam fatores individuais, familiares e extrafamiliares (amigos, vizinhos, instituições escolares, de saúde, comunidade e seu território).[34]

As principais abordagens terapêuticas desse modelo incluem a terapia de família multidimensional (MDFT, do inglês, *multidimensional family therapy*) e a terapia multissistêmica da família (MST, do inglês, *multisystemic family therapy*).

A MST é pautada pelos construtos teóricos da terapia familiar sistêmica e ecológica, e as intervenções são realizadas em sessões domiciliares ou na comunidade, a fim de adequar e adaptar o tratamento às possibilidades tanto das famílias como do terapeuta quanto a horário e dia.[34]

A MDFT fundamenta-se em diferentes teorias, como a teoria de risco e proteção, a visão ecológica, a psicologia do desenvolvimento e a terapia de família estratégica e estrutural. Nessa modalidade, o uso abusivo e dependente de substâncias é visto, com base na teoria sistêmica, como um fenômeno multidimensional.[34] Considerando que a problemática das drogas é entendida a partir de uma percepção multidimensional, há vários fatores que podem contribuir para a dependência, como o comportamento, os sentimentos, a cognição e o ambiente familiar, os quais podem ser abordados e analisados nessa abordagem terapêutica.[9]

A MDFT foi desenvolvida a partir de 1985 por Liddle e colaboradores, principalmente no Center for Treatment Research on Adolescent Drug Abuse (CTRADA), e se trata de um programa terapêutico ambulatorial, com base na família, voltado ao comportamento problemático de adolescentes. Essa modalidade terapêutica percebe o funcionamento familiar como um recurso instrumental para transformação e reconstrução de alternativas de estilo de vida ao desenvolvimento do adolescente.[35,36]

Por adotar uma abordagem multidimensional, a MDFT inseriu diversas técnicas que relacionam cognição, sentimentos afetivos (emoções), comportamento e estímulo ambiental, no caso, o ambiente familiar.[37] Trata-se de um programa muito utilizado no tratamento tanto individual quanto familiar de adolescentes usuários de drogas, além de evasão escolar e comportamentos antissociais.[37,38] Entretanto, salienta-se que a terapia familiar para adolescentes deve ter como foco as habilidades e competências dos pais.[10]

A MDFT pressupõe que a problemática do adolescente é multidimensional, envolvendo vários domínios de sua vida. Assim, as intervenções realizadas têm como foco mudança em quatro dimensões, as quais envolvem o adolescente, os pais, o ambiente e os sistemas extrafamiliares que os influenciam. Em relação ao adolescente, são trabalhadas questões de desenvolvimento intra e interpessoal – processos relacionais; quanto aos pais e às famílias, são focadas as interações mútuas entre eles e seus filhos e outros membros familiares; já em relação aos sistemas extrafamiliares, são abordados o contexto escolar, o sistema de justiça juvenil e o lazer.[37]

Os principais objetivos dessa abordagem envolvem motivar os adolescentes e seus pais a se engajar e aderir ao tratamento, ensinar os adolescentes a manejar situações de risco, prevenir recaídas, melhorar o funcionamento e a comunicação familiar, bem como auxiliar na resolução de problemas e prevenir conflitos, fortalecer as habilidades dos pais e contatar sistemas extrafamiliares.[39]

As pesquisas sobre a MDFT e o consumo de maconha focam predominantemente os adolescentes, incluindo tanto o âmbito individual quanto o familiar.[28,29]

Um estudo multicêntrico, controlado e randomizado realizado em quatro países comparou a MDFT com psicoterapia individual, a fim de identificar a eficácia de cada modalidade terapêutica na correlação entre sintomas externalizantes e internalizantes de adolescentes e funcionamento familiar. Foram recrutados 450 meninos e meninas na faixa etária entre 13 e 18 anos com transtornos relacionados ao uso de *Cannabis* e um componente familiar (um dos pais). O resultado apontou que tanto a MDFT quanto a psicoterapia individual diminuíram a taxa de sintomas externalizantes (ser destrutivo ou brigar) e internalizantes (depressão ou isolamento). Entretanto, a MDFT superou a psicoterapia individual em relação aos sintomas externalizantes, bem como melhorou o funcionamento familiar entre os adolescentes que consumiam *Cannabis*.[28]

Esse estudo também salientou que adolescentes usuários de maconha e pertencentes a famílias que apresentam conflitos relacionais se beneficiaram muito mais da MDFT na redução de dias de uso da substância. Tal fato possibilita inferir que essa abordagem aprimora as competências parentais, melhorando seus comportamentos e, consequentemente, os de seus filhos.[28]

Algumas pesquisas apresentaram a eficiência da MDFT em reduzir o consumo de maconha por essa população.[40,41] Um estudo buscou avaliar a eficácia da MDFT e da TCC em 109 adolescentes usuários de maconha. Os resultados apontaram que as duas abordagens são eficientes na redução do consumo de *Cannabis* e no comportamento antissocial. Entretanto, os adolescentes de idade mais avançada e os que não apresentam problemas de comorbidade psiquiátrica obtiveram mais ganhos com a TCC. Já os mais jovens e com problemas comórbidos apresentaram efetividade com a MDFT.[40]

Os modelos teóricos de abordagem familiar possibilitam o processo de mudança, de acordo com seus objetivos, finalidades, eficiência, eficácia e foco de intervenção.

Entretanto, quando envolvem situações de segurança ou restrições legais e jurídicas, as abordagens familiares podem apresentar limites em sua implementação.[9] O terapeuta familiar ou profissional capacitado para tal prática deve estar atento às evidências de violência doméstica ou íntima grave, o que impossibilita as abordagens familiares descritas, considerando o aumento do risco e da vulnerabilidade a maus-tratos para seus participantes,[9] bem como a ineficiência do tratamento.

A realização de terapia familiar ou de casal deve ocorrer quando um ou mais membros da família sentirem-se motivados para participar, tendo abertura para expressarem seus sentimentos, crenças e emoções.

CONSIDERAÇÕES FINAIS

Discutir sobre o consumo e a dependência de maconha na perspectiva familiar exige, *a priori*, um olhar ampliado sobre os aspectos relacionados ao uso das substâncias de modo geral, visto que não há uma abordagem específica ou considerada padrão-ouro para esse tipo de tratamento no ambiente familiar. Neste capítulo, foram apresentadas as principais abordagens familiares na dependência de substâncias, especialmente o uso de maconha, no intuito de oferecer informações para a prática clínica, a pesquisa e a formulação de políticas públicas. A partir dos dados apresentados, infere-se que, independentemente da abordagem escolhida, o uso de *Cannabis* na interface com a família deve passar pelo reconhecimento da importância de se envolver esse agrupamento humano no processo terapêutico, uma vez que, ao mesmo tempo que todos os membros da família são afetados pelo uso das drogas, também constituem uma unidade especial que necessita de cuidados para exercer plenamente seu papel no tratamento do uso e da dependência de substâncias.

REFERÊNCIAS

1. Ribeiro M, Marques ACPR, Laranjeira R, Alves HNP, Araújo MR, Baltieri DA, et al. Abuso e dependência da maconha. Rev Assoc Med Bras. 2005; 51(5):247-9.

2. Schenker M, Minayo MCS. Fatores de risco e de proteção para o uso de drogas na adolescência. Ciênc Saúde Coletiva. 2005;10(3):707-17.

3. Caravaca-Morera JA, Padilha MI. A dinâmica das relações familiares de moradores de rua usuários de crack. Saúde Debate. 2015;39(106):748-59.
4. Abasi I, Mohammadkhani P. Family risk factors among women with addiction-related problems: an integrative review. Int J High Risk Behav Addict. 2016;5(2):e27071.
5. Takahara AH, Furino V, Marques AC, Zerbetto S, Furino F. Relações familiares, álcool e outras drogas: uma revisão integrativa. Rev APS. 2017;20(3):434-43.
6. Smith JM, Estefan A. Families parenting adolescents with substance abuse recovering the mother´s voice: a narrative literature review. J Fam Nurs. 2014;20(4):415-41.
7. Jackson D, Mannix J. Then suddenly he went right off the rail: mothers´ stories of adolescent cannabis use. Contemp Nurse. 2003;14(2):169-79.
8. Payá R, Figlie NB. Abordagem familiar em dependência química. In: Figlie NB, Bordin S, Laranjeira R, organizadores. Aconselhamento em dependência química. 2. ed. São Paulo: Roca, 2010.
9. Center for Substance Abuse Treatment. Substance abuse treatment and family therapy. In: Substance abuse treatment and family therapy. Rockville: Substance Abuse and Mental Health Services Administration; 2005.
10. Payá R. Terapia familiar. In: Diehl A, Cordeiro DC, Laranjeira R, organizadores. Dependência química: prevenção, tratamento e políticas públicas. Porto Alegre: Artmed; 2011. p. 319-27.
11. Gough H, Longman-Mills S, Haye W, Mann R, Brands B, Hamilton H, et al. Family relations, peer influence, spirituality and drug use among students in one university in Kingston, Jamaica. Texto contexto - Enferm. 2015;24(no spe):184-9.
12. Burdzovic Andreas J, Pape H, Bretteville-Jensen AL. Who are the adolescents saying "No" to cannabis offers. Drug Alcohol Depend. 2016;163:64-70.
13. Paz FM, Colossi PM. Aspectos da dinâmica da família com dependência química. Estud Psicol. 2013;18(4):551-58.
14. Horta ALM, Daspett C, Egito JHT, Macedo RMS. Experience and coping strategies in relatives of addicts. Rev Bras Enferm. 2016;69(6):962-8.
15. Panaghi L, Ahmadabadi Z, Khosravi N, Sadeghi MS, Madanipour A. Living with addicted men and codependency: the moderating effect of personality traits. Addict Health. 2016;8(2):98-106.
16. Askian P, Krauss SE, Baba M, Kadir RA, Sharghi HM. Characteristics of co-dependence among wives of persons with substance use disorder in Iran. Int J Ment Health Addiction. 2016; 14(3):268-83.
17. Bortolon CB, Signor L, Moreira TC, Figueiró LR, Benchaya MC, Machado CA, et al. Family functioning and health issues associated with codependency in families of drug users. Ciênc Saúde Coletiva. 2016;21(1):1001-7.
18. Braun LM, Dellazzana-Zanon LL, Halpern SC. A família do usuário de drogas no CAPS: um relato de experiência. Rev SPAGESP. 2014;15(2): 122-44.
19. Zerbetto S, Galera SAF, Ruiz BO. Family resilience and chemical dependency: perception of mental health professionals. Rev Bras Enferm. 2017; 70(6):1184-190.
20. Claus MIS, Zerbetto SR, Gonçalves AMS, Galon T, Andrade LGZ, Oliveira FC. The family strengths in the context of psychoactive substance dependence. Esc Anna Nery. 2018;22(4):e20180180.
21. Bradshaw S, Shumway ST, Wang EW, Harris KS, Smith DB, Austin-Robillard H. Hope, readiness, and coping in family recovery from addiction. J Groups Addict Recover. 2015;10(4):313-36.
22. Schenker M, Minayo MCS. A implicação da família no uso abusivo de drogas: uma revisão crítica. Ciênc Saúde Coletiva. 2003;8(1):299-306.
23. World Health Organization. Cannabis: the health and social effects of nonmedical cannabis use [Internet]. Geneva: WHO; 2016 [capturado em 19 jan. 2020]. Disponível em: https://www.who.int/substance_abuse/publications/msbcannabis.pdf.
24. Oliva A, Parra A, Sánchez-Queija I. Consumo de sustancias durante la adolescencia: trayectorias evolutivas y consecuencias para el ajuste psicológico. Int J Clin Health Psychol. 2008;8(1):153-69.
25. Andrade TMR, Ramos SP. Fatores de proteção e de risco associados ao início do uso de cannabis: revisão sistemática. SMAD Rev Eletrônica Saúde Mental Álcool Drog. 2011;7(2):98-106.
26. Bernardy CCF, Oliveira MLF. The role of family relationship in the initiation of street drug abuse by institutionalized youths. Rev Esc Enferm USP. 2010;44(1):11-7.
27. Lobato M, Sanderman R, Pizarro E, Hagedoorn M. Marijuana use and dependence in Chilean adolescents and its association with family and

peer marijuana use. Int.J.Behav.Med. 2017;24(1): 144-52.
28. Schaub MP, Henderson CE, Pelc I, Tossmann P, Phan O, Hendriks V, et al. Multidimensional family therapy decreases the rate of externalising behavioural disorder symptoms in cannabis abusing adolescents: outcomes of the INCANT Trial. BMC Psychiatry. 2014;14:26.
29. Goorden M, Van der Schee E, Hendriks VM, Hakkaart-van Roijen L. Cost-effectiveness of multidimensional family therapy compared to cognitive behavioral therapy for adolescents with a cannabis use disorder: data from a randomized controlled trial. Drug Alcohol Depend. 2016;1(162):154-61.
30. Van der Pol TM, Henderson CE, Hendriks V, Schaub MP, Rigter H. Multidimensional family therapy reduces self-reported criminality among adolescents with a cannabis use disorder. Int J Offender Ther Comp Criminol. 2018;62(6):1573-88.
31. Silva EA, Moura YG, Zugman DK. Vulnerabilidades, resiliência e redes: uso, abuso e dependência de drogas. São Paulo: Red Publicações; 2015.
32. Ruiz BO. Processos de enfrentamento e resiliência familiar: percepção da família de dependentes de álcool, crack e outras drogas [dissertação]. São Carlos: Universidade Federal de São Carlos; 2017.
33. Beck AT. Cognitive therapy and the emotional disorders. New York: International Universities Press; 1976.
34. Schenker M, Minayo MCS. A importância da família no tratamento do uso abusivo de drogas: uma revisão da literatura. Cad Saúde Pública. 2004;20(3):649-59.
35. Liddle HA. Mulitidimensional family therapy: a science-based treatment system. Aust N Z J Fam Ther. 2010;31(2):133-48.
36. Liddle HA. Treating adolescent substance abuse using multidimensional family therapy. In: Weisz J, Kazdin A, editors. Evidence-based psychotherapies for children and adolescents. New York: Guilford; 2010. p. 416-32.
37. Liddle H, Rigter H. How developmental research and contextual theory drive clinical work with adolescents. Harv Rev Psychiatry. 2013;21(4): 200-4.
38. Rigter H, Rowe C, Gantner A, Mos K, Nielsen P, Phan O, et al. From research to practice: the international implementation of multidimensional family therapy. In: El-Guebaly N, Carrá G, Galanter M, editors. Textbook of addiction treatment: international perspectives. Berlin: Springer; 2014.
39. Rigter H. Adolescents with family therapy: the case of multidimensional family therapy. In: Preedy VR, editor. Handbook of cannabis and related pathologies. Cambridge: Academic Press; 2017.
40. Hendriks VM, Van der Schee E, Blanken P. Multidimensional family therapy and cognitive behavioral therapy in adolescents with a cannabis use disorder: a randomised controlled study. Tijdschr Psychiatr. 2013;55(10):747-59.
41. Walther L, Gantner A, Heinz A, Majić Tomislav. Evidence-based treatment options in cannabis dependency. Dtsch Arztebl Int. 2016;113(39): 653-9.

16

A INTERFACE DA ÉTICA E DOS DIREITOS HUMANOS COM O USO DA *CANNABIS* E SEUS DERIVADOS CANABINOIDES

Ronildo A. Santos | Aline Cristina de Faria
Leonardo Ricco Medeiros

Neste capítulo, abordaremos a interface entre ética e direitos humanos e o uso da *Cannabis* e seus derivados canabinoides em duas partes: na primeira, trataremos as reivindicações para a legalização ou descriminalização, bem como para a liberação do uso recreativo da *Cannabis* e seus derivados no Brasil; na segunda, examinaremos algumas das questões éticas relacionadas ao novo marco regulatório brasileiro de produtos de *Cannabis* para fins medicinais, aprovado em 2019, a partir de um referencial ético específico.

A *Cannabis* (*Cannabis sativa L.*, popularmente conhecida como maconha – usaremos aqui apenas o termo *Cannabis*) é a droga sob controle internacional mais utilizada em todo o mundo, conforme afirma o Relatório Mundial sobre Drogas publicado em 2020 pelo Escritório das Nações Unidas sobre Drogas e Crime (UNODC).[1] Em todo o mundo, estima-se que existam 192 milhões de usuários de *Cannabis* no último ano em 2018, correspondendo a 3,9% da população global entre 15 e 64 anos. O uso de *Cannabis* no último ano é substancialmente mais alto do que a média global na América do Norte (14,6%), na Austrália e Nova Zelândia (10,6%) e na África Ocidental e Central (9,3%).

Tais dados indicam um notável crescimento relativo e um considerável número absoluto de usuários, mesmo que ocasionais.

O artigo primeiro da Declaração Universal dos Direitos Humanos destaca que "todos os seres humanos nascem livres e iguais em dignidade e em direitos [...]", devendo "[...] agir em relação uns aos outros com espírito de fraternidade [...]".[2] Nesse contexto fraternal, o penúltimo artigo enfatiza os deveres do indivíduo para com a comunidade onde desenvolve sua personalidade. No gozo de suas liberdades de ação e de pensamento, é seu dever observar os limites que objetivam "[...] o reconhecimento e respeito dos direitos e liberdades de outrem [...]" em relação às "[...] justas exigências da moral, da ordem pública e do bem-estar de uma sociedade democrática [...]".[2] A partir desse quadro, fica evidente a relevância de se pensar tanto os aspectos éticos quanto a perspectiva dos direitos humanos quando o assunto é o uso da *Cannabis* e de seus derivados, bem como a produção e o plantio.

No segundo semestre de 2015, o Supremo Tribunal Federal (STF) – instância máxima do poder judiciário brasileiro – iniciou julgamento do Recurso Extraordinário (RE) nº 635659,[3] interpelado pela Defensoria Pública do Estado de São Paulo. O RE questiona condenação extra imposta a um detento de Taubaté (SP) autuado em flagrante, portando 3 gramas de maconha, por porte de drogas para consumo pessoal (art. 28 da Lei das Drogas).[3,4] Três ministros votaram favoravelmente à descriminalização da *Cannabis* para uso pessoal, um deles incluindo no voto uma proposta de quantidade limitante de até 25 gramas e seis plantas fêmeas por pessoa. Um pedido de vista travou o processo, que foi reincluído no calendário de julgamentos em dezembro de 2018, com previsão para junho de 2019. Após um novo adiamento para novembro, acabou sendo excluído do calendário devido a outras prioridades, encontrando-se, no momento, sem uma nova previsão anunciada.[3]

Em ferramenta *on-line* da Google, uma busca em 21 de novembro de 2019 com a expressão "cultivo de maconha em casa" apontou cerca de 3,3 milhões de resultados em menos de um segundo. Além de três vídeos – "*Cannabis* no quintal de casa", "Cultivar *Cannabis* dentro de casa?" e "Jovem é preso por plantar maconha dentro de casa" –, oito *links* apareciam em destaque na primeira página: "Plantar maconha em casa – 10 dicas para o seu cultivo", "Como plantar maconha – guia completo – Diário Medicinal", "Como plantar maconha em casa em 2 meses – Diário Medicinal", "Quando o plantio de maconha enquadra-se como tráfico de drogas ou como plantio para consumo próprio?", "O que determina a pena de quem planta maconha em casa", "6 maneiras de cultivar *Cannabis* em casa facilmente", "3 formas de plantar sementes de *Cannabis* em um ambiente interno", "Jovem preso por plantar maconha em casa tinha manual de instrução para cultivo, diz polícia".

Em 2017, a Justiça Federal na Paraíba, gerando recurso administrativo por parte da Agência Nacional de Vigilância Sanitária (Anvisa), concedeu liminar autorizando uma pessoa jurídica, a Associação Brasileira de Apoio *Cannabis* Esperança (Abrace), em João Pessoa, a manter o cultivo e a manipulação da maconha para fins exclusivamente medicinais. Em 2016, a justiça concedeu *habeas corpus* a três famílias em São Paulo e no Rio de Janeiro, permitindo que plantassem e extraíssem óleo de maconha para uso medicinal próprio. No mesmo período, a Anvisa atualizou o regulamento técnico da Vigilância Sanitária do Ministério da Saúde para substâncias e medicamentos sujeitos a controle especial (Portaria nº 344/98),[5] indicando uma lista de 11 fármacos à base de canabinoides registrados na agência. Percebe-se que a dimensão da produção e o uso recreativo da *Cannabis* encontram-se atrelados ao aspecto medicinal.

Em dezembro de 2019, a Anvisa liberou a fabricação, a importação e a comercialização de produtos derivados de *Cannabis* para fins medicinais. Esse foi um importante passo dado pelo Brasil na discussão internacional sobre o uso medicinal de derivados de *Cannabis*, resultado de um processo iniciado em 2017 e que deve ser revisto após três anos de sua implementação. De acordo com a nova regulamentação, os produtos derivados exclusivamente da *Cannabis* devem conter, predominantemente, canabidiol (CBD) e tetraidrocanabinol (THC) em concentração abaixo de 0,2%. Concentrações de THC acima de 0,2% poderão ser prescritas apenas para pacientes sem outras opções terapêuticas ou em situações clínicas irreversíveis e terminais. Além disso, tais produtos "[...] podem ser prescritos quando estiverem esgotadas outras opções terapêuticas disponíveis no mercado brasileiro [...]".[6] Na mesma ocasião, foi arquivada a proposta de regulamentação do cultivo da *Cannabis* para fins medicinais ou científicos. Tal liberação vem atrelada a questões regulatórias e, sobretudo, éticas, que serão consideradas na segunda parte deste capítulo.

Examinaremos agora algumas das questões éticas relacionadas ao novo marco regulatório brasileiro a partir de um referencial ético específico. Para isso, apresentaremos primeiramente o referencial ético-teórico sobre o qual pretendemos analisar essa situação, ou seja, a ética biomédica principialista, proposta por Tom Beauchamp e James Childress (usaremos aqui apenas a expressão *ética biomédica*).[7] Em seguida, faremos uma contextualização, a partir da literatura científica e de relatos, de duas perspectivas distintas sobre o processo de discussão do uso medicinal da *Cannabis*, que opõem os que defendem uma liberação rápida e imediata dos produtos derivados de *Cannabis* àqueles que exigem mais evidências científicas, defendendo uma liberação mais lenta e "segura". Por fim, aplicaremos os princípios apresentados a partir de três abordagens: a primeira, de que "se deve considerar a demanda social pelo uso medicinal da *Cannabis*"; a segunda, de que "não se pode flexibilizar a segurança do paciente"; e a terceira, de que é preciso "pensar nas implicações da liberação de medicamentos derivados da *Cannabis* no Sistema Único de Saúde (SUS) brasileiro, em especial na Atenção Básica (AB)".

UMA ÉTICA

A ética principialista de Beauchamp e Childress foi apresentada em 1979 com a publicação de *Principles of biomedical ethics*, livro que logo se tornou um referencial para a tomada de decisão em saúde e, até hoje, é considerado um dos mais importantes trabalhos na área da ética biomédica.[8] Partindo da ideia de uma "moralidade comum", composta por um conjunto de normas universais partilhadas e aplicadas por todas as pessoas em todos os lugares, os autores focam quatro princípios básicos para o julgamento moral em saúde:

1. Respeito à autonomia
2. Não maleficência
3. Beneficência
4. Justiça

Nessa proposta, **o princípio do respeito à autonomia destaca a importância da autodeterminação do paciente sobre seu tratamento.** Aqui, é preciso entender que a discussão não é sobre a autonomia como conceito ou prática, mas sim sobre o respeito à autonomia, uma vez que, como os autores referem, o fato de uma pessoa ser autônoma não implica, necessariamente, que essa autonomia seja respeitada, em especial no campo da atenção à saúde.[7] O respeito pela autonomia leva ao reconhecimento do direito da pessoa de agir de acordo com suas convicções e fazer suas próprias escolhas. Além disso, tal reconhecimento passa não apenas por uma atitude respeitosa, mas também por uma ação, ou seja, deve-se prover todas as condições para que os indivíduos exerçam sua autonomia de forma consciente e esclarecida.

O princípio da não maleficência, por sua vez, está relacionado à exortação hipocrática de não causar dano intencional ao paciente, especificado no aforismo *primum non nocere*, o qual fundamenta a ética médica. **Presume-se aqui que o profissional da saúde deve não somente evitar causar danos às pessoas, mas também protegê-las contra certos tipos e graus de danos.** Essa é uma orientação fundamental para se ponderar, por exemplo, as vantagens ou desvantagens de certas opções terapêuticas, considerando a dor, o sofrimento e o desconforto dos pacientes.

E isso está diretamente ligado ao princípio da beneficência, uma vez que é necessário também que se contribua para o bem-estar dos pacientes. **A beneficência apresenta-se como formas de ação que visam beneficiar outras pessoas, promovendo seus interesses.** É nesse sentido que se diz que ela é a base de toda a prática em saúde. A própria medicina, como atividade humana, pode ser vista como uma forma de beneficência. Ela difere da não maleficência por sua positividade e utilidade, sendo positiva enquanto propicia um benefício a uma outra pessoa, e útil enquanto os benefícios e os riscos são considerados tendo em vista produzirem sempre os melhores resultados. Quando a beneficência é exercida em prejuízo do respeito à autonomia do paciente, tem-se o que se convencionou chamar de paternalismo – quando a autonomia de uma pessoa é anulada ou restringida considerando-se o bem dela.[7]

O princípio da justiça sustenta que se deve agir de maneira justa, equitativa e apropriada, levando em consideração aquilo que é devido às pessoas, ou seja, garantindo acesso aos seus direitos básicos. Assim, se o sistema de saúde tem por dever garantir acesso integral, universal e gratuito, sem discriminação, para toda a população, tal garantia deve ser efetiva. A injustiça, então, passa a ser entendida como qualquer ato ou omissão que restrinja ou negue essa utilização. A justiça deve estar presente, por exemplo, nas discussões sobre a alocação de recursos de assistência médica, em especial quando visam reduzir as desigualdades no acesso à saúde.

Uma característica desses princípios é que eles são normas morais gerais que não têm uma hierarquia entre si. Um princípio não é mais importante ou aplicável que o outro *per se*. A importância ou a aplicabilidade são dadas pelo contexto, de modo particular caso a caso. Eles são princípios considerados pela ética biomédica *prima facie*, ou seja, não absolutos.[7] Tal característica é importante devido às especificidades próprias do campo biomédico, no qual, algumas vezes, um princípio pode se contrapor a outro, o que leva à necessidade de ponderação e argumentação para a tomada de decisão.

DUAS NARRATIVAS

A história do uso medicinal da *Cannabis* não pode ser precisada, mas há referências que remontam ao lendário imperador chinês Shen Nung, que viveu no terceiro milênio a.C. e é considerado o pai da medicina chinesa.[9] O conhecimento de Shen Nung foi registrado no *Pen Ts'ao Ching*, milenar compêndio farmacológico chinês, que já aconselhava o uso de chá de folhas ou flores da *Cannabis* para o tratamento de uma série de enfermidades, como gota, malária, úlcera, dores reumáticas e depressão pós-parto.

Não é da nossa competência fazer aqui um trajeto histórico, importa apenas deixar registrado que o uso medicinal da *Cannabis* tem longa presença na história humana. Cabe destacar, no entanto, que, após décadas incluída na lista de plantas proscritas, a *Cannabis* voltou, nos anos de 2010, a suscitar grande interesse e discussão, em especial por suas possibilidades terapêuticas, a partir de relatos do uso exitoso de extratos de CBD em crianças com crises de epilepsia. Tais experiências foram rapidamente amplificadas pelos meios de comunicação e mídias sociais, despertando o interesse de muitos pacientes e seus familiares, e criando uma demanda social por informações e acesso que, em um primeiro momento, não foi suprida pelos estados nacionais.[10] Esses ainda tinham/têm a *Cannabis* na lista de plantas proibidas e sem valor medicamentoso – os próprios acordos internacionais sobre drogas são barreiras a tais demandas. O Brasil, por exemplo, é signatário das três convenções da Organização das Nações Unidas (ONU) sobre o controle de drogas: a Convenção Única sobre Entorpecentes, de 1961 (emendada pelo protocolo de 1972), o Convênio sobre Substâncias Psicotrópicas, de 1971, e a Convenção contra o Tráfico Ilícito de Estupefacientes e Substâncias Psicotrópicas, de 1988.

Entretanto, pode-se dizer que o foco no uso medicinal tem contribuído para uma mudança na discussão sobre a legalização e a comercialização da *Cannabis* e seus derivados, em especial do CBD, levando governos de diversos países a proporem medidas que possibilitem alterar as atuais restrições de acesso. Uruguai, em 2013, e Canadá, em 2018, foram os primeiros países do Ocidente a liberar a produção e o consumo de *Cannabis*, e diversos outros países vêm flexibilizando suas restrições, em especial a favor da utilização medicinal. Na Inglaterra, por exemplo, desde novembro de 2018, os médicos do Sistema Nacional de Saúde (NHS) são autorizados a prescrever medicamentos derivados da *Cannabis* a seus pacientes.[11] Já no Brasil, mantém-se a resolução do Conselho Federal de Medicina (CFM), de 2014, que aprova a prescrição de CBD apenas para o cuidado de crianças com epilepsias refratárias aos tratamentos convencionais, mas proibindo a prescrição da *Cannabis in natura* ou seus derivados para uso medicinal.[12] Além disso, em comunicado conjunto, em junho de 2019, o CFM e a Associação Brasileira de Psiquiatria (ABP) divulgaram nota pedindo revogação da discussão e consulta pública que poderiam liberar o cultivo da *Cannabis* com fins medicinais e científicos no País, argumentando que tal decisão desconsiderava os riscos à saúde pública.[13] Esse comunicado estava em concordância com a posição do governo brasileiro de não aprovar a liberação do cultivo, o que resultou no arquivamento da proposta que estava sendo discutida pela Anvisa, conforme destacamos anteriormente.

Desse modo, fica evidente o quão controverso é o tema e como a ele se juntam outros assuntos que fogem ao escopo deste capítulo, como a legalização e a liberação para uso recreativo ou o cultivo da planta para consumo próprio, comercialização ou pesquisa. Limitando-nos, então, à discussão sobre o uso medicinal da *Cannabis* e sua interface com a ética, temos que o cenário apresentado pode ser exemplificado a partir de duas narrativas. Uma delas afirma que existem evidências da eficácia terapêutica da *Cannabis*, defendendo sua liberação imediata e irrestrita para uso medicinal, e a outra afirma que essas evidências ou não existem ou não bastam para garantir tal eficácia, defendendo que mais pesquisas sejam realizadas antes de qualquer liberação. No geral, a primeira é defendida por pacientes e seus familiares, bem como por associações que alegam representá-los, e entidades sociais.[14] A segunda está mais ligada aos órgãos governamentais reguladores, às entidades de classe da área da saúde, além de pesquisadores da área biomédica.

Existem evidências da eficácia terapêutica da *Cannabis* e seus derivados

Em audiência pública sobre a regulamentação do uso medicinal da *Cannabis*, em julho de 2019, na Comissão de Direitos Humanos do Senado brasileiro, uma das participantes relatou o caso de sua filha de 16 anos diagnosticada com síndrome de Dravet, tipo de encefalopatia epiléptica associada a convulsões de difícil controle. Desde antes do primeiro ano de vida, a adolescente sofria crises convulsivas que ocorriam várias vezes ao dia e chegavam a durar mais de uma hora e meia, acompanhadas de paradas respiratórias. Segundo a mãe, tais crises passaram a ser menos frequentes, uma ou duas vezes por mês, e mais curtas, menos de um minuto de duração, a partir da utilização de extrato de óleo de CBD. "A dor não pode esperar [...]", enfatizou a mãe, que ainda acrescentou, "[...] se fosse seu filho, você esperaria pela regulamentação?".[15]

Esse relato nos remete a outro, que ocorreu na Austrália em 2010, sobre a busca de um policial, do esquadrão antidrogas, para aliviar o sofrimento de seu filho, então com 20 anos e diagnosticado com câncer colorretal. As reações adversas provocadas pela quimioterapia, como náuseas, vômitos, perda de peso e úlceras na boca, debilitavam ainda mais o jovem e angustiavam os pais. Tal situação e o conhecimento de experiências positivas com o uso de *Cannabis* por outras pessoas com câncer levaram o pai, desesperado, a obter a droga com traficantes, em frontal desacordo com a lei. Segundo o relato desse policial, com a droga, a melhora na qualidade de vida do filho foi imediata, com o fim das reações adversas e o retorno dele à vida social. O jovem morreu em 2015 devido a complicações causadas pela doença, mas sua luta foi fundamental para a regulamentação do uso medicinal da *Cannabis* e seus derivados naquele país.[16]

Histórias como essas podem ser encontradas em profusão na internet. Elas têm em comum, além do apelo emocional, a busca, por parte de pacientes e/ou seus familiares, por alternativas aos tratamentos convencionais, em especial quando estes não fazem efeito ou produzem reações adversas que geram mais sofrimento do que alívio. Uma dessas opções tem sido buscada justamente na indicação do potencial valor terapêutico da *Cannabis* para controlar certos tipos de dores, aliviar náusea e vômito de pacientes em tratamento quimioterápico, tratar falta de apetite ou perda de peso relacionadas com a aids, tratar convulsões epilépticas e até para tratamento de glaucoma.

Nesse contexto, a amplificação dos relatos sobre os resultados exitosos do uso da *Cannabis*, em especial em crianças, realizada pelos meios de comunicação e pelas redes sociais gerou, por exemplo, progressivo aumento na procura por produtos derivados da *Cannabis* no Brasil. Isso pode ser constatado, segundo dados da Anvisa, pelos pedidos de importação de CBD, que passaram de 902, em 2015, para 3.613, em 2018. Considerando o período analisado, entre 2015 e 2018, a maioria das solicitações foi referente a diagnósticos de epilepsia

(4.292), seguida por autismo (895) e dor crônica (384), além da doença de Parkinson (382) e câncer (328).[17] Não temos condições de considerar aqui as demandas de acesso por meio de recursos judiciais, que concedem, por exemplo, autorizações especiais para o cultivo e a distribuição da *Cannabis* e seus derivados para grupos restritos em território brasileiro.

Essa situação pode parecer análoga a outra ocorrida no Brasil, por volta de 2010, sobre as qualidades de um composto químico, sintetizado por um pesquisador da Universidade de São Paulo (USP), capaz de curar diferentes tipos de neoplasias malignas. A substância era a fosfoetanolamina sintética, que ficou popularmente conhecida como "pílula do câncer". Durante mais de 20 anos ela foi distribuída pelo pesquisador para pessoas com câncer sem ter passado por estudos de viabilidade clínica, e os resultados benéficos percebidos foram relatados pelos usuários para familiares e amigos. A fosfoetanolamina sintética passou a ter maior destaque quando, em 2014, a USP proibiu a sua distribuição, gerando uma série de recursos judiciais para a manutenção da droga àqueles que já tinham acesso a ela. Com a cobertura dos meios de comunicação e sua divulgação nas redes sociais, o caso ganhou repercussão nacional, a demanda aumentou e, junto com ela, a quantidade de recursos judiciais. Sem considerar a ausência de comprovação científica de eficácia, apenas baseado em testemunhos de usuários sobre os efeitos positivos alcançados, o judiciário determinou que a universidade mantivesse a distribuição a todos os interessados. Essa situação se ampliou a tal ponto que, a partir da pressão de grupos sociais, a fosfoetanolamina sintética chegou a ser considerada de "relevância pública" e seu uso autorizado por lei específica, conhecida como "Lei da Pílula do Câncer", aprovada pelo Congresso Nacional e sancionada pela Presidência da República em abril de 2016. Essa lei foi suspensa (mas não revogada) dois meses depois pelo STF. A partir daí, instituições de pesquisa, por meio de financiamento público, foram convidadas a iniciar as devidas pesquisas clínicas que pudessem comprovar a segurança e a eficácia da fosfoetanolamina. Em março de 2017, uma dessas instituições, o Instituto do Câncer do Estado de São Paulo (Icesp), suspendeu seus estudos, argumentando que a substância não havia demonstrado benefícios clínicos significativos para combater tumores e que não seria ético continuar convocando voluntários para um tratamento que não estava surtindo efeito.[18,19]

As implicações éticas desse caso, consideradas a partir da ética biomédica, se mostram na imprudência em liberar uma droga sem a efetiva comprovação de sua eficácia, autorizando sua prescrição e administração com a possibilidade de causar danos aos pacientes (não maleficência) ou não apresentar os benefícios divulgados (beneficência). Além disso, como vimos que o respeito à autonomia exige a ação de fornecer o máximo de informações necessárias para que a pessoa tome a decisão de forma mais consciente e esclarecida possível sobre seu tratamento, a ausência dessas informações, acompanhada da situação de vulnerabilidade na qual se encontra, podem induzi-la a tomar uma decisão equivocada, como abandonar um tratamento para aderir a outro, sem garantias de melhora e segurança (respeito à autonomia e não maleficência).

O caso da fosfoetalonamina sintética é pertinente no sentido de alerta para as responsabilidades do poder público, dos representantes políticos e das entidades sociais e científicas quanto ao respeito e seguimento dos trâmites necessários para a disponibilização de medicamentos à população, baseando-se em evidências que comprovem sua segurança e eficácia, e não somente com base no clamor popular. Essa é a grande diferença da demanda pelo acesso à *Cannabis* com fins medicinais: ela vem cada vez mais acompanhada por uma literatura científica que busca justificá-la, apresentando evidências dos seus benefícios.[14] Além disso, têm-se a realização de eventos organizados por universidades, centros de pesquisa e associações de pacientes interessados em discutir e divulgar tal uso. Contudo, tais evidências, em sua maioria, são referentes a estudos pré-clínicos baseados em modelos *in vivo* ou *in vitro*, ou seja, sua eficácia não pode ser diretamente relacionada aos seres humanos, apesar de seu valor para pesquisas futuras. Nesse sentido, é possível encontrar estudos que afirmam a efetividade de derivados da *Cannabis* no tratamento da epilepsia,[20] na redução de tumores,[21,22] contra ansiedade e depressão,[23] além de estudos retrospectivos ou do tipo *survey* sobre benefícios no tratamento da insônia e diversos tipos de doenças.[24,25]

Em relação aos relatos com que iniciamos esta seção, em 2018, a Food and Drug Administration (FDA), agência reguladora de medicamentos dos Estados Unidos, a partir de resultados favoráveis de pesquisa clínica, aprovou o primeiro medicamento composto por ingrediente ativo derivado da *Cannabis* para o tratamento de convulsões associadas à síndrome de Lennox-Gastaut ou à síndrome de Dravet. Essa decisão foi considerada histórica não apenas por a primeira droga derivada da *Cannabis* ter sido aprovada nos Estados Unidos, mas também pela sinalização de possível mudança no posicionamento de outras agências governamentais, como a Drug Enforcement Administration (DEA) e o National Institute on Drug Abuse (Nida), que se opõem a qualquer uso terapêutico da *Cannabis* ou de seus derivados.[26] Por fim, a própria Organização Mundial da Saúde (OMS) já se posicionou favoravelmente à discussão da *Cannabis* para fins medicinais e fez, em 2018, a recomendação para que fosse revisada a classificação da substância e seus derivados nos acordos internacionais sobre controle de drogas.[27] Essa tendência de mudança de visão sobre a *Cannabis* e seus derivados, em especial para usos medicinais, nos possibilita passar para a segunda narrativa identificada.

Faltam evidências que garantam a eficácia terapêutica da *Cannabis* e seus derivados

Em reunião da Diretoria Colegiada da Anvisa, ocorrida em dezembro de 2019, quando se aprovou o primeiro instrumento regulatório da *Cannabis* medicinal no País, dois diretores apresentaram os retornos de vista relativos à proposta de resolução do relator da matéria e diretor-presidente. De forma explícita – sob pedido de "escusas pela discordância" –, um dos diretores afirmou que, no momento, a "eficácia e segurança" dos produtos derivados da *Cannabis* ainda não se confirmaram ou "ainda não podem ser efetivamente testadas". O que existe é um cenário de "ignorância científica", no qual os riscos ou as consequências negativas envolvidos não estão apurados. A "ausência de informações científicas acuradas implica imprecisão" quando o que se busca é a "interpretação analítica do acúmulo de dados ou imagens observadas". Ou seja, o "conhecimento [...] concretamente construído a partir da razão científica e inteligência filosófica" ainda não se faz possível sobre esse tema, cedendo à conjectura ou suposição e à opinião acreditada sem verificação. Não há "ensaios clínicos formais em seres humanos que balizem os benefícios e riscos do uso médico desses produtos".[28]

Posição similar aparece na "Nota aos Brasileiros", texto aprovado pelo Plenário do CFM em reunião de 13 de junho de 2019. A comunicação, também assinada pela ABP, solicitava a revogação das propostas da diretoria da Anvisa e o cancelamento das consultas públicas acerca do cultivo da *Cannabis sativa L.* e o registro e monitoramento de medicamentos dela derivados. O pedido das entidades de classe da saúde apresentava-se como um alerta à população e aos tomadores de decisão quanto a um alto risco para a saúde pública, dado o impedimento de quaisquer garantias de efetividade e segurança aos prováveis pacientes com prescrições de medicamentos à base de *Cannabis*.[13] Somente o CBD, por ter mínimos estudos em forma de pesquisa, tem autorização – conforme já abordamos neste capítulo – para uso compassivo sob prescrição médica no tratamento de epilepsias refratárias aos métodos convencionais em crianças e adolescentes.[12]

O Ministério da Educação (MEC) também pode ser considerado personagem relevante desta segunda narrativa. Respondendo à Consulta Dirigida da Anvisa, em ofício de

26 de agosto de 2019 – conforme constatou o segundo retorno de vista do outro diretor da Anvisa – aparece a posição acordada da Secretaria de Educação Superior (Sesu/MEC) e da Secretaria de Regulação e Supervisão da Educação Superior (Seres/MEC) de que faltam e são necessários estudos clinicamente comprovados envolvendo um elevado número de pacientes, além de análises minuciosas das propriedades farmacocinéticas do CBD. No mesmo documento, manifesta-se também a Coordenação de Aperfeiçoamento de Pessoal de Nível Superior (Capes). O órgão, que faz constar menção à posição do CFM e da ABP, ressalta que, embora a discussão sobre legalização e/ou descriminalização continue intensa, "há escassez de estudos científicos sólidos de longo prazo e de evidências científicas para o uso medicinal e científico da *Cannabis*". O atual cenário evidencia as pesquisas caminhando lentamente, seja devido às limitações impostas pela classificação federal da *Cannabis* como droga ilegal, seja por conta da ausência de padrões devidamente fiscalizáveis na composição química dos fármacos à base de *Cannabis*. A falta de "análises científicas baseadas em evidências", para a Capes, também é uma constatação quando o objeto são os impactos "da regularização do cultivo, distribuição, venda e consumo da maconha" em nações como Uruguai ou Canadá.[29]

A narrativa ética das evidências sobre o uso medicinal da *Cannabis* também ocorre em meio aos pesquisadores da área biomédica. Em artigo publicado em dezembro de 2019,[30] pesquisadores relataram um estudo que envolveu 123 pessoas em etapas de um, três e seis meses, para investigar a *Cannabis* como auxiliar no tratamento de dependência de cocaína. Os resultados apontam para a desconstrução de uma ideia opinativa que perdurava há mais ou menos 20 anos.[31] Ao contrário do que afirmavam algumas práticas de redução de danos, foi sugerido que a *Cannabis* não auxilia no processo de recuperação do dependente de cocaína. Tal proposição auxilia na percepção das diferenças entre evidências científicas e relatos de casos ou conjecturas sem verificação.

TRÊS CONSIDERAÇÕES E SUAS IMPLICAÇÕES ÉTICAS

1. Deve-se considerar a demanda pelo uso medicinal da *Cannabis*

A mãe que não aguardou a regulamentação para fornecer *Cannabis* para a filha com convulsões e o pai que negociou com traficantes para proporcionar alívio ao filho com câncer não são personagens de uma peça teatral, mas exemplos reais de um número cada vez maior de pessoas em busca de alternativas aos tratamentos convencionais, mesmo que elas não apresentem todas as garantias de segurança e efetividade exigidas. São essas pessoas que, após terem conhecimento de relatos ou baseadas em estudos que indicam as possibilidades terapêuticas da *Cannabis* e seus derivados, demandam dos médicos, dos políticos e dos juízes acesso a essas substâncias.

Na perspectiva biomédica, esses indivíduos estão exercendo sua autonomia ao buscar respostas para suas necessidades de saúde, a partir de seus contextos, de suas crenças, de seus valores e das informações a que têm acesso. A garantia da autonomia da pessoa na tomada de decisão sobre seu tratamento é um dos fundamentos da reflexão bioética.[32] Respeitar essa autonomia, por sua vez, é um dos princípios básicos da ética biomédica, para a qual a autonomia não deve ser vista na perspectiva ideal (teórica, perfeita, inalcançável), mas sim na da prática cotidiana. Nesse sentido, a autonomia vai ser considerada a partir do agente autônomo, cuja ação deve cumprir três condições: 1) intencionalidade; 2) entendimento; e 3) ausência de coerção e manipulação. Destas, a única que não admite variação é a primeira, ou seja, uma ação é ou intencional ou não intencional. Em relação às outras duas condições, a ação pode ter níveis de entendimento e de controle variáveis, o que indica que existem vários graus de autonomia nas ações humanas, de acordo com a situação vivenciada. É importante salientar que se está na perspectiva da prática cotidiana, na qual dificilmente a autonomia é exercida de forma plena/perfeita.[7]

O respeito à autonomia, então, é efetivado pelo reconhecimento do direito da pessoa a ter seus próprios pontos de vista, fazer suas próprias escolhas e agir de acordo com suas crenças e valores. Esse respeito envolve também, como dissemos anteriormente, a ação positiva de prover as condições para que essa pessoa possa exercer sua autonomia da melhor forma possível.[7] Desse modo, considerando esse princípio, é que pode ser justificada a atenção à crescente demanda por acesso terapêutico a *Cannabis* e seus derivados canabinoides, em especial para aquelas condições médicas que têm apresentado mais indícios de eficácia, tendo em vista encaminhamentos para estudos clínicos mais conclusivos.[33,34]

2. Não se pode flexibilizar a segurança do paciente

Entretanto, como princípio *prima facie*, o respeito à autonomia pode ser justificadamente limitado, em situações de conflito, por outras considerações éticas. O conflito ético aqui pode envolver, por exemplo, **o desejo do paciente ou seu familiar de experimentar um novo tratamento (respeito à autonomia) e o dever do médico de prestar cuidado via os melhores meios disponíveis e cientificamente reconhecidos em benefício da saúde do paciente (beneficência)**.[35] Com efeito, há evidências que comprovam a eficácia do uso de derivados de *Cannabis* para diversas condições médicas, mais especificamente para náusea e vômito associados com tratamento quimioterápico, para a falta de apetite ou a perda de peso relacionadas com a aids e, mais recentemente, para o tratamento de convulsões associadas à síndrome de Lennox-Gastaut e à síndrome de Dravet, a partir de resultados positivos de estudos clínicos randomizados.

Entretanto, para a maioria das outras condições médicas, inclusive para a dor crônica, as evidências ainda são inconclusivas ou inexistentes devido aos tipos de estudos realizados, pesquisas retrospectivas ou *survey*, ou justamente pela falta de estudos clínicos mais aprofundados e de longa duração.[33,36,37] Além disso, pesquisas têm demonstrado que o uso prolongado da *Cannabis* pode trazer uma série de riscos, os quais devem ser considerados (não maleficência), aos pacientes, como o desenvolvimento de esquizofrenia ou outras psicoses, o desenvolvimento de transtornos depressivos, maior incidência de ideação suicida e tentativas de suicídio, transtorno de ansiedade social, entre outros.[37]

3. Deve-se pensar nas implicações da liberação de medicamentos derivados da *Cannabis* no Sistema Único de Saúde brasileiro, em especial na Atenção Básica

Ao iniciar nossa imersão sob o olhar da Atenção Básica (AB), cabe relembrar que ela é composta por unidades básicas de saúde (UBS), sendo no modelo de estratégias de saúde da família (ESF) ou de unidades básicas tradicionais, com atuação multiprofissional em ambos os casos. -se por ser a porta de entrada e o contato preferencial do usuário com o SUS. Além disso, a AB é responsável pela coordenação do cuidado e a ordenação do paciente na rede de saúde. Essas características devem possibilitar a construção e a manutenção de vínculo com o usuário e com a comunidade local, uma vez que suas atividades ocorrem em territórios geográficos definidos, próximos da vida das pessoas, resultando em maior grau de capilaridade.[38]

A partir disso, considere o seguinte caso ilustrativo: a primeira crise de epilepsia de K. M., 21 anos, foi aos 4 meses de vida. Desde então, as convulsões – que chegaram a 100 em um único dia – e um coquetel de medicamentos passaram a acompanhá-lo. Do básico ao mais caro e avançado tratamento, nada surtiu efeito. As lesões encefálicas por causa das crises e da quantidade de medicamentos prejudicaram seu desenvolvimento. K. M. nunca aprendeu a falar. Sua mãe havia perdido a esperança e lidava com o constante sentimento de que seu filho poderia morrer a qualquer momento. Contudo, em 2016, em um grupo de mídias sociais, ela conheceu o caso de uma menina que tinha crises de epilepsia semelhantes às de seu filho, e que, após fazer uso medicinal de *Cannabis*, teve melhora significativa no quadro, passando três meses sem qualquer crise. Com a esperança de tratamento recuperada, mesmo sem saber direito do que se tratava, a mãe de K. M. foi até sua UBS de referência e piedosamente solicitou a prescrição de *Cannabis* medicinal ao médico que acompanhava seu filho.

Diante de possíveis situações como essa, ao refletir sobre o uso medicinal de *Cannabis* na AB, surge-nos a inquietação de predizer quais serão as possíveis implicações éticas para a operacionalização dessa prática nas UBS.

Nessa perspectiva, uma das questões éticas relacionada ao consumo medicinal da *Cannabis* está vinculada às evidências científicas seguras para o emprego dessa terapêutica. Existem sintomas que podem ser aliviados pelo uso de *Cannabis*, mas não há efetividade comprovada por investigações científicas. As pesquisas para a implantação de novos fármacos, grandes ensaios clínicos caros e demorados, devem ser organizadas e apoiadas por empresas farmacêuticas, que possuirão direitos de patente exclusivos sobre o produto pesquisado. Porém, a *Cannabis* para fins medicinais não está protegida por nenhuma patente e, assim, há pouco incentivo para as empresas farmacêuticas realizarem os ensaios clínicos efetivos. Isso coloca o médico diante de um problema ético. Em muitos casos, os médicos podem ser submetidos a usar outra medicação mais cara e talvez menos eficaz, porém com comprovação científica e aprovada pelo órgão regulador de medicamentos, comparada a uma possível prescrição de *Cannabis*. A fim de superar esse problema, grandes ensaios clínicos são necessários não apenas para procurar eficácia, mas também efeitos colaterais e potenciais resultados do uso medicinal da *Cannabis* em longo prazo.[39]

Outra situação a se considerar é o caso de pacientes com histórico de dores refratárias a métodos tradicionais que podem solicitar ao médico a prescrição de *Cannabis* para fins medicinais. Nesse caso, mesmo que possa ser legalmente aceita a recomendação de *Cannabis*, a implicação ética central envolve o desejo do paciente em buscar um novo tratamento para sua condição, exercendo o respeito à autonomia. Por sua vez, existe o dever do médico em prestar assistência com uma probabilidade razoável de beneficiar a condição do paciente, a beneficência. Essa situação passa a ser mais complexa quando refletimos sobre a segurança na realização da prescrição médica, ao considerar uma possível dificuldade do profissional em especificar a dose e a frequência da administração, bem como em fornecer ao paciente informações sobre possíveis danos associados ao seu uso, a não maleficência. Dessa forma, embora o profissional da saúde deva respeitar os desejos do indivíduo em relação ao seu tratamento, pode haver limites para a autonomia do paciente nos casos em que os benefícios e os possíveis danos de uma intervenção não sejam bem compreendidos.[40] Para possíveis situações como a citada, o desenvolvimento de diretrizes práticas para uma abordagem simplificada ao uso da *Cannabis* com fins medicinais na AB pode ser utilizada como instrumento norteador. No Canadá, um protocolo empregado para a prescrição medicinal de *Cannabis* na AB sugere seu uso como terapia complementar, após utilização de uma terapia-padrão, podendo ser indicada para o alívio da dor neuropática, da dor paliativa, de náusea e vômito decorrentes de quimioterapia.[41]

Outra perspectiva que merece destaque está ligada ao fato de a AB ser caracterizada por uma atuação em equipe multiprofissional. Assim, ao pensar no âmbito da enfermagem e seu código de ética, uma implicação ética a ser considerada está relacionada à administração de *Cannabis* com fins medicinais pelos profissionais que atuam na AB. De acordo com o Código de Ética dos Profissionais de Enfermagem, Resolução Cofen nº 564/2017, o artigo 78 proíbe: "[...] administrar medicamentos sem conhecer indicação, ação da droga, via de administração e potenciais riscos, respeitados os graus de formação do profissional".[42]

Diante da complexidade do preparo e da administração de medicamentos, é necessária a aplicação de princípios científicos que fundamentem a ação da equipe de enfermagem, como forma de prevenir e reduzir erros, entendendo que, dessa forma, vidas são preservadas. Assim, é possível inferir que, previamente à implementação da prescrição e utilização medicinal da Cannabis na AB, os profissionais de enfermagem devem passar por um processo de capacitação qualificada para o cuidado, a fim de que se sintam seguros ao prestar assistência integral para o paciente que utilize essa terapia.

Outro caso a se considerar são as prescrições que não se originam na AB, ou seja, quando o profissional da saúde se depara com o uso medicinal da Cannabis e de seus derivados canabinoides por um usuário medicado em outro nível do sistema de saúde e que mantém seu atendimento vinculado na AB. Ainda que ele esteja sendo acompanhado por serviços de nível secundário e/ou terciário, abre-se a perspectiva de pensar o tratamento de pacientes que estão ou retornam para suas residências durante o processo terapêutico de cuidado na AB. Mesmo sendo atendido em outros serviços de saúde, o usuário continua vinculado à sua unidade básica de origem, demandando dos profissionais que atuam na AB uma capacitação com visão panorâmica, exercendo um cuidado qualificado, empático e livre de julgamentos.

Dessa forma, ao refletirmos sobre as possíveis implicações éticas relacionadas ao uso da Cannabis medicinal na AB, podemos analisá-las sob duas perspectivas: garantia à segurança do paciente e capacitação profissional para o cuidado.

CONSIDERAÇÕES FINAIS

A ética biomédica, em seus mais de 40 anos de existência, tem-se mostrado como uma valiosa ferramenta para a tomada de decisão em saúde, em especial por seu direcionamento para a prática profissional. No contexto atual, no qual há aumento do interesse pelo uso medicinal da Cannabis e de seus derivados canabinoides, acompanhado pelo crescimento nos tipos de condições médicas para as quais as pessoas estão usando essas substâncias sem as necessárias garantias de segurança e efetividade, a ética biomédica oferece um conjunto de princípios que auxiliam no encaminhamento das diversas perspectivas envolvidas e propiciam fundamentos para as decisões em saúde, com resolutividade e efetividade, colaborando com a prática profissional.

As situações éticas são oriundas dessa prática. Assim, ao refletirmos sobre a implementação da terapia com Cannabis medicinal no Brasil, podemos predizer que essa prática passará por problemas éticos que vão além de sua regulamentação para prescrição e uso, e que terão de ser enfrentados. As evidências científicas efetivas representam um pilar que precisa de consolidação. Ensaios clínicos são necessários, não apenas para comprovar a eficácia, mas também para indicar dosagem e administração seguras, que maximizem o potencial terapêutico da substância, minimizando possíveis efeitos adversos – como é exigido para qualquer medicamento regularmente disponível para prescrição.

Essa implicação científica reflete diretamente na execução segura da prescrição médica, que é analisada sob duas perspectivas. A primeira está relacionada à segurança do profissional médico em realizar a prescrição adequada da terapia. A segunda diz respeito à vontade do paciente em ter acesso à Cannabis medicinal como alternativa aos tratamentos tradicionais, exercendo, assim, o princípio do respeito à autonomia.

Essa ação, o respeito à autonomia, tem como agentes o paciente e o profissional da saúde. Assim, o profissional responsável por orientar sobre a terapia ou por administrar essa medicação deve sentir-se seguro e capacitado para tal cuidado. Como essa terapia gradativamente vem ganhando forças, cabe pensar como está a capacitação dos profissionais para esse cuidado. Esse movimento reflete diretamente na segurança do paciente e do profissional da saúde que o atende, bem como na efetividade de um sistema de saúde que garanta acesso ao melhor tratamento indicado, o que pressupõe o princípio da justiça.

Dessa forma, entendidos como desafios da prática profissional, os problemas éticos não podem ser solucionados por meio de receitas prontas. Eles requerem permanente diálogo entre as partes envolvidas: pacientes e seus familiares, profissionais da saúde, pesquisadores, legisladores, juristas e comunicadores. Cada um tem o seu dever e a sua responsabilidade nessa discussão. Finalizamos com as recomendações recentemente publicadas na revista *Der Schmerz* sobre a *Cannabis*:

> [...] as associações médicas fazem o seguinte apelo aos jornalistas: relatar os benefícios e riscos médicos de medicamentos à base de *Cannabis* de maneira equilibrada. Para os médicos: prescrever medicamentos à base de maconha com cautela; preferir medicamentos regularmente registrados a *Cannabis in natura*. Para os políticos: considerar os dados de acordo com os padrões da medicina baseada em evidências ao tomar decisões e fornecer apoio financeiro para pesquisas médicas sobre medicamentos à base de *Cannabis* [...].[43]

REFERÊNCIAS

1. United Nations Office on Drugs and Crime. World Drug Report 2020. Vienna: UNODC; 2020 [capturado em 14 jul. 2020]. Disponível em: https://wdr.unodc.org/wdr2020/
2. Organização das Nações Unidas. Declaração Universal dos Direitos Humanos [Internet]. Rio de Janeiro: ONU; 2009 [capturado em 22 maio 2020]. Disponível em: https://nacoesunidas.org/wp-content/uploads/2018/10/DUDH.pdf.
3. Brasil. Supremo Tribunal Federal. Recurso Extraordinário nº 635659 [Internet]. Relator: Min. Gilmar Mendes. Brasília: STF; 2011 [capturado em 22 maio 2020].
4. Brasil. Lei nº 11.343, de 23 de agosto de 2006 [Internet]. Brasília: Presidência da República; 2006 [capturado em 22 maio 2020]. Disponível em: http://www.planalto.gov.br/ccivil_03/_ato2004-2006/2006/lei/l11343.htm.
5. Brasil. Ministério da Saúde. Portaria nº 344, de 12 de maio de 1998 [Intenet]. Brasília: MS; 1998 [capturado em 22 maio 2020]. Disponível em: https://bvsms.saude.gov.br/bvs/saudelegis/svs/1998/prt0344_12_05_1998_rep.html.
6. Agência Nacional de Vigilância Sanitária. Resolução da Diretoria Colegiada – RDC nº 327, de 9 de dezembro de 2019 [Internet]. Brasília: ANVISA; 2019 [capturado em 22 maio 2020]. Disponível em: http://portal.anvisa.gov.br/documents/10181/5533192/RDC_327_2019_.pdf/db3ae185-6443-453d-805d-7fc174654edb.
7. Beauchamp TL, Childress JF. Principles of biomedical ethics. 7th ed. New York: Oxford; 2013.
8. Rauprich O, Vollmann J. 30 years principles of biomedical ethics: introduction to a symposium on the 6th edition of tom l beauchamp and james f childress' seminal work. J Med Ethics. 2011;37(8):454-5.
9. Booth M. Cannabis: a history. New York: Picador; 2005.
10. Detynjecki K, Hirsch LJ. Cannabidiol for epilepsy: trying to see through the haze. Lancet Neurol. 2016;15(3):235-7.
11. Parfitt T. Will the UK legalise cannabis? After Canada makes marijuana legal, what is the current regulation? [Internet]. Independent; 2018 [capturado em 22 maio 2020]. Disponível em: https://www.independent.co.uk/news/uk/home-news/uk-cannabis-uk-legalise-weed-canada-marijuana-what-drug-laws-britain-a8589681.html.
12. Conselho Federal de Medicina. Resolução CFM nº 2.113, de 16 de dezembro de 2014 [Internet]. Brasília: CFM; 2014 [capturado em 22 maio 2020]. Disponível em: https://portal.cfm.org.br/canabidiol/index.php.
13. Conselho Federal de Medicina. CFM e ABP pedem revogação de atos que podem liberar o cultivo da maconha no País [Internet]. Brasília: CFM; 2019 [capturado em 22 maio 2020]. Disponível em: https://portal.cfm.org.br/index.php?option=com_content&view=article&id=28296:2019-06-13-23-06-04&catid=3.
14. Carvalho VM, Brito MS, Gandra M. Mães pela cannabis medicinal em um Brasil aterrorizado entre luzes e fantasmas. Forum Soc [Internet]. 2017;30 [capturado em 22 maio 2020]. Disponível em: http://journals.openedition.org/sociologico/1747.
15. Baptista R. Maconha medicinal coloca governo e famílias de pacientes em lados opostos [Internet]. Brasília: Agência Senado; 2019 [capturado em 22 maio 2020]. Disponível em: https://www12.senado.leg.br/noticias/materias/2019/07/09/maconha-medicinal-coloca-governo-e-familias-de-pacientes-em-lados-opostos.
16. BBC News Brasil. Maconha medicinal: a história da família que mudou a lei na Austrália [Internet]. São Paulo: BBC News Brasil; 2019 [capturado em 22 maio 2020]. Disponível em: https://www.bbc.com/portuguese/internacional-48831090.

17. Furlaneto A, Almeida A. Aumenta demanda por cannabis medicinal no país, mas regulamentação está parada [Internet]. O Globo; 2019 [capturado em 22 maio 2020]. Disponível em: https://oglobo.globo.com/sociedade/aumenta-demanda-por-cannabis-medicinal-no-pais-mas-regulamentacao-esta-parada-23574823.
18. Pivetta M. A prova final da fosfoetanolamina. Rev Fapesp. 2016;243:17-23.
19. Universidade de São Paulo. Estudo no Icesp sugere que fosfoetanolamina não é eficiente contra o câncer [Internet]. São Paulo: USP; 2017 [capturado em 22 maio 2020]. Disponível em: https://jornal.usp.br/ciencias/ciencias-da-saude/estudo-no-icesp-sugere-que-fosfoetanolamina-nao-e-eficiente-contra-o-cancer/.
20. Hussain SA, Zhou R, Jacobson C, Weng J, Cheng E, Lay J, et al. Perceived efficacy of cannabidiol-enriched cannabis extracts for treatment of pediatric epilepsy: a potential role for infantile spasms and Lennox-Gastaut syndrome. Epilepsy Behav. 2015;47:138-41.
21. Galve-Roperh I, Sánchez C, Cortés ML, Gómez del Pulgar T, Izquierdo M, Guzmán M. Anti-tumoral action of cannabinoids: involvement of sustained ceramide accumulation and extracellular signal-regulated kinase activation. Nat Med. 2000;6(3):313-9.
22. Velasco G, Sánchez C, Guzmán M. Anticancer mechanisms of cannabinoids. Curr Oncol. 2016; 23(Suppl 2):S23-32.
23. Campos AC, Fogaça MV, Scarante FF, Joca SRL, Sales AJ, Gomes FV, et al. Plastic and neuroprotective mechanisms involved in the therapeutic effects of cannabidiol in psychiatric disorders. Front Pharmacol. 2017;8:269.
24. Vigil JM, Stith SS, Diviant JP, Brockelman F, Keeling K, Hall B. Effectiveness of raw, natural medical cannabis flower for treating insomnia under naturalistic conditions. Medicines. 2018;5 (3):75.
25. Stith SS, Vigil JM, Brockelman F, Keeling K, Hall B. Patient-reported symptom relief following medical cannabis consumption. Front Pharmacol. 2018;9:916.
26. Stith SS, Vigil JM. Federal barriers to cannabis research. Science. 2016;352(6290):1182.
27. World Health Organization. WHO expert committee on drug dependence: fortieth report. Geneva: WHO; 2018.
28. Agência Nacional de Vigilância Sanitária. Voto nº 92/2019/QUARTA DIRETORIA/ANVISA/2019/SEI/ DIRE4/ANVISA [Internet]. Brasília: ANVISA; 2019 [capturado em 22 maio 2020]. Disponível em: http://portal.anvisa.gov.br/documents/2857848/5680794/SEI_25351.421833_2017_76-1.pdf/25404443-60ff-44e0-acb8-772e57a79c69.
29. Agência Nacional de Vigilância Sanitária. Voto nº 039/2019/2019/SEI/DIRE5/ANVISA [Internet]. Brasília: ANVISA; 2019 [capturado em 22 maio 2020]. Disponível em: http://portal.anvisa.gov.br/documents/2857848/5680794/Voto+-0392019DIRE5.pdf/c8ac5255-6c5a-4a37-add8-ac47b8f61556.
30. Oliveira Junior HP, Gonçalves PD, Ometto M, Santos B, Malbergier A, Amaral R, et al. Distinct effects of cocaine and cocaine + cannabis on neurocognitive functioning and abstinence: a six-month follow-up study. Drug Alcohol Depend. 2019;205:107642.
31. Alvim M. Em vez de reduzir danos, maconha pode piorar vício em cocaína e crack, diz estudo brasileiro [Internet]. São Paulo: BBC News Brasil; 2020 [capturado em 22 maio 2020]. Disponível em: https://www.bbc.com/portuguese/geral-51114635
32. Childress JF. The place of autonomy in bioethics. Hastings Cent Rep. 1990;20(1):12-7.
33. Hill KP. Medical use of cannabis in 2019. JAMA. 2019;322(10):974-5.
34. Boyd AJ. Medical marijuana and personal autonomy. John Marshall Law Rev. 2004;37(4):1253-88.
35. Conselho Federal de Medicina. Código de ética médica: resolução CFM nº 2.217, de 27 de setembro de 2018, modificada pelas Resoluções CFM nº 2.222/2018 e 2.226/2019 [Internet]. Brasília: CFM; 2019 [capturado em 22 maio 2020]. Disponível em: http://portal.cfm.org.br/images/PDF/cem2019.pdf.
36. Abrams DI. The therapeutic effects of Cannabis and cannabinoids: an update from the National Academies of Sciences, Engineering and Medicine report. Eur J Intern Med. 2018;49:7-11.
37. National Academies of Sciences, Engineering, Medicine. The health effects of cannabis and cannabinoids: the current state of evidence and recommendations for research. Danvers: The National Academies Press; 2017.

38. Brasil. Ministério da Saúde. Portaria nº 2.436 de 21 de setembro de 2017 [Internet]. Brasília: MS; 2017 [capturado em 22 maio 2020]. Disponível em: https://bvsms.saude.gov.br/bvs/saudelegis/gm/2017/prt2436_22_09_2017.html.
39. Sagy I, Peleg-Sagy P, Barski L, Zeller L, Jotkowitz A. Ethical issues in medical cannabis use. Eur J Intern Med. 2018;49:20-2.
40. Liszewski W, Stoff BK, Farah RS. The ethics of medical marijuana in dermatology. J Am Acad Dermatol. 2018;78(3):634-6.
41. Allan GM, Ramji J, Perry D, Ton J, Beahm NP, Crisp N, et al. Simplified guideline for prescribing medical cannabinoids in primary care. Can Fam Physician. 2018;64(2):111-20.
42. Conselho Federal de Enfermagem. Resolução COFEN nº 564, de 6 de dezembro de 2017 [Internet]. Brasília: COFEN; 2017 [capturado em 22 maio 2020]. Disponível em: http://www.cofen.gov.br/resolucao-cofen-no-5642017_59145.html.
43. Häuser W, Hoch E, Petzke F, Thomasius R, Radbruch L, Batra A, et al. Medicinal cannabis and cannabis-based medication: an appeal to physicians, journalists, health insurances, and politicians for their responsible handling. Schmerz. 2019;33(5):466-70.

17

MACONHA E SAÚDE SEXUAL

Manoel Antônio dos Santos | Sandra Cristina Pillon
Ronaldo Laranjeira | Alessandra Diehl

Só recentemente os direitos à saúde sexual e reprodutiva foram reconhecidos, uma conquista histórica decorrente da luta política pela cidadania e pelos direitos humanos.[1] A saúde sexual pode ser definida como a habilidade de mulheres e homens para desfrutar e **expressar sua sexualidade de forma positiva, informada e segura, livre de qualquer constrangimento, violência e coerção, sem risco de contrair infecções sexualmente transmissíveis (ISTs) e de ter uma gestação não desejada.**[2] Considerando esses pressupostos, entende-se que o atendimento às demandas por cuidado à saúde sexual e reprodutiva deve ser um compromisso explícito das políticas públicas na perspectiva da integralidade. Um dos desafios enfrentados nessa área é garantir os direitos à saúde sexual e reprodutiva em determinadas situações sensíveis, como a envolvendo o uso abusivo de drogas, sobretudo aquelas que estão muito disseminadas na população e que têm alta prevalência de consumo, como a maconha.

Apesar de a maconha ser a droga ilícita mais consumida em escala global, poucos estudos têm examinado os efeitos de seu uso na saúde sexual de homens e mulheres. As lacunas no conhecimento são notórias também no que diz respeito a examinar as associações entre o consumo da substância e os diversos fenômenos relacionados ao comportamento sexual, como número de parceiros sexuais, uso de preservativo, exposição a outros fatores de risco[3-5] e experiências sexuais de jovens e adultos (p. ex., idade de iniciação sexual e expectativa de uso da droga durante a atividade sexual).[6] Na verdade, existem muitos mitos relacionados aos supostos benefícios ou prejuízos causados pela maconha na vida sexual de pessoas que a consomem.[7-9]

Por esses motivos, considerando a alta prevalência do consumo de *Cannabis* e as possíveis relações entre o uso regular e o desenvolvimento de efeitos potencialmente prejudiciais à saúde sexual, é necessário um investimento renovado de recursos de pesquisa para produzir conhecimentos mais aprofundados e desenhar novos estudos clinicamente orientados que examinem o efeito dessa substância na saúde sexual.[8,10]

Neste capítulo, revisaremos a literatura científica disponível sobre o tema, bem como analisaremos o mais recente banco de dados do II Levantamento Nacional de Álcool e Drogas (Lenad II), conduzido em 2012 pela Universidade Federal de São Paulo (Unifesp), a fim de sintetizar os principais resultados e conceitos atuais sobre a associação entre maconha e saúde sexual.

DADOS EPIDEMIOLÓGICOS SOBRE O USO DE MACONHA E VARIÁVEIS RELACIONADAS AO COMPORTAMENTO SEXUAL NO BRASIL

Para delinear o panorama epidemiológico sobre uso de *Cannabis* e comportamento sexual na população brasileira, foram consultados os dados do Lenad II, de 2012.[11] A amostra total (N = 4607) foi igualmente dividida entre mulheres e homens, adultos jovens com média de idade de 35,8 anos (desvio-padrão = 18,8), com amplitude etária de 14 a 99 anos, raça branca, casados ou em união consensual, com baixo nível de escolaridade (≤ 8 anos), que professavam a religião católica, trabalhavam, com renda de até dois salários-mínimos (unidade de salário-mínimo = R$ 545,00, em 2012) e classe social C.

Quanto às características sociodemográficas dos indivíduos que fizeram uso de maconha (na vida) na população brasileira (N = 238; 5,2%), destaca-se o sexo masculino (8,2%), jovens com idade entre 18 e 26 anos (9,2%), que se autodeclararam da raça negra (7,4%), solteiros, com maiores níveis de escolaridade (≥ 13 anos; 7,4%), que professavam outras religiões, trabalhavam (7,2%) e foram categorizados como da classe social A (13,9%), segundo critérios adotados pelo Instituto Brasileiro de Geografia e Estatística (IBGE). Destaca-se que a renda salarial não se diferenciou entre os usuários e os não usuários de maconha (ver Tab. 17.1).[11]

A maconha é a primeira droga ilícita mais utilizada por jovens e adultos em diversos países. A prevalência do seu uso tem sido maior entre indivíduos mais jovens, que são mais vulneráveis a se envolver em comportamentos sexuais de risco quando engajados em

TABELA 17.1 | Variáveis sociodemográficas em indivíduos que fizeram uso de maconha na vida no Brasil

		MACONHA (N [%])			
		SIM	NÃO	TOTAL	VALOR DE p
		238 (5,2)	4.369 (94,8)	4.607 (100)	
Sexo	Homem	**169 (8,2)**	1.901 (91,8)	2.070 (100)	$\chi^2(1) = 68,97$ $p < 0,001$
	Mulher	69 (2,7)	2.468 (97,3)	2.537 (100)	
Faixa etária	14-17 anos	43 (3,7)	1.114 (96,3)	1.157 (100)	$\chi^2(3) = 50,18$ $p < 0,001$
	18-25 anos	**54 (9,2)**	531 (90,8)	585 (100)	
	26-59 anos	134 (6)	2.084 (94)	2.218 (100)	
	> 60 anos	7 (1,1)	640 (98,9)	647 (100)	
Raça	Branca	97 (5,3)	1.731 (94,7)	1.828 (100)	$\chi^2(3) = 9,59$ $p = 0,022$
	Negra	**42 (7,4)**	528 (92,6)	570 (100)	
	Parda	90 (4,3)	1.984 (95,7)	2.074 (100)	
	Outras	9 (7,1)	117 (92,9)	126 (100)	

(Continua)

(Continuação)

		MACONHA (N [%])			
		SIM	NÃO	TOTAL	VALOR DE p
		238 (5,2)	4.369 (94,8)	4.607 (100)	
Estado civil	Solteiro	**109 (5,7)**	1.798 (94,3)	1.907 (100)	χ2(3) = 8,14 p = 0,043
	Casado	109 (5,1)	2.011 (94,9)	2.120 (100)	
	Viúvo	5 (1,7)	284 (98,3)	289 (100)	
	Separado/divorciado	15 (5,2)	276 (94,8)	291 (100)	
Escolaridade (anos de estudo)	≤ 8 anos	84 (4,1)	1.960 (95,9)	2.044 (100)	χ2(2) = 13,87 p < 0,001
	9-12 anos	87 (5,3)	1.570 (94,7)	1.657 (100)	
	≥ 13 anos	**67 (7,4)**	839 (92,6)	906 (100)	
Religião	Católica	119 (4,1)	2.769 (95,9)	2.888 (100)	χ2(3) = 66,31 p < 0,001
	Evangélica	49 (4,4)	1.059 (95,6)	1.108 (100)	
	Outra	**10 (9,1)**	100 (90,9)	110 (100)	
	Nenhuma	**58 (12,9)**	390 (87,1)	448 (100)	
Ocupação	Trabalha	**171 (7,2)**	2.206 (92,8)	2.377 (100)	χ2(2) = 41,22 p < 0,001
	Não estuda e não trabalha	39 (3,0)	1.245 (97,0)	1.284 (100)	
	Estuda	28 (3,0)	918 (97,0)	946 (100)	
Classe social (IBGE)	A	**21 (13,9)**	130 (86,1)	151 (100)	χ2(4) = 28,01 p < 0,001
	B	67 (5,6)	1.119 (94,4)	1.186 (100)	
	C	106 (4,9)	2.054 (95,1)	2.160 (100)	
	D	33 (3,8)	844 (96,2)	877 (100)	
	E	11 (4,7)	221 (95,3)	232 (100)	
Renda salarial	≤ 2 SM	31 (3,7)	812 (96,3)	843 (100)	χ2(2) = 6,39 p = 0,134
	3-5 SM	43 (5,8)	704 (94,2)	747 (100)	
	> 5 SM	34 (5,2)	623 (94,8)	657 (100)	

SM: salário-mínimo.
Nota: Teste qui-quadrado; valor de p ≤ 0,05.
Fonte: Elaborada com base em Laranjeira.[11]

outras formas de comportamento problemático, incluindo o consumo de *Cannabis*.[12]

A prevalência de uso de maconha na vida foi de 5,2% (N = 238), lembrando que a amostra total foi composta por 4.607 indivíduos.[11] Desses usuários, quase metade (N = 110 [46,2%]) havia usado a substância no ano anterior à pesquisa. O primeiro uso ocorreu na adolescência, sendo a média de idade da iniciação à droga aos 18,8 anos (± 5 anos), variando entre 11 e 50 anos.

Em 2019, os níveis anuais de prevalência de maconha foram, respectivamente, 11,8, 28,8 e 35,7% para os alunos da 8ª, 10ª e 12ª séries dos Estados Unidos. Embora tenha havido alguma variação ascendente na prevalência nas séries mais baixas ao longo da vida, anual e em 30 dias, nenhuma dessas mudanças foi significativa. No entanto, as taxas diárias de maconha aumentaram significativamente nas séries mais baixas e foram de 1,3, 4,8 e 6,4% para os alunos da 8ª, 10ª e 12ª séries.[13] Esse consumo foi associado a problemas de saúde sexual, como o diagnóstico de IST[14] e maior número de parceiros sexuais.[15]

USO DE MACONHA E COMPORTAMENTOS SEXUAIS

Vários estudos que investigam a associação entre comportamentos sexuais de risco com uso de substâncias foram conduzidos entre usuários de álcool, cocaína e opioides.[16] **Existem poucos estudos disponíveis que avaliaram exclusivamente os comportamentos sexuais e de risco em usuários de maconha.** A maioria das outras pesquisas foi realizada com amostras de indivíduos em tratamento para dependência química, além daquelas que avaliaram os comportamentos sexuais na população geral, mas não incluíram questões relacionadas ao consumo de substâncias.[16]

De modo geral, as investigações deram ênfase principalmente às questões relacionadas ao uso de álcool e à exposição a comportamentos sexuais e de risco, no entanto, é importante entender melhor o papel que o consumo de maconha tem na determinação desses comportamentos.

Um estudo realizado com bebedores de risco infectados por HIV na Rússia, em comparação com não usuários de álcool, identificou que aqueles que faziam uso atual ou recente de *Cannabis* eram mais propensos a relatar vários parceiros sexuais, mas não mais episódios de sexo desprotegido.[17] Outra pesquisa identificou que os indivíduos que usavam concomitantemente álcool e maconha percebiam menos risco de danos em relação ao sexo desprotegido.[18]

Outro resultado importante foi que, entre os usuários de maconha, 7,5% nunca haviam usado preservativos em suas relações sexuais. Nesse sentido, a evidência mostra que o consumo da substância é relativamente comum entre pessoas sexualmente ativas e adultas, populações consideradas em risco de contrair doenças devido à prática de sexo desprotegido.[12] Além disso, indivíduos com teste positivo para uso recente de maconha apresentaram menores chances de usar preservativos de forma consistente nos últimos seis meses e maiores de nunca terem usado preservativos nos últimos 30 dias. Também tinham maior probabilidade de apresentar testes positivos para gonorreia ou clamídia,[19] além de evidências que relacionaram o uso de maconha a ISTs em adolescentes[20] e adultos jovens.[21]

Jovens que se autoidentificam como LGBs envolvem-se em maior uso de substâncias e em iniciação sexual precoce mais do que os heterossexuais. Contudo, não há evidências suficientes na literatura para determinar se essa tendência acaba por se nivelar com o avanço da idade, pois faltam estudos longitudinais que examinem questões de uso de substâncias nessas populações. Desse modo, não se sabe como os padrões de consumo mudam ao longo do tempo e se o uso maior em relação aos jovens heterossexuais diminui à medida que os jovens LGBs amadurecem na idade adulta.[22] Um estudo com homens afro-americanos que faziam sexo com homens[23] mostrou que o consumo de *Cannabis* em geral e no contexto do sexo estava relacionado ao aumento da participação em atividade sexual sem preservativo, e tal associação permaneceu ao ser ajustada para o uso de outras drogas e no mesmo contexto.

Entre os usuários de maconha, pouco mais de um terço havia vivenciado situações de prostituição na infância e 16,7% sofreram abuso sexual ainda na infância; um a cada 10 usuários foram vítimas de estupro em algum momento da vida.

Quando comparados os comportamentos relacionados a ISTs e comportamentos sexuais de risco na amostra, foram observados maiores percentuais em usuários de maconha. Foram obtidas diferenças com valores estatisticamente significativos na maioria das variáveis avaliadas, com exceção de ISTs no último mês (ver Tab. 17.2).

TABELA 17.2 | Informações sobre comportamentos sexuais em pessoas que fizeram uso de maconha na vida no Brasil

		MACONHA (N [%])			
		SIM	NÃO	TOTAL	VALOR DE p
		238 (5,2)	4.369 (94,8)	4.607 (100)	
Teste HIV (na vida)	Sim	**56 (8,5)**	599 (91,5)	655 (100)	$\chi 2(1) = 17,72$ $p < 0,001$
	Não	182 (4,6)	3.762 (95,4)	3.944 (100)	
HIV (positivo)	Sim	**3 (20)**	12 (80)	15 (100)	$\chi 2(1) = 6,96$ $p = 0,008$
	Não	212 (5)	4.012 (95)	4.224 (100)	
HIV positivo e/ou IST na vida	Sim	**9 (17,6)**	42 (82,4)	51 (100)	$\chi 2(1) = 16,95$ $p < 0,001$
	Não	206 (4,9)	3.982 (95,1)	4.188 (100)	
IST (últimos 12 meses)	Sim	**2 (14,3)**	12 (85,7)	14 (100)	$\chi 2(1) = 2,38$ $p = 0,123$
	Não	236 (5,1)	4.357 (94,9)	4.593 (100)	
IST (na vida)	Sim	**6 (15)**	34 (85)	40 (100)	$\chi 2(1) = 7,96$ $p = 0,005$
	Não	232 (5,1)	4.335 (94,9)	4.567 (100)	
Tem e faz tratamento para IST e HIV	Sim	**9 (16,7)**	45 (83,3)	54 (100)	$\chi 2(1) = 14,75$ $p < 0,001$
	Não	229 (5)	4.324 (95)	4.553 (100)	
Uso de preservativo	Nunca usa	**122 (7,5)**	1.496 (92,5)	1618 (100)	$\chi 2(1) = 18,29$ $p < 0,001$
	Usa	104 (4,4)	2.281 (95,6)	2.385 (100)	
Orientação sexual	Heterossexual	208 (5,1)	3.839 (94,9)	4047 (100)	$\chi 2(1) = 14,11$ $p < 0,001$
	Homossexual	**19 (12)**	139 (88)	158 (100)	
Prostituição na infância	Sim	**21 (36,2)**	37 (63,8)	58 (100)	$\chi 2(1) = 111,83$ $p < 0,001$
	Não	208 (4,9)	4.053 (95,1)	4.261 (100)	

(Continua)

(Continuação)

		MACONHA (N [%])			
		SIM	NÃO	TOTAL	VALOR DE p
		238 (5,2)	4.369 (94,8)	4.607 (100)	
Abuso sexual na infância	Sim	35 (16,7)	175 (83,3)	210 (100)	$\chi2(1) = 58,22$ $p < 0,001$
	Não	198 (4,7)	4.050 (95,3)	4.248 (100)	
Estupro	Sim	12 (11,2)	95 (88,8)	107 (100)	$\chi2(1) = 7,74$ $p = 0,005$
	Não	214 (5,1)	3.962 (94,9)	4.176 (100)	

HIV: vírus da imunodeficiência humana; IST: infecção sexualmente transmissível.
Nota: Teste qui-quadrado; valor de p ≤ 0,05.
Fonte: Laranjeira.[11]

DISFUNÇÃO SEXUAL

Para abordamos as disfunções sexuais identificadas em usuários de maconha, é preciso entender as fases envolvidas no ciclo da resposta sexual humana. Os pioneiros nesse campo de pesquisa foram William Masters e Virginia Johnson,[24] que descreveram o ciclo de resposta sexual nas seguintes fases: excitação, platô, orgasmo e resolução (Fig. 17.1).

Algum tempo mais tarde, em 1974, Helen Kaplan propôs a importância do estágio do desejo para que haja engajamento sexual, observando o seguinte esquema: desejo, excitação, orgasmo e resolução.[25] Já os sexólogos brasileiros Mabel e Ricardo Cavalcanti propuseram outro esquema:[26]

- **Apetência:** fase subjetiva, em que há resposta a um estímulo, caracterizada pelo desejo ou apetência sexual.
- **Excitação:** resposta fisiológica (ereção no homem e tumescência e lubrificação na mulher).

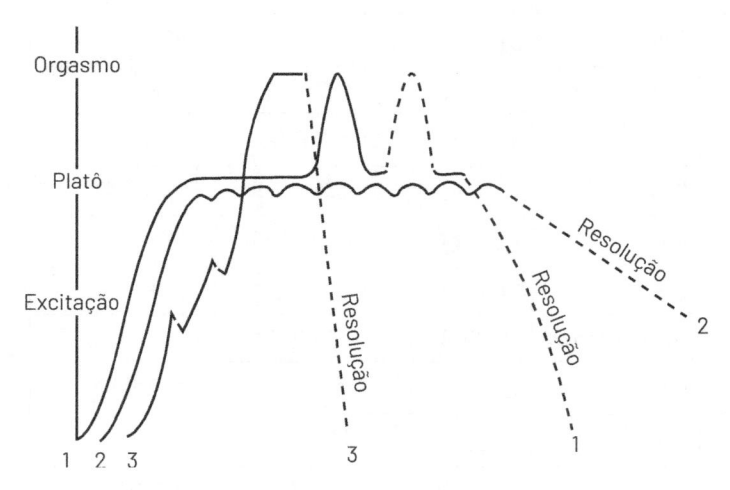

FIGURA 17.1 | Ciclo de resposta sexual.
Fonte: Elaborada com base em Masters e Johnson.[24]

- **Orgasmo:** contrações musculares reflexas e sensação de clímax do prazer sexual.
- **Relaxamento:** retorno progressivo do organismo às condições basais, com relaxamento muscular e descongestão sanguínea.

Cabe mencionar também que, para a pesquisadora canadense Rosemary Basson, o ciclo de resposta sexual feminino deve ser compreendido diferentemente do ciclo dos homens, uma vez que, nas mulheres, a intimidade emocional é extremamente relevante, promovendo a saída do estágio de neutralidade sexual para, então, sob estímulos apropriados, ocorrer o engajamento na atividade sexual.[27]

A disfunção sexual é definida como um "bloqueio" parcial ou total da resposta psicofisiológica, ou seja, entre uma fase e outra do ciclo de resposta sexual.[26] Se o bloqueio ocorre entre o estímulo e a apetência/o desejo, o quadro é definido como disfunção de apetência ou desejo hipoativo. A disfunção de excitação ocorre quando existe um bloqueio entre a apetência e a excitação (disfunção erétil no homem e alterações na lubrificação vaginal na mulher). A disfunção orgástica é a ausência de orgasmo ou anorgasmia. É importante ressaltar que, no homem, o orgasmo geralmente coincide com a ejaculação e, assim, tem-se as disfunções ejaculatórias (ejaculação rápida ou precoce, e ejaculação bloqueada ou retardada). Outras disfunções são a dispareunia (dor na relação sexual) e o vaginismo (contração involuntária da vagina, que impede a penetração). Vale lembrar que, para ser considerada, de fato, uma síndrome clínica de disfunção sexual, os sintomas devem estar presentes por um período igual ou superior a seis meses.[16]

Essas terminologias estão em processo de modificação, sendo que algumas já foram incorporadas na 5ª edição do *Manual diagnóstico e estatístico de transtornos mentais* (DSM-5) e outras serão incluídas na nova *Classificação estatística internacional de doenças e problemas relacionados à saúde* (CID-11), na qual está sendo proposta uma categoria única para as disfunções sexuais, ou seja, uma classificação unificada de disfunções sexuais sem os subitens orgânico e não orgânico, eliminando, assim, a falsa dicotomia entre mente e corpo. Também existe a tentativa de unificar as disfunções sexuais masculinas e femininas, quando possível. Acredita-se que isso possa reduzir o estigma e incentivar a busca por tratamento. Assim, a categoria requer uma nova divisão e, provavelmente, sairá do Capítulo V (Transtornos mentais e comportamentais). Está sendo sugerido um novo capítulo exclusivo para questões de saúde sexual e condições relacionadas. Também está sendo proposta a remoção das categorias "aversão sexual" e "falta de prazer sexual", as quais estão arraigadas à velha noção de "frigidez" feminina.[16,28,29]

A disfunção sexual é um transtorno muito comum e prevalente na população geral e pode se tornar crônica,[30,31] em especial em pessoas que fazem uso de substâncias.[32] A disfunção sexual está associada a baixa autoestima, sintomas depressivos, prejuízo na qualidade de vida e declínio na saúde física. Esses problemas podem ser um gatilho para a recaída da droga, muitas vezes percebida pelo usuário como benéfica para alcançar sua resposta sexual.[33,34]

Em relação às disfunções sexuais e ao uso de maconha, **estudos examinando os efeitos do consumo dessa substância na função sexual masculina têm sido limitados em qualidade e quantidade. A maioria dos resultados é conflitante e contraditória.** Enquanto algumas pesquisas delinearam os efeitos benéficos da *Cannabis* na melhora da função erétil, outras não comprovaram tal associação.[8]

O dano endotelial precoce de artérias penianas parece induzido pelo uso crônico de *Cannabis* (e pela ativação do sistema endocanabinoide), sendo que a resistência à insulina pode ser a marca registrada desse quadro, podendo concorrer para determinar a disfunção erétil vascular na ausência de obesidade. Estudos adicionais são necessários para estabelecer uma relação direta entre abuso de maconha, início da resistência à insulina e desenvolvimento de disfunção erétil vascular.[35]

DESEMPENHO SEXUAL

Um estudo do tipo *survey* desenvolvido por pesquisadores da Harvard University, com mais de 50 mil indivíduos entre 25 e 45 anos, compilou informações sobre a frequência de relações sexuais nas quatro semanas que antecederam a aplicação do questionário e com que frequência os respondentes fumaram maconha durante os últimos 12 meses.[36] Entre os homens, 24,5% afirmaram ter usado a substância, tendo feito sexo 7,1 vezes, em média, durante as quatro últimas semanas. Entre aqueles que não consumiram a substância, esse número caiu para 6 vezes. Já entre as mulheres, a porcentagem de usuárias foi de 14,5%, sendo que fizeram sexo 6,9 vezes, em média, *versus* 5,6 para as abstêmias. Esses resultados contrariam a crença largamente difundida – e que foi defendida por muito tempo, inclusive por profissionais da saúde – de que consumir maconha diminui o desejo/a motivação e prejudica o desempenho sexual. A pesquisa traz evidências de que essa noção não só está equivocada, como a realidade mostra exatamente o contrário. **Encontrou-se correlação positiva entre frequência do uso de *Cannabis* e frequência de intercurso sexual. Assim, os dados apontam que o consumo regular da droga não parece prejudicar a motivação sexual.**

O referido estudo não estabeleceu uma conexão causal entre o uso da maconha e a atividade sexual, embora os resultados sejam sugestivos nesse sentido. A tendência geral encontrada por Sun e Eisenberg[36] foi observada em indivíduos de ambos os sexos e de todas as raças, idades, níveis educacionais, condições socioeconômicas, religiões e *status* de saúde, independentemente se eram casados ou solteiros e se tinham filhos ou não. Em todos os casos, a frequência sexual cresceu de forma constante conforme o aumento do consumo da substância. Os pesquisadores descartaram a hipótese de que os usuários de maconha apresentariam uma tendência à menor inibição. Se essa explicação fosse plausível, números semelhantes seriam encontrados entre usuários de cocaína ou álcool, por exemplo, fato que não foi observado.

Em síntese, tal pesquisa enfraquece a noção corrente no senso comum, e dominante entre profissionais da saúde, de que o uso crônico de *Cannabis* diminui o desejo sexual e prejudica a *performance*. Recomenda-se que mais investigações nesse campo sejam desenvolvidas, com amostras também representativas e em outras culturas, a fim de confirmar ou não os achados de Sun e Eisenberg.[36]

COMPORTAMENTOS E EXPERIÊNCIAS SEXUAIS: DIMENSÕES TEÓRICO-CONCEITUAIS

O conceito de "comportamento sexual" emergiu há menos de um século, mais exatamente a partir da década de 1930, com a investigação científica pioneira de Alfred Kinsey.[37] Até então, poucos estudos haviam sido feitos em relação às práticas sexuais e suas dimensões constitutivas com um viés não moralista. A partir da abordagem sociológica de Kinsey, o comportamento sexual passou a ser considerado um problema científico e o conceito foi criado para fundamentar o estudo de "[...] todos os atos, contatos e relações sexuais, em exclusão das dimensões afetivas e psicológicas associadas à atividade sexual [...]".[37] Essa definição, de contornos abrangentes, marca uma compreensão específica do que se entende por comportamento sexual.

Com o amadurecimento biopsicossocial, impõe-se, no percurso de desenvolvimento do indivíduo, a necessidade de buscar meios de obter satisfação sexual. Geralmente, isso é acentuado na puberdade. A pessoa se sente fortemente inclinada e atraída por inúmeros estímulos sexuais, de acordo com suas preferências. A satisfação das excitações corporais se expressa por meio de comportamentos sexuais específicos, modelados nas experiências de gratificação e frustação que permeiam a trajetória de vida de cada um. O desafio de cada indivíduo é descobrir, em suas experiências, quais comportamentos sexuais são mais satisfatórios para si.

O comportamento sexual é um fenômeno dinâmico, fruto de múltiplos aprendizados que ocorrem nas relações cotidianas não intencionais, e apenas em poucos casos se baseia em ações direcionadas. O aprendizado de "como se faz" é sutil e adquirido sem que seja percebido pelo indivíduo.[38] Por esse motivo, o repertório é mutável, culturalmente sensível e se transforma de geração para geração, de grupo social para grupo social, de pessoa para pessoa, embora também tenha uma dimensão que tende a resistir a mudanças e inovações. Por ser contextual, o comportamento sexual não está separado de outras esferas da vida social, política, cultural e econômica. O fato de as pessoas não vivenciarem suas experiências sexuais da mesma maneira só corrobora o aforismo de que não existem dois indivíduos iguais, inclusive (e sobretudo) no comportamento sexual, em que as diferenças não só existem como assumem uma dimensão constitutiva.

Ao contrário do que defendem as concepções essencialistas e universalizantes do discurso biomédico, a sexualidade nada tem de naturalizada. Ela é produto de sucessivas aprendizagens moldadas no decorrer do processo de socialização do indivíduo, a partir da subjetivação de experiências não só vividas, mas também vistas, ouvidas, narradas, intuídas, transformadas em práticas discursivas no cotidiano.

Por serem fruto de aprendizagem, os *scripts* sexuais – pautas organizadoras da sexualidade – não são fixos.[39] Assim, podem ser continuamente construídos, desconstruídos e reconstruídos de acordo com as experiências e o amadurecimento, dependendo das oportunidades de relacionamentos que o indivíduo cria ou encontra pela vida, remodelando os roteiros nos quais poderá redescrever seu desejo. No decorrer de sua trajetória, cada pessoa aprende a modular as mensagens que recebe das mais diversas fontes, conversas com amigos, filmes, livros, revistas, internet, religiões, filtrando e ressignificando aquelas informações que se ajustam a sua visão de mundo e que melhor se acomodam a suas necessidades.

Como entoou o compositor Cazuza, em uma de suas canções mais conhecidas, *O nosso amor a gente inventa*, é justamente essa dimensão inventiva e plástica da vida erótica que confere ao comportamento sexual sua potencialidade subversiva, uma vez que o indivíduo pode continuamente se reinventar ao reprocessar os legados que recebeu da cultura, via transmissão intergeracional familiar, e, a partir do reexame crítico de sua herança, reformular seus ideais, buscando integrar suas experiências sexuais em um novo patamar. Em vez de se resignar a apenas repetir indefinidamente a mesma pauta de conduta que foi transmitida como um estribilho automatizado, limitando-se a *fazer mais do mesmo*, simplesmente reproduzindo sem alterar a tradição recebida (*como seus pais*), as pessoas precisam estar dispostas a romper a estereotipia e a trilhar novas vias, desfrutando de afetos e experiências transformadoras.

O comportamento sexual só é uma dimensão crucial da vida humana porque desvela diferentes versões de subjetividades, e isso acontece porque as manifestações de nossa sexualidade estão sempre impregnadas de sentimentos, que se conectam diretamente com o que concebemos que somos, isto é, nossa identidade pessoal e social. Pensando na questão do uso regular de uma substância como a maconha, em suas possíveis conexões com o comportamento sexual, é possível cogitar os sentimentos que circundam um consumo tão disseminado de uma droga considerada ilícita na maioria dos países, inclusive no Brasil. Sentimentos frequentemente associados a esse consumo, como medo, vergonha, receio de se revelar ao outro, ou o extremo oposto, como o triunfo maníaco e a sensação de ser transgressor e diferenciado em relação às normas sociais, podem conviver no mesmo indivíduo, mesclando-se com as diferenças de gênero que marcam certos limites e possibilidades de se usufruir do prazer e da liberdade sexual. A moral sexual e o cerceamento do acesso ao prazer pela via das substâncias psicoativas se irmanam, tornando essa conexão ainda mais complexa, determinando vulnerabilidades específicas. Por exemplo, os comportamentos sexuais podem ser marcados pelo moralismo e pela visão negativa em relação à sexualidade feminina, o que sugere que as relações de poder estão na base do regime de fruição do prazer.

A orientação sexual, ao menos na adolescência, mostra estar associada a comportamentos de risco, entre eles o consumo de maconha. Um estudo populacional realizado no contexto brasileiro[40] evidenciou que adolescentes com comportamento homo ou bissexual, comparados aos heterossexuais, relataram, respectivamente, usar maconha com frequência (6,1 e 2,1%), ficar de "porre" (18,7 e 10,5%), apresentar ideação suicida (42,5 e 18,7%) e já ter sofrido violência sexual (11,7 e 1,5%). Adolescentes com comportamento homo ou bissexual relataram usar preservativos com menor frequência (74,2%) do que aqueles com comportamento heterossexual (48,6%, p < 0,001).

O estudo de Assis e colaboradores[41] com estudantes adolescentes de 15 a 19 anos corroborou que aqueles que eram do sexo masculino e tinham comportamento homo e bissexual apresentavam mais fatores de risco quando comparados àqueles com comportamento heterossexual. De fato, os adolescentes do sexo masculino, independentemente da orientação sexual, quando comparados às mulheres, mostraram associação entre o uso de álcool e a prática de sexo sem preservativo. Adicionalmente, a escolha de um parceiro do mesmo sexo (homens que fazem sexo com outros homens) se associou mais frequentemente a práticas sexuais desprotegidas e consumo de álcool e outras substâncias, em comparação àqueles com práticas heterossexuais. Mulheres homossexuais apresentam risco elevado para o uso de álcool. De modo geral, os dados obtidos pelo referido estudo indicam a naturalidade do consumo de álcool entre jovens, sendo mais prevalente do que o uso de maconha. Outra associação recorrente foi entre comportamento homossexual e risco aumentado de suicídio. Quando comparados aos heterossexuais, os rapazes *gays* estão mais propensos ao comportamento suicida, ou seja, adolescentes *gays* e bissexuais têm maior probabilidade de pensar em autoextermínio do que seus pares heterossexuais.

Em geral, as pesquisas sobre esse assunto não são planejadas na lógica da causalidade, mas focam se há ou não associação entre fatores e tipos de comportamento sexual. Ainda no estudo de Assis e colaboradores,[41] foi encontrado, na análise de correspondência, **um grupo composto por adolescentes com comportamento homo/ bissexual e que vivenciava os fatores de risco – usar *Cannabis* com frequência, sofrer violência sexual, nunca usar preservativo ao "transar", apresentar ideação suicida – composto por usuários ocasionais de maconha e camisinha e com frequentes "porres"**; e outro grupo, formado por adolescentes com um comportamento heterossexual e sem os fatores de risco investigados. Os adolescentes com comportamento homo e bissexual, quando comparados àqueles com comportamento heterossexual, expuseram mais suas vivências pessoais positivas e relacionamentos negativos e se expressaram menos sobre religiosidade.

CONSIDERAÇÕES FINAIS

A revisão da literatura mostrou que a intersecção entre saúde sexual e uso de maconha apresenta lacunas importantes que merecem ser exploradas por pesquisas futuras. Como evidencia a literatura revisada neste capítulo, o tema deve ser mais bem investigado, sendo também desejável a ampliação de ações preventivas voltadas a adolescentes e jovens.[41]

Adolescentes que namoraram ou tiveram relações homossexuais e bissexuais expõem-se mais a fatores de risco à saúde do que aqueles com comportamento heterossexual, o que sugere possíveis comprometimentos.[41] Essa tendência de prejuízos à saúde é corroborada por diversas investigações conduzidas em países como México e Estados Unidos.[42,43]

No que concerne à relação entre consumo regular de maconha e desejo sexual, o primeiro estudo de base populacional realizado nos Estados Unidos apresentou resultados inequívocos que contrariam a preocupação disseminada entre profissionais da saúde de que a *Cannabis* pode reduzir o desejo, enquanto outras pesquisas apontam possível dano endotelial de artérias penianas que futuramente podem comprometer a função erétil em homens.

Em síntese, os estudos sobre comportamento sexual e uso de maconha, realizados em âmbitos nacional e internacional, ainda são restritos, com lacuna de pesquisas especialmente em fases da vida mais precoces e avançadas. As limitações metodológicas encontradas em muitos estudos disponíveis não permitem a extrapolação dos resultados para outras realidades. A maior parte das pesquisas é realizada com adultos jovens, abarcando dados retrospectivos e com predomínio de indivíduos do sexo masculino. É necessário compreender melhor as distinções existentes entre dimensões masculinas e femininas relacionadas à interface do comportamento sexual e do uso de maconha. A escassez de estudos na área impõe uma limitação à comparação intercultural e à fundamentação de políticas públicas e propostas de intervenção.

A maioria dos psicólogos, psiquiatras e clínicos que atuam na área do tratamento da dependência de substâncias raramente realiza uma anamnese sexual sumária nas consultas de rotina, que deveriam incluir diretrizes claras sobre as disfunções sexuais em dependentes químicos. Como resultado, essa conduta ainda não é uma prática generalizada em ambientes clínicos e a disfunção sexual é negligenciada e inexplorada em dependentes de maconha e de outras drogas.[16] A identificação da magnitude desses transtornos e a gestão de questões relacionadas à saúde sexual nessa população têm impacto significativo na promoção de saúde e qualidade de vida desses indivíduos.

Gerenciar os problemas sexuais e o consumo de drogas é especialmente importante para a melhora dos sintomas relacionados à disfunção sexual, já que sua resolução pode inibir uma busca por possível alívio no uso de maconha, em resposta à frustração de não atingir o prazer sexual de maneira satisfatória.[44] Acredita-se que a percepção desses problemas por parte dos profissionais da saúde contribui para uma atenção integral e mais humanizada.[16,45]

REFERÊNCIAS

1. Brasil. Ministério da Saúde. Saúde sexual e saúde reprodutiva. Brasília: Ministério da Saúde; 2013.
2. Brasil. Ministério da Saúde. Secretaria de Atenção à Saúde. Departamento de Ações Programáticas Estratégicas. Marco teórico e referencial: saúde sexual e saúde reprodutiva de adolescentes e jovens. Brasília: Ministério da Saúde; 2006.
3. Callahan TJ, Caldwell Hooper AE, Thayer RE, Magnan RE, Bryan AD. Relationships between marijuana dependence and condom use intentions and behavior among justice-involved adolescents. AIDS Behav. 2013;17(8):2715-24.
4. Brodbeck J, Matter M, Moggi F. Association between cannabis use and sexual risk behavior among young heterosexual adults. AIDS Behav. 2006; 10(5):599-605.
5. Schuster RM, Crane NA, Mermelstein R, Gonzalez R. The influence of inhibitory control and episodic memory on the risky sexual behavior of young adult cannabis users. J Int Neuropsychol Soc. 2012;18(5):827-33.
6. Mullens AB, Young RM, Dunne M, Norton G. The Cannabis Expectancy Questionnaire for Men who have Sex with Men (CEQ-MSM): a measure of substance-related beliefs. Addict Behav. 2010; 35(6):616-9.
7. Fairlie AM, Garcia TA, Lee CM, Lewis MA. Alcohol use and alcohol/marijuana use during the most recent sexual experience differentially predict characteristics of the sexual experience among sexually active young adult drinkers. Addict Behav. 2018;82:105-8.
8. Shamloul R, Bella AJ. Impact of cannabis use on male sexual health. J Sex Med. 2011;8(4):971-5.
9. Wu LT, Ringwalt CL, Patkar AA, Hubbard RL, Zhang X, Wu LT. Marijuana use and sex with multiple partners among lesbian, gay and bisexual youth: results from a national sample. BMC Public Health. 2017;17(1):19.
10. Polimanti R, Meda SA, Pearlson GD, Zhao H, Sherva R, Farrer LA, et al. S100A10 identified in a genome-wide gene × cannabis dependence interaction analysis of risky sexual behaviours. J Psychiatry Neurosci. 2017;42(4):252-61.
11. Laranjeira R, organizador. LENAD II: levantamento nacional de álcool e Drogas: relatório 2012. São Paulo: UNIFESP; 2012.

12. Stoner SA. Marijuana and sexual risk behavior among youth and emerging adults: what do we know? [Internet]. Seattle: Alcohol & Drug Abuse Institute, University of Washington; 2018 [capturado em 02 fev. 2020]. Disponível em: http://adai.uw.edu/pubs/pdf/2018MarijuanaRSB.pdf.
13. Johnston LD, Miech RA, O'Malley PM, Bachman JG, Schulenberg JE, Patrick ME. Monitoring the future national survey results on drug use 1975-2019: overview, key findings on adolescent drug use. Ann Arbor: Institute for Social Research, University of Michigan; 2020.
14. Hendershot CS, Magnan RE, Bryan AD. Associations of marijuana use and sex-related marijuana expectancies with HIV/STD risk behavior in high-risk adolescents. Psychol Addict Behav. 2010;24(3):404-14.
15. Andrade LF, Carroll KM, Petry NM. Marijuana use is associated with risky sexual behaviors in treatment-seeking polysubstance abusers. Am J Drug Alcohol Abuse. 2013;39(4):266-71.
16. Diehl A. Dependência química e sexualidade: um guia para profissionais que atuam em serviços de tratamento. Curitiba: Appris; 2019.
17. Tyurina A, Krupitsky E, Cheng DM, Coleman SM, Walley AY, Bridden C, et al. Is cannabis use associated with HIV drug and sex risk behaviors among Russian HIV-infected risky drinkers? Drug Alcohol Depend. 2013;132(1-2):74-80.
18. Dir AL, Gilmore AK, Moreland AD, Davidson TM, Borkman AL, Rheingold AA, et al. What's the harm? Alcohol and marijuana use and perceived risks of unprotected sex among adolescents and young adults. Addict Behav. 2018;76:281-4.
19. Liau A, Diclemente RJ, Wingood GM, Crosby RA, Williams KM, Harrington K, et al. Associations between biologically confirmed marijuana use and laboratory-confirmed sexually transmitted diseases among African American adolescent females. Sex Transm Dis. 2002;29(7):387-90.
20. Mertz KJ, Finelli L, Levine WC, Mognoni RC, Berman SM, Fishbein M, et al. Gonorrhea in male adolescents and young adults in Newark, New Jersey: implications of risk factors and patient preferences for prevention strategies. Sex Transm Dis. 2000;27(4):201-7.
21. De Genna NM, Cornelius MD, Cook RL. Marijuana use and sexually transmitted infections in young women who were teenage mothers. Womens Health Issues. 2007;17(5):300-9.
22. Tucker JS, Ellickson PL, Klein DJ. Understanding differences in substance use among bisexual and heterosexual young women. Womens Health Issues. 2008;18(5):387-98.
23. Morgan E, Skaathun B, Michaels S, Young L, Khanna A, Friedman SR, et al. Marijuana use as a sex-drug is associated with HIV risk among black MSM and their network. AIDS Behav. 2016;20(3):600-7.
24. Masters WH, Johnson V. Incompetência sexual. Rio de Janeiro: Civilização Brasileia; 1976.
25. Kaplan HS. The new sex therapy: active treatment of sexual dysfunctions. New York: Random House; 1974.
26. Cavalcanti M, Cavalcanti R. Tratamento clínico das inadequações sexuais. 4. ed. São Paulo: Roca; 2012.
27. Basson R. Human sex response cycles. J Sex Marital Ther. 2001;27(1):33-43.
28. Perelman MA. Commentary on the DSM-V considerations regarding premature ejaculation. J Sex Marital Ther. 2011;37(2):145-50.
29. Waldinger MD, Schweitzer DH. Changing paradigms from a historical DSM-III and DSM-IV view toward an evidence-based definition of premature ejaculation. Part II-proposals for DSM-V and ICD-11. J Sex Med. 2006;3(4):693-705.
30. Burri A, Spector T. Recent and lifelong sexual dysfunction in a female UK population sample: prevalence and risk factors. J Sex Med. 2011;8(9):2420-30.
31. Lewis RW. Epidemiology of sexual dysfunction in Asia compared to the rest of the world. Asian J Androl. 2011;13(1):152-8.
32. Palha AP, Esteves M. Drugs of abuse and sexual functioning. Adv Psychosom Med. 2008;29:131-49.
33. Cioe PA, Anderson BJ, Stein MD. Change in symptoms of erectile dysfunction in depressed men initiating buprenorphine therapy. J Subst Abuse Treat. 2013;45(5):451-6.
34. Mialon A, Berchtold A, Michauld PA, Gmel G, Suris JC. Sexual dysfunction among young man: Prevalence and association. factors. J Adoles Health. 2012;51(1):25-31.
35. Aversa A, Rossi F, Francomano D, Bruzziches R, Bertone C, Santiemma V, et al. Early endothelial dysfunction as a marker of vasculogenic erectile dysfunction in young habitual cannabis users. Int J Impot Res. 2008;20(6):566-73.

36. Sun AJ, Eisenberg ML. Association between marijuana use and sexual frequency in the United States: a population-based study. J Sex Med. 2017; 14(11):1342-47.
37. Giami A. Permanência das representações do gênero em sexologia: as inovações científicas e médicas comprometidas pelos estereótipos de gênero. Physis, 2007;17(2):301-320.
38. Bozon M, Heilborn ML. Iniciação à sexualidade: modos de socialização, interação de gênero e trajetórias individuais. In: Heilborn ML, Aquino E, Bozon M, Knauth DR, organizadores. O aprendizado da sexualidade: reprodução e trajetórias sociais de jovens brasileiros. Rio de Janeiro: Garamond; 2006.
39. Gagnon JH. Uma interpretação do desejo: ensaios sobre a sexualidade. Rio de Janeiro: Garamond; 2006.
40. Berquó E, Loyola MA, Pinho MDG, Ferreira MP, Correa M, Souza MR, et al. Comportamento sexual da população brasileira e percepções do HIV/AIDS [Internet]. Brasília: Ministério da Saúde; 2000 [capturado em 01 fev. 2020]. Disponível em: http://bvsms.saude.gov.br/bvs/publicacoes/168comporamento.pdf.
41. Assis SG, Gomes R, Pires TO. Adolescência, comportamento sexual e fatores de risco à saúde. Rev Saúde Pública. 2014;48(1):43-51.
42. Ortiz-Hernández L, Tello BL, Valdés J. The association of sexual orientation with self-rated health, and cigarette and alcohol use in Mexican adolescents and youths. Soc Sci Med. 2009;69(1):85-93.
43. Robin L, Brener ND, Donahue SF, Hack T, Hale K, Goodenow C. Associations between health risk behaviors and opposite, same, and both-sex sexual partners in representative samples of Vermont and Massachusetts high school students. Arch Pediatr Adolesc Med. 2002;156(4): 349-55.
44. Harvey DB. Sexual health in drug and alcohol treatment: group facilitator's manual. New York: Springer; 2009.
45. Worly B, Gopal M, Arya L. Sexual dysfunction among women of low-income status in an urban setting. Int J Gynaecol Obstet. 2010;111(3):241-4.

PREVENÇÃO DO USO DE MACONHA: MELHORES PRÁTICAS

Ana Cecilia Petta Roselli Marques

De acordo com o II Levantamento Nacional de Álcool e Drogas (Lenad II), realizado em 2012 pela Unidade de Pesquisa em Álcool e Drogas da Universidade Federal de São Paulo (Uniad/Unifesp), 8 milhões de brasileiros já consumiram maconha, sendo que 3,4 milhões a consumiram no período de um ano anterior à pesquisa, que estimou 1,3 milhão de usuários dependentes, sendo que o primeiro uso para 62% dos entrevistados foi antes dos 18 anos.[1] Quanto mais cedo a iniciação, maior o risco de seguir uma "carreira de usuário" e de desenvolver transtornos relacionados ao uso e à dependência, sendo que a cada ano sem o consumo, a chance dos riscos referidos cai em 5%.[2]

A baixa percepção de risco e os mitos e crenças sobre o fenômeno do consumo de maconha são barreiras a serem superadas antes do desenvolvimento de ações preventivas. **Enquanto a percepção de risco entre os jovens diminui, ou fica estável, o consumo e os problemas relacionados aumentam, e as ações preventivas têm mostrado resultados pequenos ou nulos.**[3,4]

É nesse cenário que uma atualização sobre o fenômeno urge. Mudanças na política preventiva devem adotar dois focos: **sua atualização e um direcionamento intensivo para conscientização dos adolescentes e seus familiares sobre o risco de consumir a droga.**

A PREVENÇÃO E A POLÍTICA DE DROGAS

A política de drogas tem dois braços: o do controle da oferta, que compreende medidas restritivas ou não, cujo objetivo é regulamentar o produto com normas para produção, legislação, fiscalização, distribuição e ações que determinem sua disponibilidade e acesso; e o da redução da demanda, cujas medidas visam a prevenção e o tratamento.[5]

De 1940 até o final da década seguinte, após a mudança da Lei Seca, o modelo preventivo utilizado foi aquele que considerava o uso e suas consequências um problema do moral individual, um defeito do caráter. As ações eram oriundas da pedagogia do amedrontamento ou terror para todos os segmentos sociais. No início da década de 1960, Leavell e Clark propuseram, como parte do programa de saúde comunitária, com grande repercussão, **um modelo de prevenção baseado no paradigma de doenças crônico-degenerativas originárias de doenças infecciosas.**[6] A etiologia da doença-alvo era fundamental, no caso, a droga (Fig. 18.1). Níveis

Prevenção primária		Prevenção secundária		Prevenção terciária
Promoção da saúde	Proteção específica	Diagnóstico e tratamento precoce	Limitação da incapacidade	Reabilitação

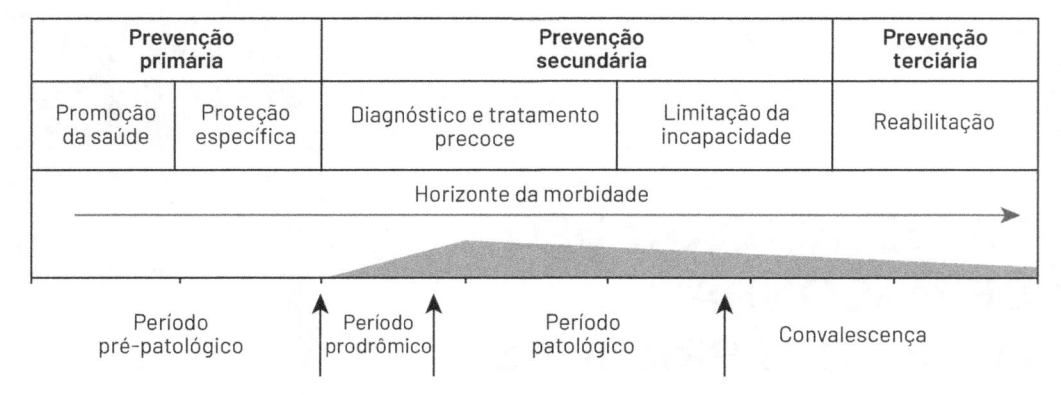

Horizonte da morbidade →

Período pré-patológico | Período prodrômico | Período patológico | Convalescença

FIGURA 18.1 | Níveis de prevenção.
Fonte: Leavell e Clark.[6]

de prevenção primária, secundária e terciária, isto é, identificação, tratamento precoce e reabilitação, foram estabelecidos. Até hoje, as ações preventivas recebem essa influência.

Na Figura 18.2, observa-se que intervenções preventivas primárias, secundárias e terciárias variam conforme o gênero e a idade, o que melhora sua efetividade. A escola se mostrou como um local apropriado para a implementação de um programa de prevenção primária.[7,8]

A ciência da prevenção se fortaleceu na década de 1970, quando o conceito de síndrome de dependência foi definido pela Organização Mundial da Saúde (OMS) e teve como foco medidas para evitar o seu desenvolvimento.[9]

As técnicas da informação científica influenciadas pelo modelo de doença foram adotadas em 1986 e integradas ao currículo escolar, bem como em outros ambientes.[10] A oferta de alternativas para os estudantes gerou resultados positivos apenas para não usuários.[11] O treinamento de jovens com o objetivo de criar resistência para o não uso de substâncias demonstrou alguma efetividade.[12,13]

A influência do grupo de amigos é um fator que cria contexto para o uso: em uma relação de causalidade mútua, a ação de uma

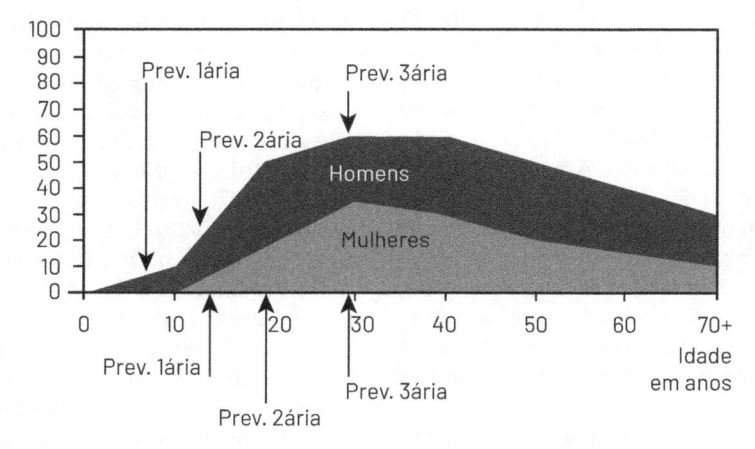

FIGURA 18.2 | Etapas de intervenção preventiva – distribuição teórica de fumantes por gênero e idade.
Fonte: Leavell e Clark.[6]

pessoa influencia a ação de outras, e o grupo influencia o indivíduo.[14,15] A maioria dos adolescentes estava com amigos quando experimentou o primeiro cigarro, isto é, o grupo de jovens que fuma é o preditor mais importante para que um indivíduo venha a fumar.[16]

Conflitos no relacionamento parental, falta de disciplina, falta de supervisão, rejeição, abusos sexual, físico ou verbal, aprovação do uso pelos pais e comunicação pobre entre os membros da família influenciam o comportamento de todos na família e predispõem ao uso da maconha.[17-19] Os pais representam a influência mais importante no comportamento de crianças e adolescentes: o consumo de drogas pelos familiares pode determinar o uso pelos filhos.[20-22] Assim, programas familiares parecem ser mais eficazes do que os escolares.[23]

O foco na comunidade como um fator imprescindível para que a prevenção tivesse melhor resultado foi uma intervenção utilizada na década de 1990.[24-26] Fatores de risco associados, como personalidade agressiva, temperamento impulsivo, relacionamento familiar, participação em grupos, ambientes escolares e comunitários delinquentes, devem ser considerados no modelo de prevenção. Isso porque mais fatores são necessários para que um indivíduo venha a experimentar novas substâncias, escalar para o uso de outras e manter uma "carreira de usuário de drogas", para só depois tornar-se de fato dependente.[27]

Revisões mais recentes sobre os programas de prevenção primária identificaram elementos comuns naqueles que foram efetivos, sendo os mais importantes a detecção precoce, a intervenção nos fatores de risco e o reforço dos fatores de proteção cada vez mais cedo na vida.[28-30]

A prevenção focada no risco foi dividida em universal (para todos), seletiva (destinada a grupos que têm fatores de risco para o uso) e específica (para aqueles que já estão consumindo a substância, mas que não estão dependentes e apresentam fatores de risco para desenvolver uma carreira de usuário).[31-38]

Nesse mesmo construto, desenvolve-se uma prevenção focada em ações para mudança do meio, que vai desde a redução dos pontos de venda até tentativas de convencimento dos adultos para mudança de comportamento, prática conhecida como *advocacy*. Esse tipo de prevenção é chamado de prevenção ambiental, que é universal.[39-42]

Na Holanda, na Itália e na Alemanha, assim como em Portugal, o uso de *Cannabis* é permitido para fins recreativos há muitos anos, **e medidas de controle da oferta, como idade mínima para acesso, quantidade para uso pessoal semanal permitida, locais públicos específicos para consumo e fiscalização com penalidades rigorosas, são aplicadas.**[42-44]

Em países onde o uso da planta é permitido para fins medicinais, como alguns estados nos Estados Unidos e, mais recentemente, o Uruguai e o Canadá, um rígido sistema de regulamentação e fiscalização foi implementado, mas as taxas de violência e o tráfico ainda não se modificaram.[45] Recentemente, o Canadá flexibilizou suas leis para uso recreativo e lançou um **"manual informativo sobre os possíveis danos decorrentes do uso", assim como implantou um sistema de atenção à saúde do usuário com tratamento especializado.**[46-49]

O mercado de maconha é muito mais vibrante e dinâmico nos Estados Unidos.[50] Nos estados onde o uso recreativo foi legalizado, a maconha comparou-se ao tabaco: existe uma agroindústria da substância, com diversas variedades de produtos. No Colorado, 50% do consumo se dá por meio de produtos comestíveis, como cremes e barras de chocolate, balas e gomas de mascar. Além disso, cigarros eletrônicos com 100% de tetraidrocanabinol (THC) estão disponíveis.[51] Esses dados confirmam que a economia das drogas produz novos produtos e mais consequências danosas para a sociedade, pois não se trata de uma mercadoria qualquer.

Na maioria dos países, a política preventiva engatinha, pois o modelo real para cada grupo populacional depende do ajuste de muitas variáveis. **Um programa de prevenção deve ser sustentável e, para isso, deve ter capacidade para avaliar necessidades, isto é, expectativas reais; captar e gerenciar recursos; avaliar processos, dificuldades e avanços; formar gestores e equipes de excelência; desenvolver parcerias e divulgar dados, não só para manter a comunidade informada, mas também para ter uma visi-**

bilidade constante.[52] Para tanto, qualquer ação política deve ter como base evidências científicas, pois cada vez mais se confirma a imprevisibilidade das consequências relacionadas ao uso de substâncias de abuso, agudas e/ou crônicas, todas graves.[53-61]

CONSIDERAÇÕES FINAIS PARA UMA POLÍTICA PREVENTIVA

Premissas fundamentais, mas atualizadas, são necessárias para elaborar as políticas de drogas, isto é, **deve-se levar em conta a cultura e as leis vigentes, investigar o fenômeno profundamente por meio de levantamentos epidemiológicos e etnográficos, bem como dos recursos disponíveis para fundamentar as ações baseadas em evidências científicas e garantir desde a sua elaboração/implantação até a avaliação de efetividade.** A partir dessas premissas, é necessário envolver todos os segmentos sociais – desenvolver um modelo formado por multicomponentes, com estratégias específicas para cada um, integrados e orquestrados na mesma direção. Para tanto, a gestão pública deve conduzir a elaboração e a implantação de sua política, e a comunidade deve cobrar e fiscalizar os resultados, a fim de que, de maneira colaborativa, um programa eficaz de prevenção seja possível.

REFERÊNCIAS

1. Laranjeira R, organizador. II Levantamento Nacional de Álcool e Drogas (Lenad) – 2012. São Paulo: INPAD; 2014.
2. Hedden SL, Kennet J, Lipari R, Medley G, Tice P, Copello LAP, et al. Behavioral health trends in the United States: results from the 2014 national survey om drug use and health [Internet]. Rockville: SAMHSA; 2015 [capturado em 02 jun. 2020]. Disponível em: https://www.samhsa.gov/data/sites/default/files/NSDUH-FRR1-2014/NSDUH-FRR1-2014.htm.
3. Hansen WB. All star: a conceptual history. In: Scheier LM, editor. Handbooki of adolescent drug prevention: research, intervention strategies and practice. Washington, DC: APA; 2015. p. 197-216.
4. Sussman SY. Evaluating the efficacy of project TND: evidence from seven research trigials. In: Scheier LM, editor. Handbooki of adolescent drug prevention: research, intervention strategies and practice. Washington, DC: APA; 2015. p. 159-176.
5. United Nations Office on Drugs and Crime. Implementation of all our international drug policy commitments, follow-up to the 2019 ministerial declaration. Vienna: UNODC; 2019.
6. Leavell H, Clark EG. Medicina preventiva. São Paulo: McGraw-Hill; 1978.
7. Nicksic NE, Do ED, Barnes AJ. Cannabis legalization, tobacco prevention policies, and cannabis use in e-cigarettes among youth. Drug Alcohol Depend. 2020;206:107730.
8. Hansen WB, Fleming CB, Scheier LM. Self-reported engagement in a drug prevention program: individual and classroom effects on proximal and behavioral outcomes. J Prim Prev. 2019;40(1):5-34.
9. National Research Council and Institute of Medicine. Preventing mental, emotional, and behavioral disorders among young people: progress and possibilities. Washington, DC: National Academies Press; 2009.
10. Connell DB, Turner RR. The impact of instructional experience and the effects of cumulative instruction. J School Health. 1985;55(8):324-31.
11. National Institute on Drug Abuse. Preventing drug use among children and adolescents: a research-based guide. 2nd ed. Bethesda: National Institute on Drug Abuse; 1997.
12. Greenberg MT, Kusche CA, Cook ET, Quamma JP. Promoting emotional competence in school-aged children: The effects of the PATHS curriculum. Dev Psychopathol. 1995;7(1):117-36.
13. Botvin GJ. Preventing drug abuse in schools: social and competence enhancement approaches targeting individual-level etiologic factors. Addict Behav. 2000;25(6):887-97.
14. Urberg KA, Değirmencioğlu SM, Pilgrim C. Close friend and group influence on adolescent cigarette smoking and alcohol use. Dev Psychol. 1997;33(5):834-44.
15. Anda RF, Croft JB, Felitti VJ, Nordenberg D, Giles WH, Williamson DF, et al. Adverse childhood experiences and smoking during adolescence and adulthood. JAMA. 1999;282(17):1652-8.
16. Alexander C, Piazza M, Mekos D, Valente TW. Peer networks and adolescent cigarette smoking. J Adolesc Health. 2001;29(1):22-30.

17. Kumpfer KL. How to get hard-to-reach parents involved in parenting programs. In: Office of Substance Abuse Prevention. Parent training is prevention: preventing alcohol and other drug problems among youth in the family. Rockville: DHHS; 1991.
18. Jackson C, Bee-Gates DJ, Henriksen L. Authoritative parenting, child competencies, and initiation of cigarette smoking. Health Educ Q. 1994; 21(1):103-16.
19. Dube SR, Anda RF, Felitti VJ, Croft JB, Edward VJ, Giles WH. Growing up with parental alcohol abuse: exposure to childhood abuse, neglect, and household disfunction. Child Abuse Negl. 2001; 25(12):1627-40.
20. Ryan SM, Jorm AF, Lubman DI. Parenting factors associated with reduced adolescent alcohol use: a systematric review of longitudinal studies. Aust N Z J Psychiatry. 2010;44(9):774-83.
21. Molina BSG, Donovan JE, Belendiuk KA. Familial loading for alcoholism and offspring behavior: mediating and moderating influences. Alcohol Clin Exp Res. 2010;34(11):1972-84.
22. Bohnert KM, Anthony JC, Breslau N. Parental monitoring at age 11 and subsequent onset of cannabis use up to age 17: results from a prospective study. J Stud Alcohol Drugs. 2012;73(2):173-7.
23. Berenson A. Tell your children: the truth about marijuana, mental illness, and violence. Washington, DC: Free Press; 2019.
24. Pentz MA, Dwyer JH, MacKinnon DP, Flay BR, Hansen WB, Wang EY, et al. A multi-community trial for primary prevention of adolescent drug abuse: effects on drug use prevalence. JAMA. 1989;261(22):3259-66.
25. Kumpfer KL, Turner CW. The social ecology model of adolescent substance abuse: Implications for prevention. Int J Addict. 1990;25(sup 4): 435-3.
26. Kumpfer KL, Turner C, Alvarado R. A community change model for school health promotion. J Health Educ. 1991;22(2):94-110.
27. Hawkins JD, Catalano RF, Arthur MW. Promoting science-based prevention in communities. Addict Behav. 2002;27(6):951-76.
28. Eddy JM, Reid JB, Fetrow RA. An elementary school-based prevention program targeting modifiable antecedents of youth delinquency and violence: Linking the Interests of Families and Teachers (LIFT). J Emotion Behav Dis. 2000; 8(3):165-76.
29. Stipek D, de la Sota A, Weishaupt L. Life lessons: an embedded classroom approach to preventing high-risk behaviors among preadolescents. Elementary School J. 1999;99(5):433-51.
30. Conrod PJ. Personality-targeted interventions for substance use and misuse. Curr Addict Rep. 2016; 3(4):426-36.
31. Kumpfer KL. Children and adolescents and drug and alcohol abuse and addiction: Review of prevention strategies. In: Miller NS, editor. Comprehensive handbook of drug and alcohol addiction. New York: Marcel Dekker; 1991.
32. Clayton RR. Transitions in drug use: risk and protective factors. In: Annie E. Casey Foundation, Cornerstone Consulting Group. End game: the challenge of sustainability. Cambridge; 2002.
33. Newcomb MD, Felix-Ortiz M. Multiple protective and risk factors for drug use and abuse: cross-sectional and prospective findings. J Pers Soc Psychol. 1992;63(2):280-96.
34. Hawkins JD, Catalano RF, Miller JY. Risk and protective factors for alcohol and other drug problem in adolescence and early adulthood: implications for substance abuse prevention. Psychol Bull. 1992; 112(1):64-105.
35. Brook JS, Brook DW. Risk and protective factors for drug use. In: Mcoy C, Metsch LK, Inciardi JA, editors. Intervening with drug-involved youth. New York: Sage; 1996. p. 23-43.
36. Nation M, Crusto C, Wandersman A, Kumpfer KL, Seybolt D, Morrisey-Kane E, et al. What works in prevention: principles of effective prevention programs. Am Psychol. 2003:58(6-7):449-56.
37. Griffin KW, Botvin GJ, Nichols TR, Doyle MM. Effectiveness of a universal drug abuse prevention approach for youth at high risk for substance use initiation. Prev Med. 2003;36(1):1-7.
38. Winters KC, Fawkes T, Fahnhorst T, Botzet A, August G. A synthesis review of exemplary drug abuse prevention programs in the United States. J Subst Abuse Treat. 2007;32(4):371-80.
39. Porath-Waller AJ, Beasley E, Beirness DJ. A meta-analytic review of school-based prevention for cannabis use. Health Edu Behav. 2010;37(5): 709-23.
40. Perlman DC, Jordan AE. To neither target, capture, surveille, nor wage war: on-going need for

attention to metaphor theory in care and prevention for people who use drugs. J Addict Dis. 2017; 36(1):1-4.
41. Battistich V, Schaps E, Watson M, Solomon D. Prevention effects of the child development project: early findings from an ongoing multisite demonstration trial. J Adolescent Res. 1996;11(1):12-35.
42. Hasin DS. US epidemiology of cannabis use and associated problems. Neuropsychopharmacology. 2018;43(1):195-212.
43. Shover CL, Humphreys K. Six policy lessons relevant to cannabis legalization. Am J Drug Alcohol Abuse. 2019;45(6):698-706.
44. Cerdá M, Mauro C, Hamilton A, Levy NS, Santaella-Tenorio J, Hasin D. Association between recreational marijuana legalization in the United States and changes in marijuana use and cannabis use disorder from 2008 to 2016. JAMA Psychiatry. 2019;77(2):165-71.
45. Kilmer B, Pacula RL. Understanding and learning from the diversification of cannabis supply laws. Addiction. 2017;112(7):1128-35.
46. Fischer B, Malta M, Messas G, Ribeiro M. Introducing the evidence-based population health tool of the lower-risk cannabis use guidelines to Brazil. Braz J Psychiatry. 2019;41(6):550-5.
47. Walton MA, Resko S, Barry KL, Chermack ST, Zucker RA, Zimmerman MA, et al. A randomized controlled trial testing the efficacy of a brief cannabis universal prevention program among adolescents in primary care. Addiction. 2014;109 (5):786-97.
48. Norberg MM, Kezelman S, Lim-Howe N. Primary prevention of cannabis use: a systematic review of randomized controlled trials PLoS One. 2013;8(1):e53187.
49. Macdonald S, Hall W, Roman P, Stockwell T, Coghlan M, Nesvaag S. Testing for cannabis in the work-place: a review of the evidence. Addiction. 2010;105(3):408-16.
50. Brook JS, Adams RE, Balka EB, Johnson E. Early adolescent marijuana use: risks for the transition to young adulthood. Psychol Med. 2002;32(1):79-91.
51. Hall W, Degenhardt L. Adverse health effects of non-medical cannabis use. Lancet. 2009;374(9698):1383-91.
52. Hall W. What has research over the past two decades revealed about the adverse health effects of recreational cannabis use? Addiction. 2015; 110(1):19-35.
53. Melchior M, Nakamura A, Bolze C, Hausfater F, Khoury FE, Mary-Krause M, et al. Does liberalisation of cannabis policy influence levels of use in adolescents and young adults? A systematic review and meta-analysis. BMJ Open. 2019;9(7):1-13.
54. United Nations Office on Drugs and Crime. World Drug Report 2020. Vienna: UNODC; 2020 [capturado em 14 jul. 2020]. Disponível em: https://wdr.unodc.org/wdr2020/
55. Schaub MP, Henderson CE, Pelc I, Tossmann P, Phan O, Hendriks V, et al. Multidimensional family therapy decreases the rate of externalising behavioural disorder symptoms in cannabis abusing adolescents: outcomes of the INCANT trial. BMC Psychiatry. 2014;14:26.
56. Elliot DS, Mihalic S. Issues in disseminating and explicating effective prevention programs. Prev Sci. 2004;5(1):47-53.
57. Ewing SWF, McEachern AD, Yezhuvath U, Bryan AD, Hutchison KE, Filbey FM. Integrating brain and behavior: evaluating adolescents'response to a cannabis intervention. Psychol Addict Behav. 2013;27(2):510-25.
58. Faggiano F, Minozzi S, Versino E, Buscemi D. Universal school-based prevention for illicit drug use. Cochrane Database Syst Rev. 2014;2014(12): CD003020.
59. Carney T, Myers BJ, Louw J, Okwundu CI. Brief school-based interventions and behavioural outcomes for substance-using adolescents. Cochrane Database Syst Rev. 2016;2016(1): CD008969.
60. Aston ER, Merrill JE, McCarthy DM, Metrik J. Risk factors for driving after and during marijuana use. J Stud Alcohol Drugs. 2016;77(2):309-16.
61. Monte AA, Zane RD, Heard KJ. The implications of marijuana legalization in Colorado. JAMA. 2015; 313(3):241-2.

Leituras recomendadas

Finke L, Williams J, Ritter M, Kemper D, Kersey S, Nightenhauser J, et al. Survival against drugs: education for school-age children. J Child Adolesc Psychiatr Nurs. 2002;15(4):163-9.

Hasin DS, Wall M, Keyes KM, Cerdá M, Schulenberg J, O'Malley PM, et al. Medical marijuana laws and adolescent marijuana use in the United States: 1991 – 2014. Lancet Psychiatry. 2015;2(7)601-8.

Kellam SG, Brown CH, Poduska J, Ialongo N, Wang W, Toyinbo P, et al. Effects of a universal classroom behavior management program in first and second grades on young adult behavioral, psychiatric, and social outcomes. Drug Alcohol Depend. 2008;95(Suppl 1):S5-S28.

Khoury JM, Neves MCL, Roque MAV, Queiroz DAB, Freitas AAC, Fátima A, et al. Is there a role for cannabidiol in psychiatry? World J Biol Psychiatry 2019;20(2):101-16.

Queirolo R, Rossel C, Álvarez E, Repetto L. Why Uruguay legalized marijuana? The open window of public insecurity. Addiction. 2019;114(7):1313-21.

Riggs NR, Greenberg MT, Kusché CA, Pentz MA. The mediational role of neurocognition in the behavioral outcomes of a social-emotional prevention program in elementary school students: effects of the PATHS curriculum. Prev Sci. 2006;7(1):91-102.

Rosenbaum DP, Flewelling RL, Bailey SL, Ringwalt CL, Wilkinson DL. Cops in the classroom: a longitudinal evaluation of Drug Abuse Resistance Education (DARE). J Res Crime Delinq. 1994;31(1):3-31.

Sloboda Z, Stephens P, Pyakuryal A, Teasdale B, Stephens RC, Hawthorne RD, et al. Implementation fidelity: the experience of the adolescence substance abuse prevention study. Health Educ Res. 2009;24(3):394-406.

POLÍTICAS PÚBLICAS VOLTADAS PARA O CONSUMO DE MACONHA

Jacqueline de Souza | Letícia Yamawaka de Almeida
Clarissa Mendonça Corradi-Webster

Este capítulo apresenta as definições, as finalidades e as categorias das políticas públicas sobre drogas, destacando as críticas e as recomendações apontadas tanto pelos proponentes de políticas mais abertas como por aqueles que apoiam legislações mais restritivas em relação à maconha. Também são discutidos os diferentes interesses envolvidos, além dos paradoxos relacionados aos potenciais efeitos da *Cannabis* sobre a saúde. Por fim, ressalta-se a importância de estratégias de caráter compreensivo e com ênfase na prevenção do uso de tal substância, sobretudo junto aos jovens.

COMO AS POLÍTICAS SÃO CONSTRUÍDAS

As políticas públicas podem ser definidas como **a combinação de decisões básicas, comprometimento e ações que sustentam ou influenciam as posições de autoridade do governo de forma interativa, considerando os diferentes grupos de interesse**: os que demandam mudanças, os que tomam as decisões e os que são afetados pela política em questão.[1,2]

Logo, no estabelecimento de tais políticas, há embates pautados por diferentes interesses e ideias dos atores sociais envolvidos, de modo que as plataformas apresentadas pelos governos refletem a ação e a pressão de diferentes grupos, como instituições, movimentos sociais e representantes de ideologias específicas.[1-3] **Desse modo, as pressões de determinados grupos podem contribuir para o redirecionamento de certas decisões políticas,**[2] **e, ao pactuar com alguns deles, é importante estar ciente de que outros poderão ser silenciados.**[1,3]

As políticas públicas voltadas para as drogas são recentes e refletem como a sociedade e os governos lidam com substâncias potencialmente indutoras de prazer, as quais podem contribuir para alguns resultados médicos, mas, também, causar danos. Assim, tais políticas advêm da necessidade de medidas efetivas voltadas para a redução da violência, do sofrimento e das enfermidades relacionadas com as drogas.[2] Portanto, são constituídas por um **conjunto de programas e leis que visa influenciar a decisão dos indivíduos em relação ao uso de drogas e alterar o fluxo de consequências relacionadas a elas.** Envolvem regulamentações sobre a produção, a distribuição, a posse e o uso, além de proibições e sanções para o caso de descumprimento de tais normativas. Esse arcabouço regulador determina também para quem, em que condições e quais substâncias são ilegais.[2]

As políticas de drogas, como ações do governo para minimizar ou prevenir o uso de substâncias e os danos relacionados a elas nos indivíduos e na sociedade, estão instituídas, em geral, com base em **três principais categorias: a prevenção, a assistência e o controle da oferta**.[2] Os programas de prevenção têm como finalidade evitar a experimentação e o consumo; os programas assistenciais, auxiliar os usuários a reduzir ou interromper o uso e a diminuir suas consequências; e os programas de controle da oferta, por sua vez, visam intervir na produção e na distribuição de tais substâncias de modo a afetar negativamente a relação entre a oferta e a demanda. Entre as medidas de controle da oferta, destacam-se a proibição da venda e as penas atribuídas ao usuário que possui ou usa a droga ilegal, de modo a afetar, indiretamente, os provedores.[2]

Em relação à análise crítica das políticas sobre drogas, alguns autores apontam como principal norteador o questionamento da finalidade e da audiência de tais políticas, isto é, **a que e para quem elas se destinam**. Adicionalmente, pontua-se a diferença na essência das políticas de drogas em cada nação, ou seja, alguns países, por exemplo, priorizam esforços voltados a suprimir o tráfico por entenderem a questão das drogas como um problema eminentemente legal, outros enfatizam a assistência e a prevenção, e outros consideram prioridade a questão dos direitos individuais.[2] Uma das críticas mais contumazes em relação a tais políticas atualmente consiste em seu pouco embasamento científico, isto é, **formulações com maior ênfase nos valores morais e culturais do que nas evidências científicas das diferentes áreas do saber**.[2,3]

Esse fato é de suma importância e deveria abarcar as diferentes áreas do conhecimento, uma vez que há diferenças entre as recomendações dos cientistas. Por exemplo, os da área da saúde geralmente dão mais ênfase ao impacto das drogas na saúde do indivíduo, enquanto os da área social tendem a focar o modo como as políticas sobre drogas impactam as comunidades e a vida em sociedade.[3] Desse modo, as orientações teóricas distintas influenciam de maneira importante e diversa os debates e as recomendações em relação à finalidade e à formulação das políticas públicas sobre drogas. **Vale destacar também a importância da opinião da população na formulação dessas políticas e o quanto se faz necessário que ela esteja bem-informada para influenciar de maneira efetiva tal processo.** Apesar disso, o acesso aos debates e a informações científicas e qualificadas muitas vezes não é viabilizado à população, e sua opinião acaba baseando-se apenas nas informações da mídia, outro importante ator na definição de tais legislações.[3]

Nesse sentido, na divulgação de informações sobre drogas e usuários, o destaque sobre alguns fatos e substâncias, a linguagem empregada e os assuntos priorizados pela mídia contribuem para algumas impressões, muitas vezes polarizadas, sobre o tema.[3] Além disso, o *lobby* de grupos específicos, que podem tanto ser de empresas preocupadas com o impacto financeiro de tais políticas sobre seus negócios quanto de instituições que oferecem determinados tipos de tratamento e preocupam-se com a hegemonia e o controle no campo, é um aspecto que deve ser considerado na análise crítica sobre os diferentes posicionamentos políticos.[3]

Duas diretrizes fundamentais para a formulação de uma boa política sobre drogas são a fundamentação científica e a consideração das especificidades das diferentes sociedades.[2] Além disso, é preciso levar em conta a forte influência das políticas internacionais nas decisões locais sobre essa temática.[3] O Brasil, por exemplo, é signatário de tratados internacionais, como a Convenção das Nações Unidas contra o Tráfico Ilícito de Entorpecentes e Substâncias Psicotrópicas, assinado em 1988, que institui o tráfico de drogas como um problema global, cujos combate e repressão devem ser responsabilidades de todos os países. Nessa convenção, entre outras orientações, encontra-se o compromisso de erradicar plantas como a *Cannabis*, quando cultivadas de modo ilícito no território, considerando também o respeito pelos direitos humanos e pelos cultivos tradicionais.

Esse padrão regulatório com ênfase na vigilância, na punição e no impedimento da circulação das drogas, no entanto, tem sido criticado por alguns autores que o consideram insatisfatório em relação a seu objetivo, pois tem provocado encarceramento em massa, desigualdade sob a aplicação das leis, altos custos de policiamento, marginalização e potenciais barreiras ao tratamento, sobretudo em grupos vulneráveis.[4,5]

CONTROVÉRSIAS PARA A DEFINIÇÃO DE POLÍTICAS PÚBLICAS SOBRE MACONHA

A maconha é uma das substâncias consideradas ilegais na maioria dos países do mundo, inclusive no Brasil, e também é uma das drogas ilícitas mais usadas atualmente.[6] O estudiosos da área de políticas sobre drogas[7,8] vêm utilizando diretrizes relacionadas ao uso de tabaco como parâmetro para a construção de suas argumentações e críticas. Nesse sentido, alguns deles apontam o paradoxo atual delineado pelo fato de alguns países, como os Estados Unidos, empreenderem esforços tanto para proibir o tabaco quanto para legalizar o uso recreativo da maconha, ressaltando os desafios de propostas de políticas públicas cuja característica essencial seja a abstinência.[8]

Por um lado, há sugestões para que sejam aliviadas as leis relacionadas ao uso e fortalecidos os recursos voltados para o combate aos crimes mais graves; e, por outro, que parte dos recursos advindos de uma futura taxação da venda da maconha seja revertida para reforçar programas de prevenção e assistência voltados a dependentes químicos.[8] Tais argumentos se baseiam no fato de que, para alguns indivíduos, o consumo de *Cannabis* não depende de seu *status* legal[5] e que o papel do Estado deve ser de superar o uso restrito de mecanismos jurídicos/disciplinares e buscar alternativas mais efetivas para as problemáticas.[9] Os autores de tal vertente política apontam também prejuízos da ilegalidade da maconha para os usuários, como a exposição ao mercado ilícito e a falta de informação confiável sobre a qualidade da droga que consomem.[5,9,10] Eles propõem regulamentação mais rigorosa para aumentar a qualidade desses produtos e diminuir o risco do consumo,[10,11] além da possibilidade de redução das atividades do narcotráfico, dos custos públicos com segurança[4] e do aumento da receita tributária.[12]

Outra discussão corrente diz respeito ao aumento da força das reivindicações de alguns grupos pela legalização do uso recreativo após a regulamentação do uso medicinal dessa substância em alguns estados e países.[8,13] Nesse sentido, vale apontar o paradoxo existente em relação às evidências sobre os efeitos da maconha na saúde. Os proponentes do uso medicinal da *Cannabis* na prática clínica destacam a emergência de evidências relacionadas ao seu efeito terapêutico para uma variedade de condições de saúde, além de seu potencial menos aditivo e prejudicial em comparação a vários outros medicamentos.[13] Formas severas de epilepsia pediátrica, ansiedade, psicoses e adições são algumas condições para as quais o canabidiol (CBD) tem apresentado efeitos terapêuticos.[6,14-17] Em relação a condições como obesidade, insônia, doenças autoimunes e câncer, as pesquisas sobre resultados terapêuticos ainda estão em fase preliminar.[6,18-20]

Todavia, pesquisadores têm apontado efeitos adversos do uso crônico de maconha na saúde mental, destacando associações com diferentes níveis de consistência em relação ao desenvolvimento de depressão, ansiedade e ideação suicida.[6,21-23] Já no tocante à relação entre o uso dessa substância e o desenvolvimento de psicose, diferentes estudos apontam que o consumo de *Cannabis* pode produzir reações psicóticas agudas e, em alguns casos, constituir-se como fator de risco para o desenvolvimento de psicoses ou esquizofrenia em indivíduos geneticamente vulneráveis.[6,21,23,24] Esse consumo tem sido apontado como fator de risco principalmente quando feito por adolescentes e quando a substância apresenta altos teores de tetraidrocanabinol (THC). Além disso, seu uso por indivíduos com esquizofrenia tem sido associado à piora dos sintomas positivos da doença.[6]

Especialistas na área foram questionados sobre a legalização da comercialização de maconha.[25] Aqueles que se mostraram favoráveis afirmaram que o principal objetivo das políticas públicas na área é proteger crianças e adolescentes de danos físicos e mentais, fortalecendo ações que desencorajem o consumo da substância nessas faixas etárias. Assim, sugerem que sejam realizadas campanhas de alerta sobre os possíveis danos e de prevenção do uso. Apoiam-se na experiência do Colorado, Estados Unidos, onde houve a legalização e o consumo de maconha decresceu entre os adolescentes. Consideram que a legalização pode oferecer um ambiente mais seguro para o uso, com o favorecimento de orientações em relação à redução de danos. Esses profissionais dizem que, apesar de a droga ser ilícita, o número de consumidores é grande, sendo que o comércio não regulamentado leva à venda de substâncias de péssima qualidade, que trariam mais danos aos usuários, além de produtos com alto teor de THC, que fornecem mais lucros ao tráfico e aumentam os riscos de psicose. Eles acreditam que, com a legalização, o Estado poderia controlar melhor a substância vendida, coibindo o comércio de plantas com alto teor de THC. Além disso, os usuários não precisariam entrar em contato com contextos de criminalidade, que além de apresentar outros riscos ao indivíduo, também podem levá-lo ao consumo de outras drogas. Para eles, deveria haver uma idade mínima para a compra da substância e investimentos altos deveriam ser feitos em campanhas educativas. Os impostos do comércio do produto seriam revertidos para a rede de saúde, a fim de financiar tratamentos para usuários de drogas e ações de prevenção.

Os especialistas que se mostraram contrários à legalização afirmam que mesmo com a regulamentação do mercado, o tráfico ainda iria comercializá-la, focando menores de idade que não poderiam comprá-la no mercado legal. Além disso, temem que haja um aumento nos casos de psicose, afirmando que os problemas de saúde com tabaco e álcool aumentaram conforme o crescimento do consumo dessas substâncias. Outrossim, apontam que, nos Estados Unidos, o consumo e a dependência de *Cannabis* aumentaram nos estados que legalizaram o uso medicinal, com alta prevalência de transtornos por uso de *Cannabis* e transtornos psiquiátricos graves. Afirmam que, no Colorado, o uso de maconha é 85% maior do que no resto dos Estados Unidos e que são vendidas substâncias muito fortes, chegando a ter até 90% de THC. Apresentam dados de que, após a legalização, a procura por cuidado na emergência médica devido a problemas relacionados ao uso de maconha aumentou, assim como os acidentes automobilísticos em que o motorista estava sob efeito da substância.

Em suma, questões sobre interesses comerciais, taxações, direitos individuais, valor social do uso, produtos menos prejudiciais, saúde pública e restrição de acesso aos jovens, bem como controvérsias sobre o potencial de dependência, danos à saúde e benefícios terapêuticos, compõem o rol de discussões sobre as políticas relacionadas à maconha na contemporaneidade.[8,13,26] Entre essas questões, enfatizam-se as controvérsias entre segurança, bem-estar, saúde pública e direitos individuais fundamentais e de indução ao autodano.[13]

POLÍTICAS PÚBLICAS SOBRE A MACONHA: CAMINHANDO PARA CONSENSOS

Como explicitado anteriormente, há muitas controvérsias em relação às políticas públicas voltadas ao consumo de maconha. Entretanto, há alguns consensos que precisam ser destacados.

Um deles refere-se à importância da prevenção do consumo entre adolescentes. Tanto os especialistas que defendem políticas mais abertas como os que defendem políticas mais restritivas afirmam com unanimidade que devem ser realizadas diferentes ações para prevenir o uso de maconha por crianças e adolescentes. Nessa direção, podem ser destacadas políticas de prevenção universais, ou seja, aquelas não focadas exatamente na *Cannabis*, mas que apresentam um impacto no consumo dessa substância entre os jovens.

Nesse sentido, a literatura indica que a escola pode ser percebida pelos adolescentes como um ambiente inseguro e de risco, gerando neles respostas para lidarem com sentimentos de insegurança. O uso de maconha parece importante para muitos estudantes, que encontram, nos rituais que envolvem o consumo, uma forma de criar vínculos, fazer amigos e construir sua identidade. Entretanto, cria-se um círculo vicioso, uma vez que, devido ao consumo da substância, os conflitos com familiares e professores são exacerbados, afastando o adolescente da escola e da família. Em escolas onde o uso de maconha parecia comum, observou-se que estudantes que recusaram o consumo tinham o sucesso escolar como uma prioridade, associado a ambições em longo prazo. Outrossim, esses estudantes construíram sua identidade e seu lugar de pertencimento por meio da participação em atividades esportivas e culturais.[27] Com isso, observa-se que políticas públicas que visem reduzir o consumo de maconha entre adolescentes não podem ter como foco apenas o uso da substância, mas devem considerar as condições estruturais que circunscrevem certas ações sociais, observando os diferentes fatores que estão relacionados ao uso. O sentimento de segurança, o vínculo com pares e a socialização são importantes para que os jovens possam construir o senso de pertencimento. **Equipamentos que atendem a essa população – na educação, na assistência social ou na saúde –, precisam construir um ambiente seguro e com oportunidades para que os adolescentes se vinculem a outros, tenham amizades e sintam-se potentes, por meio de outras atividades que não o consumo de maconha.**

As políticas de prevenção universais precisam considerar as violências materiais e simbólicas que diferentes grupos vivenciam, fazendo da *Cannabis* um medicamento para lidar com as dores da alma ou um objeto que possibilita o senso de identidade e pertencimento. Souza[28] aponta para a importância de se considerar a herança de classe, referindo que cada uma tem suas socializações familiares típicas. Assim, habilidades como concentração, pensamento prospectivo e autodisciplina, importantes para o sucesso acadêmico e para o planejamento de ações futuras, também são herdadas nos grupos sociais. Desse modo, muitas crianças e adolescentes de camadas pobres não encontram espaços para desenvolver essas competências, o que resulta em desempenhos escolares insatisfatórios, gerando frustração e baixa autoestima. A falta de habilidades necessárias para o desempenho escolar, as dificuldades de autorregulação e a falta de infraestrutura no ensino são importantes fatores de risco para o consumo de substâncias.[29] Diante do fracasso escolar, o uso de maconha pode parecer interessante, por possibilitar que o jovem encontre um lugar de respeito entre os pares, afastando-se dos sentimentos e das experiências de insucesso.

Um estudo realizado em serviço comunitário especializado no atendimento de crianças e adolescentes com problemas relacionados ao uso de álcool e outras substâncias identificou que 89% dos jovens que frequentaram o espaço eram usuários de maconha e que a média de idade de consumo foi 13 anos, sendo a *Cannabis* a primeira droga utilizada por eles, antes mesmo de substâncias lícitas, como bebidas alcoólicas.[30] Outra pesquisa conduzida com adolescentes acolhidos na Fundação Casa, Ribeirão Preto (SP), encontrou que 84% deles tinham feito uso de maconha na vida, sendo que o consumo teve início por volta dos 12 anos.[31] Em ambos os estudos, observa-se início de uso de maconha muito precoce, logo no início da adolescência. São jovens que vêm de comunidades pobres, com pouco suporte do Estado, em que o comércio ilícito de substâncias se faz presente, muitas vezes sendo o único espaço de pertencimento para eles e de renda das famílias. Assim, os adolescentes entram em contato com drogas, sobretudo com a *Cannabis*, muito precocemente. **Políticas públicas que visam reduzir o consumo de maconha precisam abordar a pauperização das comunidades, construindo possibilidades de inserção social de jovens, espaços saudáveis para que eles engendrem sua identidade e se desenvolvam.** Dessa forma, são necessárias políticas em diferentes campos, que visem diminuir a desigualdade e auxiliar as famílias a se organizarem para que possam responder com mais recursos financeiros, sociais e culturais às demandas da sociedade.

Além dessas políticas de prevenção gerais, **os especialistas são unânimes em recomendar que sejam realizadas campanhas com orientações claras sobre os possíveis danos associados ao consumo de maconha por jovens.** Como a substância é muito popularizada e compreendida como uma "droga leve", muitas pessoas não sabem os danos que ela pode causar. Assim, é essencial que pais, professores e a sociedade como um todo estejam alertas de que o consumo de maconha aumenta o risco de psicose entre essa população.

Outro consenso refere-se à prevenção do consumo de *Cannabis* por pessoas com transtornos psiquiátricos, principalmente os psicóticos. Pesquisadores analisaram os significados atribuídos ao consumo de maconha por indivíduos com diagnóstico de esquizofrenia e identificaram que o uso era visto como uma busca por bem-estar e como um comportamento que os auxiliava a obter equilíbrio ao aliviar sintomas como ansiedade e insônia. Ao mesmo tempo, percebiam que agravava outros sintomas, como alucinações e delírios, tendo impacto negativo em sua vida social e laboral. Os relatos mostravam também ambivalência a respeito da interrupção do uso, pois, apesar de essas pessoas perceberem os prejuízos, também encontravam efeitos desejados. Assim, no cuidado a indivíduos com esquizofrenia, é fundamental que o profissional estabeleça um bom vínculo e converse de modo aberto sobre o uso de substâncias. Apenas a orientação direta para abster-se do consumo pode levar o usuário a escondê-lo do profissional e, às vezes, até a passar a fazer uso em ambientes mais desprotegidos, como a rua, para evitar conflitos familiares. Desse modo, a conversa precisa ser sem julgamentos morais, buscando compreender o significado que o consumo tem para a pessoa, quais efeitos positivos ela percebe e que ajudam a manter o comportamento, mesmo com os efeitos negativos.

Nessa direção, **é importante que haja políticas públicas que visem capacitar os profissionais para o manejo desse grupo, que se coloca em maior vulnerabilidade com o consumo, mas que fica ambivalente quanto a abandoná-lo.**[32] Outro consenso observado no campo refere-se ao controle da oferta de produtos com alto teor de THC. Como mencionado anteriormente, essas substâncias têm sido distribuídas pela indústria, em lugares onde o comércio é legalizado, e também por traficantes, onde ele é proibido. Onde há regulamentação, o Estado poderia coibir a venda. Onde não há regulamentação, deve-se investir em ações de orientação, para tentar diminuir a demanda.

CONSIDERAÇÕES FINAIS

A construção de políticas públicas é um desafio, uma vez que diversos interesses e atores sociais estão presentes e muitas vozes acabam sendo silenciadas. No caso da maconha, há divergências entre os especialistas, sobretudo no que se refere ao controle da oferta. As experiências de regulação da oferta realizadas internacionalmente ainda são recentes e precisam ser mais bem estudadas e acompanhadas. Todavia, observa-se que a proibição do uso da substância também não tem sido eficaz.

Mesmo com tais controvérsias, há alguns consensos entre os especialistas, sobretudo em relação à proteção do adolescente. Sob tal perspectiva, é importante a implementação de políticas públicas mais gerais, visando a criação de condições para que o jovem possa ter sucesso acadêmico, social e afetivo, diminuindo as chances de consumir maconha. Outrossim, é essencial a criação de políticas de prevenção específicas, voltadas para informar sobre os prejuízos do consumo por essa população.

Pessoas com transtornos psiquiátricos também precisam ser orientadas a não consumir a substância, principalmente aquelas com transtornos psicóticos. Caso a utilizem, devem ser apoiadas a cessar ou a diminuir o uso. Para tanto, é fundamental o desenvolvimento de políticas públicas que capacitem os profissionais para o manejo de tais situações.

REFERÊNCIAS

1. Souza, C. Políticas públicas: uma revisão da literatura. Sociologias. 2006;(16):20-45.
2. Organización Panamericana de la Salud. La política de drogas y el bien público. Washington: OPS; 2010.
3. Nutt D. Estimating drug harms: a risky business? London: Centre for Crime and Justice Studies; 2009.
4. Spithoff S, Emerson B, Spithoff A. Cannabis legalization: adhering to public health best practice. CMAJ. 2015;187(16):1211-6.
5. Crépault J, Rehm J, Fischer B. The cannabis policy framework by the centre for addiction and mental health: a proposal for a public health approach to cannabis policy in Canada. Int J Drug Policy. 2016;34:1-4.
6. Weiss SRB, Howlett KD, Baler RD. Building smart cannabis policy from the science up. Int J Drug Policy. 2017;42:39-49.
7. Room R. Cannabis legalization and public health: legal niceties, commercialization and countercultures. Addiction. 2014;109(3):358-9.
8. Hall W, Kozlowski LT. The diverging trajectories of cannabis and tobacco policies in the United States: reasons and possible implications. Addiction. 2018;113(4):595-601.
9. Fiore M. O lugar do Estado na questão das drogas: o paradigma proibicionista e as alternativas. Novos Estud CEBRAP. 2012;92:9-21.
10. Wilkinson ST, Yarnell S, Radhakrishnan R, Ball SA, D'Souza DC. Marijuana legalization: impact on physicians and public health. Annu Rev Med. 2016;67:453-66.
11. Baptista-Leite R, Ploeg L. O caminho para a legalização responsável e segura do uso de cannabis em Portugal. Acta Med Port. 2018;31(2):115-25.
12. Hajuzadeh M. Legalizing and regulating marijuana in Canada: review of potential economic, social, and health impacts. Int J Health Policy Manag. 2016;5(8):453-6.
13. Sznitman SR, Bretteville-Jensen AL. Public opinion and medical cannabis policies: examining the role of underlying beliefs and national medical cannabis policies. Harm Reduct J. 2015;12(1):46.
14. Blessing EM, Steenkamp MM, Manzanares J, Marmar CR. Cannabidiol as a potential treatment for anxiety disorders. Neurotherapeutics. 2015;12(4):825-36.
15. Devinsky O, Marsh E, Friedman D, Thiele E, Laux L, Sullivan J, et al. Cannabidiol in patients with treatment-resistant epilepsy: an open label interventional trial. Lancet Neurol. 2016;15(3):270-8.
16. Paolino MC, Ferretti A, Papetti L, Villa MP, Parisi P. Cannabidiol as potential treatment in refractory pediatric epilepsy. Expert Rev Neurother. 2016;16(1):17-21.
17. Zuardi AW, Crippa JAS, Hallak JEC, Bhattacharyya S, Atakan Z, Martín-Santos R, et al. A critical review of the antipsychotic effects of cannabidiol: 30 years of a translational investigation. Curr Pharm Des. 2012;18(32):5131-40.
18. Grotenhermen F, Müller-Vahl K. The therapeutic potential of cannabis and cannabinoids. Dtsch Arztebl Int. 2012;109(29-30):495-501.
19. Tsang CC, Giudice MG. Nabilone for the management of pain. Pharmacotherapy. 2016;36(3):273-86.
20. Zettl UK, Rommer P, Hipp P, Patejdl R. Evidence for the efficacy and effectiveness of THC-CBD oromucosal spray in symptom management of patients with spasticity due to multiple sclerosis. Ther Adv Neurol Disord. 2016;9(1):9-30.
21. Volkow ND, Swanson JM, Evins AE, DeLisi LE, Meier MH, Gonzalez R, et al. Effects of cannabis use on human behavior, including cognition, motivation, and psychosis: a review. JAMA Psychiatry. 2016;73(3):292-97.
22. Minozzi S, Davoli M, Bargagli AM, Amato L, Vecchi S, Perucci CA. An overview of systematic reviews on cannabis and psychosis: Discussing apparently conflicting results. Drug Alcohol Rev. 2010;29(3):304-17.
23. McLaren JA, Silins E, Hutchinson D, Mattick RP, Hall W. Assessing evidence for a causal link between cannabis and psychosis: a review of cohort studies. Int J Drug Policy. 2010;21(1):10-9.
24. Moore TH, Zammit S, Lingford-Hughes A, Barnes TR, Jones PB, Burke M, et al. Cannabis use and risk of psychotic or affective mental health outcomes: a systematic review. Lancet. 2007;370(9584):319-28.
25. Meacher M, Nutt D, Liebling J, Murray RM, Gridley A. Should the supply of cannabis be legalised now? BMJ. 2019;366:l4473.

26. Miller NS, Oberbarnscheidt, T. Health policy for marijuana. J Addict Res Ther. 2017;S11:018.
27. Fletcher A, Bonell C, Sorhaindo A, Rhodes T. Cannabis use and 'safe' identities in an inner-city school risk environment. Int J Drug Policy. 2009;20(3):244-50.
28. Souza J, organizador. Crack e exclusão social. Brasília: Secretaria Nacional de Políticas sobre Drogas; 2016.
29. National Institute on Drug Abuse. Principles of substance abuse prevention for early childhood: a research-based guide [Internet]. Bethesda: NIH; 2016 [capturado em 19 fev. 2020]. Disponível em: https://d14rmgtrwzf5a.cloudfront.net/sites/default/files/early_childhood_prevention_march_2016.pdf.
30. Gomes JC, Corradi-Webster CM. Serviço comunitário infanto-juvenil para usuários de drogas. Anais do 6º Congresso Brasileiro de Saúde Mental; 30 maio - 2 jun.2018; Brasília, Brasil. Brasília: Associação Brasileira de Saúde mental; 2018.
31. Bono EL. Adolescentes em conflito com a lei: relações entre o comportamento delituoso e o de uso de substâncias psicoativas [dissertação]. Ribeirão Preto: Faculdade de Filosofia, Ciências e Letras da Universidade de São Paulo; 2015.
32. Corradi-Webster CM, Melo MC, Leão EA, Vieira FS. Saúde mental e uso de drogas: possibilidades para o cuidado. In: Sade RMS, organizador. Boas práticas: caminhos e descaminhos no processo de desinstitucionalização. São Paulo: Cultura Acadêmica; 2017. p. 181-207.

ÍNDICE

As letras *f* e *q* indicam, respectivamente, figuras e quadros.

A

Abordagem ao uso, 44-46
Abstinência, 40-41, 129-130
    maconha sintética, 129-130
Ações para rastreio, 44-46
Adolescentes, uso de maconha, 32, 59-68
    consequências neurobiológicas, 32q
    efeitos, 63-67
    evidências, 60-62
    fatores relacionados, 62-63
Alterações psiquiátricas e maconha sintética, 130-131
Aspectos históricos e sociais, 1-9
    legislação, 4-9
        internacional, 4-6
        brasileira, 6-7
        norte-americana, 7-8
        tendências, 8-9
    origens, 1-4
        da palavra, 1
        da planta, 1
        dos usos, 1-2
            medicinal, 2
            recreativo, 2
    padrões de uso, 2-4
Atenção Básica (AB), 177-179
    liberação de medicamentos derivados da *Cannabis*, 177-179
Avaliação, 44-46
Avaliações econômicas completas, 143-146
    e uso da maconha, 143-146

C

Canabidiol, 101-110
    indicações terapêuticas, 104-110
        doenças psiquiátricas, 108-109
        dor crônica, 106-107
        epilepsia refratária ao tratamento, 104-106
        esclerose múltipla, 107
        náuseas e vômitos por quimioterapia, 107
Canabinoides sintéticos, 25
CID-11, 42-43
Comportamentos sexuais, 186-188, 190-192
Consequências do uso, 43-44, 84-85
    na gestação e na lactação, 84-85

D

Dependência, 38-39, 41-42 ver também
Síndrome de dependência de maconha
  remissão da, 41-42
Descriminalização e legalização do
  consumo, 113-122, 177-179
    desafios relacionados, 118-121
    experiências internacionais, 114-118
    implicações da liberação de
      medicamentos, 177-179
Desempenho sexual, 190
Direitos humanos ver Ética
  e direitos humanos
Disfunção sexual, 188-189
Doenças psiquiátricas e canabidiol, 107-109
Dor crônica e canabidiol, 106-107
Dronabinol, 131
DSM-5, 39-42

E

Economia, 137-148
  economia da saúde e políticas
    sobre drogas, 138-140
  maconha e estudos econômicos,
    140-146
    avaliações econômicas
      completas, 143-146
    carga da doença, 142-143
    impacto econômico, 140-142
    novos mercados, marketing
      e riscos, 146-148
Educação em saúde, 44-46
Efeitos associados ao uso, 28-32, 63-67, 129
  agudos, 28-30, 129
    cognitivos, 30-32
    da maconha sintética, 129
    efeitos fisiológicos, 29
    psíquicos: a "viagem", 28-29
    sensoperceptivos, 30
  crônicos, 30-31
    psicose e esquizofrenia, 30-31
    síndrome de dependência, 30
  em adolescentes, 63-67
Efeitos terapêuticos do canabidiol
  ver Canabidiol
Eficácia terapêutica, 173-176
Epidemiologia do uso, 13-21,
  72-74, 82-83, 184-186
    e saúde sexual, 184-186
    em gestantes, 82-83
    em idosos, 72-74
    em puérperas, 82-83
    mundial, 13-17
    no Brasil, 17-21
      população geral, 18-19
        disponibilidade de acesso, 19
        percepção de risco, 19
      populações específicas, 19-21
Epilepsia refratária ao tratamento
  e canabidiol, 104-106
Esclerose múltipla e canabidiol, 107
Esquizofrenia, 30-31
Ética e direitos humanos e uso
  da Cannabis, 169-180
    demanda pelo uso medicinal, 176-177
    eficácia terapêutica, 173-176
    implicações da liberação de
      medicamentos derivados, 177-179
    segurança do paciente, 177
Experiências sexuais, 190-192
Experimentação, 38f

F

Família, 159-165
  como fator de risco e de proteção
    do uso de maconha, 160-161
  modelos teóricos de abordagem
    familiar, 161-165
    de doença familiar, 162-163
    sistêmico familiar, 163
    teórico cognitivo-comportamental
      familiar, 163-164
    teórico de abordagem integrativa
      ou ecológica, 164-165
Farmacocinética dos canabinoides
  na gravidez, 83-84

Farmacologia, 27-28, 126-127
  da maconha sintética, 126-127
  psicofarmacologia dos canabinoides, 27-28

G

Gestantes, consumo de maconha, 81-86
  consequências associadas, 84-85
  dados epidemiológicos, 82-83
  farmacocinética dos canabinoides na gravidez, 83-84
  tratamento, 85-86

I

Idosos, uso de maconha, 71-78
  farmacocinética, 74
  implicações sociais e clínicas, 75-76
  perfil epidemiológico, 72-74
  tratamento, 76-77
  uso "medicinal", 74-75
Impacto econômico do uso da maconha, 140-142
Indicações terapêuticas do canabidiol, 104-110
  doenças psiquiátricas, 108-109
  dor crônica, 106-107
  epilepsia refratária ao tratamento, 104-106
  esclerose múltipla, 107
  náuseas e vômitos por quimioterapia, 107
Intervenção(ões), 153-156, 198
  a prevenção ao uso da maconha, 198f
  farmacológicas, 155-156
  psicossociais, 153-155

L

Lactação, consumo de maconha ver Puérperas, consumo de maconha
Legalização do consumo ver Descriminalização e legalização do consumo
Legislação, 4-9
  internacional, 4-6
  brasileira, 6-7
  norte-americana, 7-8
  tendências, 8-9
Liberação do consumo ver Descriminalização e legalização do consumo

M

Maconha sintética, 125-133
  contexto sociocultural e perfil do usuário, 128-129
  efeitos agudos, 129
  farmacologia, 126-127
  história e corrida por descobertas, 127-128
  possibilidades de tratamento, 131-132
  potencial uso terapêutico, 131
  sinais e sintomas de abstinência, 129-130
  toxicidade e alterações psiquiátricas, 130-131
Monitoramento, 44-46
Mulheres, consumo de maconha, 81-86
  gestantes e puérperas, 81-86

N

Nabilona, 131
Nabiximols, 131
Náuseas por quimioterapia e canabidiol, 107
Neurobiologia, 25-28
  psicofarmacologia dos canabinoides, 27-28
  sistema endocanabinoide, 26-27
  da planta ao cérebro humano, 26-27

O

Origens da maconha, 1-4
  da palavra, 1
  da planta, 1
  dos usos, 1-2
    medicinal, 2
    recreativo, 2
  padrões de uso, 2-4

P

Paciente, segurança do, 177
Padrões de uso *ver* Uso
Políticas públicas e consumo de
  maconha, 138-140, 205-210
    consensos, 208-210
    construção das, 205-207
    controvérsias, 207-208
    e questões econômicas, 138-140
População(ões) e uso da
  maconha, 18-21, 89-93
    em situação de rua, 89-93
    população geral, 18-19
      disponibilidade de acesso, 19
      percepção de risco, 19
      populações específicas, 19-21
Presidiários, uso de maconha, 93-96
Prevenção do uso, 197-200
    etapas de intervenção preventiva, 198f
    níveis de prevenção, 198f
    política de drogas, 197-200
Problemas relacionados ao uso, 39-43
    critérios diagnósticos, 39-43
      CID-11, 42-43
      DSM-5, 39-42
      Research Domain Criteria (RDoC), 43
Programa de 12 passos, 96
Psicofarmacologia dos canabinoides, 27-28
Psicose, 30-31
Puérperas, consumo de maconha, 81-86
    consequências associadas, 84-85
    dados epidemiológicos, 82-83
    farmacocinética dos canabinoides
      na gravidez, 83-84
    tratamento, 85-86

Q

Quimioterapia, 107
    náuseas e vômitos por canabidiol, 107

R

Rastreio, 44-46
    ações para, 44-46

Remissão da dependência, 41-42
Research Domain Criteria (RDoC), 43

S

Saúde sexual, 183-193
    comportamentos e experiências
      sexuais, 190-192
    dados epidemiológicos, 184-186
    desempenho sexual, 190
    disfunção sexual, 188-189
    maconha e comportamentos
      sexuais, 186-188
Síndrome, 30, 32, 153-156
    amotivacional, 32
    de dependência de maconha,
      30, 153-156
      intervenções farmacológicas, 155-156
      intervenções psicossociais, 153-155
Sistema nervoso central, ação no, 29f
Sistema Único de Saúde brasileiro, 177-179
    implicações da liberação de
      medicamentos derivados
      da *Cannabis*, 177-179

T

Terapia cognitivo-comportamental (TCC),
  96
Toxicidade, 130
Transtornos psiquiátricos, 49-56
    transtorno de déficit de atenção/
      hiperatividade (TDAH), 54-55
    transtorno do espectro da
      esquizofrenia, 50-52
    transtornos de ansiedade, 53-54
    transtornos de personalidade, 55
    transtornos do humor, 52-53
Tratamento(s), 76-77, 85-86,
  104-106, 131-132
    epilepsia refratária ao, e
      canabidiol, 104-106
    para gestantes, por uso da
      maconha, 85-86
    para idosos, por uso da maconha, 76-77

na dependência de maconha sintética, 131-132
para puérperas, por uso de maconha, 85-86

U

Uso(s), 1-4, 13-21, 28-32, 37, 38, 131, 176-177, 197-200
consequências do, 43
efeitos associados, 28-32
epidemiologia do, 13-21
medicinal, 2, 131, 176-177
padrões de, 2-4, 37, 38f
prevenção do, 197-200
recreativo, 2, 38f
transição para dependência, 38-39

V

Vômitos por quimioterapia e canabidiol, 107